성인병 특강

성인병 특강

李劉坤 강의
임진석 정리

대성의학사

머리말

여기 내용은 1999년 12월에서 2000년 2월까지 북경중의약대학교의 리유곤 교수님이 강의하신 내용이다. 전공은 온병학이다. 1999년 7월부터 경원대학교 한의과대학에 교환 교수로 1년 동안 체류하면서 부속 한방병원에서 온병학에 대해 특강을 진행하였다. 온병학은 원래 급성 전염성 열병을 전문적으로 치료하기 위해 발전한 의학이다. 리 교수께서 온병학 이론을 활용하여 어떻게 성인병을 치료하고 계신지, 그리고 실제 중국의 변증논치를 알고 싶었다.

우리 원전의사학 대학원생들에게 강의를 듣게 하고 선생님도 흔쾌히 허락하여 겨울방학 동안 강좌를 마련하였다. 짧은 기간에 많은 가르침을 다 배울 수는 없었지만 그분의 의학관을 읽을 수 있어서 삼사한다.

구성은 심장병, 천식, 비만, 중풍과 고혈압, 암 순서로 증상과 치법 그리고 주의 사항을 열거하였다. 그 중에서도 전반부에 심장병에 대하여 비교적 자세하게 소개하였다. 한의학을 전공하시는 분이나 일반적인 독자들에게는 다소 생소한 내용이지만 계속 읽어나가면 중반 이후부터 건강에 관한 흥미로운 사실을 알게 될 것이다. 그러나 건강을 위해서 책 한 권 읽을 시간은 투자해도 전혀 아깝지 않을 것이라고 필자는 생각한다.

중요한 의학 사상은 음식 조절만으로도 성인병을 예방하고 근치할 수 있다는 것이다. 그래서 〈맛있는 음식을 먹거나 술을 마셔 가지고는 번뇌가 치열하게 일어날 뿐이다. 그것은 번뇌를 유발하기 때문이다〉[1]라는 리유곤 선생의 스승의 말이 진하게 가슴에 와 닿는다.

강의 내용을 빠짐없이 기록하였다. 아울러 리유곤 선생의 일본 스승인 갑전광웅(甲田光雄)의 저서가 국내에 많이 소개되어 있어서 보충 설명이 필요한 부분은 인용하여 주석을 붙였다. 가능하면 주석까지 읽어보시기 바란다. 끝으로 당시 통역을 맡아준 필병인님에게 감사한다.

2005년 겨울

---

1) 『생녹즙건강법』, p. 185.

차례

제 1 장 심장병(心臟病)

제 2 장 천식[哮喘]

제 3 장 비만(肥滿)

제 4 장 고혈압(高血壓)과 중풍(中風)

제 5 장 암(癌)

제1장

심장병(心臟病)

여기 모인 분들은 모두 임상 전문가이므로 주로 임상에 대해 말씀드린다. 그리고 저는 여러분을 모두 제 스승이라고 생각한다. 중의학(中醫學)과 한의학(韓醫學)은 이론이 같지만 발전 과정에서 차이가 발생했다. 그리고 특히 최근 중의학은 중서의결합(中西醫結合)을 위주로 발전하여 한국 한의학과 체계가 많이 달라졌다. 지금 여러분들이 학교에서 배운 체계와 많이 다를 수 있는데, 강의 중 틀리게 생각되거나 의견이 다른 경우 말씀해 주기 바란다.

여기 소개하는 책은 중서의결합(中西醫結合)으로 저술하였는데, 내용은 일반인들이 보는 건강서다. 흔한 질병을 치료 예방 조리하는 점에 대해서 저술하였다. 제목은 「심장병의 자아조양(自我調養)」이다. 특히 일반 환자가 스스로 음식이나 일상 생활에서 지켜야 할 점을 강조하였다. 여러분들은 의학을 전공하는 사람들이므로 약으로 치료하는 데에 관심이 많을 것이다. 그래서 가급적 약물 치료 위주로 강의하겠다. 그러나 약물 치료를 말씀드리는 동시에 일반적인 조리법도 말씀드린다. 왜냐하면 특히 난치병들은 약물만으로는 치료 효과를 제대로 내기 어렵기 때문이다.

오늘은 먼저 심장병에 대하여 말씀드린다. 심장병은 인류에게 아주 위험한 심각한 질병이다. 예전에는 외감병이나 전염병을 제외한 잡병 중에서 심장병이 차지하는 비중이 적었지만 최근에는 심장병이 인류에게 커다란 위협이 되고 있다. 그런데 심장병은 종류가 많아서 시대에 따라 다르다. 생활이 빈궁한 과거에는 류머티스성 심장병과 폐성 심장병이 많았지만, 현재는 상황이 완전히 다르다. 현재 인체에 위해한 심장병은 관심병(冠心病, 관상동맥질환)이다. 이제부터 관상동맥질환을 중심으로 강의한다.

1 관상동맥질환[관심병(冠心病)]이란 무엇인가

관상동맥질환은 관상동맥의 경화로 발생한다. 이것은 체내 지방이나 대사 문란으로 발생한다. 관상동맥질환은 심장에 혈액 공급이 안되어 심근에 피와 산소가 모자라게 된다. 나중에 심근경색이 된다. 이러한 질환을 중의학에서는 흉비(胸痺), 심통(心痛), 진심통(眞心痛), 궐심통(厥心痛)이라고 하였다. 요즈음에는 〈부귀병(富貴病)〉이라고 할 수 있다. 부귀병은 과거에 생활이 어려운 사람들은 걸리지 않았다. 이러한 병은 특히 미국과 일본 같은 선진국에서 발병률이 높다. 중년과 노년에서 이환율이 25%에 달한다.

현재 많은 나라에서는 심장병을 3대 사망 유인으로 꼽고 있다. 3대 질병이란 심혈관질환, 뇌혈관질환, 암이다. 어떤 나라에서는 심근경색증을 첫째 원인으로 꼽고 있다. 관상동맥질환은 단독으로 발병하지 않고 다른 여러 질환과 유관하여 일어난다. 그래서 관상동맥질환은 다른 질병에서 악화한 것이라고 할 수 있다. 먼저 관상동맥질환을 유발하는 질병이 무엇인지 살펴본다.

우선 고지혈증(高脂血症)이다. 고지혈증은 혈액에 지방이 많아지는 것이다. 이것은 현재 젊은 사람도 많이 발생하여 문제다. 심지어 아동도 발생한다. 고지혈증 환자는 증상이 전혀 없을 수도 있다. 대부분 신체검사에서 고지혈증이 발견되는데, 고지혈증은 동맥경화나 관상동맥질환을 일으키는 가장 주요한 원인이다.

둘째 고혈압이다. 고혈압은 관상동맥질환과 밀접하다. 고혈압과 관상동맥질환은 선후 관계가 있기 때문에 항상 고혈압이 먼저 생기고 관상동맥질환이 생긴다. 그래서 고혈압과 관상동맥질환을 자매병(姉妹病)이라고 부르는 사람이 있다. 고혈압 환자가 관상동맥질환에 걸릴 확률은 정상인에 비하여 2~4배까지 높다고 한다.

셋째 비만증이다. 비만증은 꾸준히 늘어나고 있는 추세며, 비만 환자가 관상동맥질환에 걸릴 확률은 3~5배까지다. 그래서 비만증 환자가 많을수록 관상동맥질환에 걸릴 확률이 높다.

넷째 당뇨병이다. 당뇨병도 관상동맥질환과 밀접한 관계가 있다. 당뇨병이 있는 환자가 관상동맥질환에 걸릴 확률은 2~3배다.

이러한 질병이 관심병[2]을 일으키는 원인은 지방 대사에 지장을 주며, 혈액동역학적 변화를 일으키기 때문이다. 우선 죽상동맥경화(粥狀動脈硬化)를 유발한다. 심장에 혈액을 공급하는 동맥을 관상동맥이라고 하는데, 관상동맥에 죽상경화증이 일어나면 협심증이나 심근경색을 일으킨다. 이것으로 관상동맥죽상경화성 심장병을 유발한다. 이상 질병들이 관심병을 일으키는 원인인데, 어떻게 해서 이런 증상

2) 이하 〈관상동맥질환〉을 〈관심병(冠心病)〉으로 부른다.

을 일으키게 되는지 알아보자.

우선 원인들은 많다. 그리고 환경, 정신적 요인 등이 관련되어 있다. 유전이나 사회 원인을 제외하고 후천적 요인이 있는데, 가장 중요한 것은 포식(飽食)과 미식(美食)이다. 포식은 영양 과잉을 초래하고, 미식은 음식물을 정미롭게 가공한 것이다.

진화론에서 보면 유인원에서 현대인까지 300만 년 정도 걸렸다. 긴 세월 동안 인류는 생활이 황량하여 대부분 배불리 먹지 못했다. 그때를 기아시대(飢餓時代)로 부른다. 기아시대 질병은 주로 유전병이나 영양불량으로 생겼다. 그렇지만 최근 수십 년 동안 커다란 변화가 있었다. 특히 경제가 발달한 나라들은 포식시대(飽食時代)로 진입하게 되었다.

포식시대의 특징은 물질이 풍부하여 아무리 먹어도 음식이 남고 아무 때나 먹을 수 있는 것이다. 게다가 요즈음 식품들은 가공을 많이 하는데, 가공할수록 음식은 더 정밀해진다. 이러한 포식시대가 일련의 문제를 야기하고 있으며, 그 중 중요한 것이 이른바 부귀병(富貴病)이다. 그리고 부귀병 중에서 가장 위험한 것이 관심병이다.

2 포식이 관심병을 유발한다

그렇다면 장기간 포식이 왜 관심병의 원인인지 알아보자.

첫째, 영양과 열량이 높아지고 지방성 음식물을 많이 섭취한다. 그래서 먼저 고지혈증을 야기한다. 콜레스테롤을 많이 섭취하지 않은 사람들도 다른 음식물을 많이 섭취하면 콜레스테롤로 전화한다. 예전 사람들은 계란 노른자에 콜레스테롤이 많다고 해서 안 먹었다. 그리고 고기에도 콜레스테롤이 많다고 해서 안 먹었다. 최근 사람들은 생선이나, 지방이 없는 육질을 먹는다. 그러나 이처럼 지방이 없는 육질도 콜레스테롤을 함유하고 있다. 그래서 생선이나 지방이 없는 고기를 먹어도 콜레스테롤 수치는 여전히 올라간다.

둘째, 음식을 가공하여 정미롭게 되면서 섬유 성분 섭취가 줄어들고 콜레스테롤 섭취가 늘어났다. 섬유소가 모자라면 음식물이 소장에 머무르는 시간이 길어져서 콜레스테롤 흡수가 많아진다.[3)]

그리고 포식과 미식은 고혈압을 유발한다. 일본의 전문적 심장 관심병 연구소의 실험에 의하면 음식 섭취량을 줄이면 혈압이 내려간다는 사실을 밝혀냈다. 포식하면 혈압이 상승하고 비만을 초래하고 칼로리 섭취량이 많아진다. 이것이 포식과 미식으로 유발하는 당뇨병, 고혈압, 고지혈증의 중요한 원인이다.

이외에도 관심병을 유발하는 인자가 있다. 관상동맥죽상경화증을 앓게 되면 혈관 폭이 줄어들고 경화가 일어난다. 유발 인자가 없으면 죽상경화증이 있어도 증상이 드러나지 않을 수 있다. 만약 특수한 유발 인자가 있으면 발병을 촉진한다. 흔한 유발 인자는 흡연과 음주다. 그리고 또 하나는 폭식이다. 또 추운 데에 노출하거나 차가운 날씨나 찬물을 마시거나 극렬한 운동도 유발인자가 된다. 우리 학교에서 50대의 교수님이 학교 운동회에 참가해서 농구하다가 관심병에 걸리기도 하였다. 또 정서적인 원인으로도 갑자기 기뻐하거나 분노하면 발병할 수 있다. 이러한 요인들을 질병을 예방하거나 치료하는 과정에서 특별히 주의해야 한다.

---

3) 어머니들은 첫째 가공식품 산업을 번영시켜서 경제성장에 공헌하고, 둘째 병든 남편이나 아이를 늘려서 의료산업에 공헌한다. …… 그만큼 경제 성장에 공헌한다. 『잘못된 식생활이 성인병을 만든다』, p. 148.

관심병은 여러 가지다. 이 중 하나가 음성관심병이다.(잠복하여 증상이 드러나지 않는 질환) 다른 것은 협심증과 심근경색증이다. 심근경색은 병세가 비교적 심하며 발병하면 양방에서 응급처치를 해야 한다. 협심증은 치료하는 약물이 많지만 짧은 시간만 효과가 있고 근본적으로 치료하거나 완치하지 못한다. 그러나 중의학에는 협심증에 효과가 있는 약이 있다. 그래서 중국에서는 협심증 치료를 주로 중의(中醫)에 의존하고 있다.

이 점에 대하여 많은 나라에서 주의를 기울이고 있지 않다. 어떤 국가에서는 관심병에 걸리면 양방으로만 치료하고 중의학적 치료는 거의 고려하고 있지 않다. 예를 들어, 저는 몇년 전 말레이시아에 오래 머문 적이 있었는데 그 곳에서는 관심병을 주로 서의학으로 치료하는데 주요 방법은 수술이었다. 일반 환자들만 그렇게 생각하는 게 아니고 일반 개업 한의사들도 그렇게 생각하였다. 그래서 내가 그들에게 협심증을 중의학으로 치료할 수 있다고 하니까 아주 놀라고 경악하였다.[4] 실제로 이러한 협심증에 중의 치료가 효과가 아주 좋다.

3 협심증

우선 협심증에 대하여 중점적으로 소개한다.

협심증은 관심병에서 흔히 나타나는 증상 중 하나다. 협심증은 관상동맥죽상경화(冠狀動脈粥狀硬化)로 심장에 혈액 공급이 부족하여 나타나는 증상이다.(心肌暫時缺血) 혈액 공급이 제대로 안 되는 시

---

4) 질문 거기서 개업 한의사란 누구를 말합니까?
답 말레이시아에도 화교 한의사들이 많다.

간이 길어지면 협심증뿐 아니라 심근경색(心筋梗塞)이나 심근괴사(心筋壞死)로 넘어간다.

이러한 질병은 대체로 40세 이상의 성인들이 발병하는데, 발병 연령이 낮아지는 추세다. 그리고 남성 발병률이 비교적 높은데, 이것은 남성의 생활 습관과 관련이 있을 것이다. 이를테면 음주, 흡연, 폭식, 과로 등이다. 이 병은 일반적으로 고혈압, 당뇨병, 고지혈증과 동시에 존재한다. 우리는 이런 질병을 내상칠정손상(內傷七情損傷)과 음양기혈(陰陽氣血) 부조화로 간주한다. 그리고 고량후미(膏梁厚味)를 병을 일으키는 원인으로 간주한다. 이런 고량후미는 담습(痰濕)이 내부에 정체하여 기혈 흐름을 방해한다.

그리고 연령이 증가하면 장부 기능이 쇠약해지고 그에 따라 심양(心陽)과 심기(心氣)가 허약해지고 혈맥에 어혈이 생기고 이것이 혈관을 막아서 발병률이 높아진다. 또는 갑자기 한냉에 노출되면서 혈맥이 울체하여 발병하기도 한다.

임상에서 중요한 점은 격렬한 운동, 한냉, 격노 후 흉골부에 동통이 발생하는데, 흉부를 압박하거나 죄는 듯한 통증이 특징이다. 심각한 경우 휴식하거나 수면 중에도 발작하는데, 대부분 흉부의 상·중부에 동통이 있고, 흉골 아래 부분에도 통증이 생긴다.

특히 상복부 동통을 위통(胃痛)으로 오진하기도 하는데, 이런 오진이 흔하다. 이 점을 반드시 중시해야 한다. 통증은 흔히 왼팔 안 쪽으로 따라서 방사통이 있는데, 4, 5째 손가락으로 뻗친다. 어떤 경우에 왼쪽 경부(頸部)로 방사하기도 하고, 등 쪽으로 퍼져서 〈배통철흉(背痛徹胸)〉이라고 표현하기도 한다.

발작할 때 환자의 안색은 보통 창백하게 변하고, 발작할 때 구토감이 있고 움츠러들며 활동을 못한다. 흔히 수반하는 증상은 심장이 심하게 두근거리고 어지럽고 호흡이 곤란하다. 그래서 걷다가 갑자기 몸을 구부리고 꼼짝하지 못한다. 협심증은 발작하는 시간은 아주 짧아서 일반적으로 1분에서 5분이다. 15분 이상 발작하는 경우는 아주 드문데, 만약 15분을 초과하면 심근경색일 가능성이 아주 높다.5)

발작할 때 환자는 휴식을 취하면 병세가 금방 호전하는데, 관상동맥질환으로 협심증이 발생해도 이전 증상은 없기도 하다. 그리고 심전도 검사도 대체로 정상이다. 단지 발작 순간에 심전도를 검사해야 이상을 발견할 수 있다. 그래서 진단은 발작할 때 심전도로 한다. 만약 그렇지 않으면 심전도 검사를 24시간 내내 해야 한다.

또 주의할 점은 협심증과 심근경색과 심포염, 세 가지 질병을 잘 감별해야 한다는 것이다. 심포염은 심장부위 앞에 통증이 발생하며 발작 시간이 길다. 또 흡기하거나 몸을 좌우로 돌리거나 기침할 때 통증이 심해진다.6)

---

5) 협심증과 심근경색증 비교(『심장병 중풍 고혈압 어떻게 예방하고 극복하나』에서)

비교 항목	협심증	심근경색증
관상동맥상태	혈관에 이물질이 쌓여 좁아짐	혈관이 좁아져 있으며 혈전으로 완전히 막힘
가슴통증 정도	조이고 뻐근한 통증	가슴이 심하게 조이고 마치 터질듯한 심각한 통증
흉통 지속시간	2분에서 10분	30분 이상(치료하지 않으면 10시간 이상)
안정시	통증이 가라앉음	통증이 가라앉지 않음
안면창백	나타나지 않음	나타남
식은땀	가볍게 나타날 수 있음	심하게 나타남
일시적 의식상실	나타나지 않음	나타날 수 있음
구토	나타나지 않음	발생할 수 있음

6) 질문 심포염은 무엇인가?

답 심포염은 심장과 심장을 싸고 있는 막 사이의 질환이다.

그리고 심장신경증이 있다.7) 이 질병에서 심장 앞 부위에 동통이 발생한다. 이런 환자들은 신경과민증 체질이다. 협심증과 다른 점은 격렬한 운동 후에 발생하지 않고 조금 시간이 경과한 후 발생한다는

급성 심근경색	심장의 혈관이 좁아지거나 혈전으로 막혀서 발생한다. 가슴이 심하게 조이고 터질 듯한 통증이 있다. 30분 이상 지속하고 안정해도 가라앉지 않는다. 안면 창백과 식은땀이 나타난다.
심포염	심포염으로 유발된 심장 앞 부분 통증은 지속 시간이 비교적 길다. 깊이 숨을 들이쉬거나 신체를 움직이거나 기침할 때 통증이 심해진다.
심장신경관능증(신경성 심장병)	신경성으로 유발된 심장 앞 부분 통증은 왼쪽 앞가슴 부위에 잘 나타난다. 그리고 과로하거나 흥분했을 때 바로 나타나지 않고 나중에 나타난다. 동통은 순간적으로 찌르는 듯하거나 몇 시간 동안 은근하게 아픈 통증이 지속한다. 혀 밑에 니트로글리세린을 넣어도 효과가 없다. 아울러 가슴이 두근거리고, 피로하며, 불면증 같은 다른 신경증을 수반한다.
소화성궤양	반드시 상복부 통증으로 협심증과 구분된다. 위와 십이지장 궤양으로 나타나는 상복부 통증은 음식 섭취시간과 관련이 있다. 대부분 식후 1~2시간 지나서 공복에 동통이 생긴다. 그리고 상복부에 대부분 압통이 있으며, 쓰리거나 신물이 올라오는 독특한 증상을 수반한다.

7) 다른 말로 신경성 심장질환이라고 한다. 심장병과 유사한 증상으로 고통을 받지만 현대의학으로 심장의 이상을 발견할 수 없는 경우다. 육체적 원인에 따른 증상이 아니라 신경성 또는 정신적 원인에 의한 상태다. 가슴이 답답하거나 울렁거리거나, 호흡곤란, 가슴이 통증, 심계항진 등을 호소한다. 『심장병 고혈압 중풍 어떻게 예방하고 극복하나?』, p. 33.

것이다. 발작 시간은 아주 짧은 경우도 있고 길 수도 있기 때문에 시간상으로 특징은 없다. 그리고 이러한 질환들은 협심증 치료제로 전혀 효과가 없으며 위궤양 등을 수반하기도 한다.

위나 십이지장 궤양은 음식물을 섭취하는 시간과 관계가 있어서 대개 배가 고픈 경우에 발병한다. 그러나 협심증은 배가 부른 상태에서 발병한다. 소화관 궤양은 상복부에 압통이 있으며 대부분 신물이 올라오는 증상을 수반한다. 지금까지 진단과 병인에 대하여 설명하였다.

4 심장병 감별진단

이제부터 치료에 대해 설명한다. 협심증 치료는 발작하고 있을 때와 발작하고 있지 않을 때 다르다. 발작할 때 환자는 활동하면 안 되고 누워서 휴식해야 한다. 그래야 심장의 부담을 줄일 수 있다. 양방에서 사용하는 약물로는 니트로글리세린[8]이나 아질산아밀이 있다. 이런 약물들은 관상동맥을 확장하는 작용을 한다.

중의학에서는 이러한 약을 쓰지 않고, 급성 발작기에 두 가지 약을 쓴다. 먼저 속효구심환(速效救心丸)[9]이다. 급성 발작기에 탕제로 끓

---

8) 설하제(舌下劑)로서 가슴에 통증이 있을 때 혀 아래에 넣어 녹이면 대개 1분 이내에 통증이 확실히 사라진다. 만약 여러 번 사용해도 아무 효과가 없다면 협심증 진단 자체를 의심해야 한다. 니트로글리세린은 치료약뿐만 아니라 진단을 확인하는 방법이기도 하다. 『심장병 중풍 고혈압 어떻게 예방하고 치료하나』, p. 47.

9) 【속효구심환(速效救心丸)】 주요 성분은 천궁(川芎) 빙편(氷片)이며 활혈화어지통(活血化瘀止痛)의 효능이 있다. 어혈이 락(絡, 작은 혈관)을 막아서 발생한 흉민증과 숨 막힘, 심장 전부 동통, 심하면 흉통이 등까지 뻗치며 땀을 흘리고 가슴이 두근거리는 증상에 효능이 있다.

적환제(滴丸劑)로 한 알에 40mg이며 한번에 5알을 머금으며, 하루 3차례 복용한다. 급

여 먹으려면 시간이 모자란다. 그래서 반드시 환약을 사용한다. 이 약의 효능은 혈액순환을 촉진하고, 어혈을 없애며, 진통작용이 있다. 주 약물은 천궁(川芎)과 빙편(氷片)이다.

천궁은 관상동맥을 확장하고 심장의 분출력을 촉진하며, 빙편은 방향성으로 막힌 곳을 뚫고 순환을 촉진한다. 이 약은 삼키는 것이 아니라 혀 밑에서 녹여 구강에서 바로 흡수하게 한다. 용량은 40mg이다.

또 관심소합환(冠心蘇合丸)10)이 있다. 이 처방은 소합향원(蘇合香元)11)을 가감하여 만든 것이다. 방향성이 있으며 기를 다스리는 효능이 있다.

이 약들은 기를 조절하여 흉부를 편안하게 하는[이기관흉(理氣寬胸)] 작용이 있으며 주로 관상동맥을 확장하는 효과가 있다. 협심증이 발작할 때는 관상동맥이 수축하는 상황이므로 이것을 넓혀 주기만 하면 호전된다. 이처럼 급성 발작 시기에는 다른 방법은 전혀 효과가 없고 관상동맥을 확장하는 방법만 효과가 있다. 발작기가 지나면 탕

성발작기에는 10~15알 머금는다.

10) 【관심소합환(冠心蘇合丸)】 주요 성분은 소합향, 빙편, 유향, 청목향, 단향이며 이기관흉, 활혈지통(理氣寬胸, 活血止痛)의 효능이 있다. 적응증으로는 심기(心氣)가 안 통하거나 어혈(瘀血)이 정체하여 발생한 막힌 듯이 아픈 흉민(胸悶) 증상, 통증이 어깨와 등까시 뻗치고, 숨이 막히며[憋氣], 설질(舌質)이 암홍(暗紅)하고, 설태(舌苔)가 박백(薄白)하며, 맥상이 현(弦)하거나 현삽(弦澁)한 증상에 응용한다.
환제로 한 병에 30환이 들어있다. 용법은 입에 머금거나[含服] 씹어서 삼킨다. 한 번에 1환씩 매일 1-3회 복용한다. 수면 직전이나 발작할 때도 쓸 수 있다.

11) 【소합향원(蘇合香元)】 백출(白朮) 목향(木香) 침향(沈香) 사향(麝香) 정향(丁香) 안식향(安息香) 백단향(白檀香) 주사(朱砂) 서각(犀角) 가자피(訶子皮) 향부자(香附子) 필발(蓽撥) 각 80, 소합유(蘇合油) 유향(乳香) 용뇌(龍腦) 각 40g으로 구성되며 모든 기병을 치료한다. 분말하여 안식향고와 졸인 꿀에 반죽하여 40g으로 40알을 만든다. 한번에 2~3알씩 우물물이나 따듯한 물, 데운 술, 생강 달인 물에 풀어서 먹는다. 용뇌가 있으면 용뇌소합원이라고 하고 용뇌가 없으면 사향소합원이라고 한다. 『방약합편』

약으로 치료한다.

질문 서양 약과 비교하면 효과가 어떠한가?

답 서양 약과 비교하여 별 차이가 없다. 깨물어서 혀 밑에서 바로 흡수되기 때문이다. 방향성이 있다.

그러나 관상동맥을 확장하는 것은 단지 증상만 억제하는 데에 불과하다. 이 약들은 쓸 때 바로 효과가 있지만 근본적인 치료는 안 된다.

질문 약물 배합 비율은 어떠한가?

답 이것은 제약회사에서 만들어 나오는 약품이다. 그러므로 사서 써야지 만들어 쓰는 게 아니다. 이것은 그냥 분말하여 만든 약이 아니다. 배합 비율과 유효 성분을 추출하는 데에 특별한 방법이 있다. 예를 들어 소합향원은 추출을 잘못하면 방향성이 너무 없어져서 효과가 없다.

그러나 이러한 약물은 상복하는 약물이 아니다. 상복하면 오히려 효과가 떨어진다. 특히 관심병에서는 관상동맥을 확장하는 한계가 있으며, 이러한 약물을 자주 쓰면 나중에 확장이 잘 안 된다.

발작 기간이 지나면 탕약으로 치료하며, 증상을 진단하여 유형별로 치료한다. 중의학도 양방 영향을 받았다. 양방에서는 관심병을 혈액순환장애로 본다. 그래서 중의학에서도 주로 혈액순환을 촉진하고 어혈을 없애는 치법을 쓴다. 일정한 시기는 관심병 치료에 우선 활혈화어제를 주로 쓴다. 그런데 활혈화어제를 계속 투여했을 때 어떤 환자는 효과가 좋지만, 어떤 환자는 효과가 안 좋았다.

이러한 까닭은 나중에 발견되었다. 양방적 관점에서는 협심증이지만 중의학적 관점에서는 다른 질환임을 알게 되었다. 그래서 현재 쓰는 중의(中醫) 치법은 일반적으로 변증논치를 기초하고 활혈화어(活血化瘀)하는 약을 가미하여 치료한다. 그러므로 변증논치가 협심증을 치료하는 근본 치법이다. 활혈화어(活血化瘀)와 이기(理氣)하는 치법은 표치(標治)[12]에 해당하는데, 급성 발작기에는 표를 치료하는 것이 당연하지만 만성기에서는 본(本)을 치료해야 한다.

이제부터 협심증 유형과 치법을 소개한다.

5 협심증 유형과 치법

5.1 심혈어조(心血瘀阻, 어혈로 발생한 순환부전)

첫째, 심혈어조(心血瘀阻)다. 다른 말로 기혈어조(氣血瘀阻)라 부르기도 한다. 이 병은 기체(氣滯)가 우선 생기고 이로 인하여 혈어(血瘀)가 생긴 질환으로 볼 수 있다. 사실 모든 협심증 환자들은 정도 차이는 있지만 대부분 기혈어조(氣血瘀阻)한 상황이 내포되어 있다. 단지 경중 차이가 있을 뿐이다.

기혈어조(氣血瘀阻)에서 증상은 발작기에 심하고 만성기에는 가볍다. 주된 임상 증상은 흉통(胸痛)과 자통(刺痛)이다. 또 통증 위치가 비교적 고정되어 있다. 그리고 밤에 통증이 심하다. 또 당연히 추위를 받으면 증세가 심해진다. 왜냐하면 혈액순환은 온열을 받으면 빨라지고 한냉을 받으면 장애가 생기기 때문이다. 신체 증상은 혀에 어혈 반점이 생기고 어떤 경우에는 어점(瘀点)들이 나타난다. 맥상은

---

12) 표치(標治)는 증상만을 완화하는 대증요법에 해당한다.(필자)

비교적 침삽(沈澁)하고 원활하지 못하며 부정맥이 나타나기도 한다. 이들은 모두 혈어(血瘀)의 특징들이다. 어떤 환자들은 이러한 증상들이 아주 특징적이다. 이런 환자들을 우리는 심혈어조(心血瘀阻)로 판단하여 치료한다.

주요 치법은 활혈거어(活血祛瘀)하고 이기지통(理氣止痛)한다. 이것은 임상에서 가장 많이 쓰는 방법이다. 임상에서 쓰는 처방은 아주 많지만 대동소이하다.

處方

① 【도홍단삼탕(桃紅丹蔘湯)】 도인(桃仁) 10g, 홍화(紅花) 10g, 단삼(丹蔘) 15g, 당귀미(當歸尾) 10g, 천궁(川芎) 10g, 울금(鬱金) 10g, 연호색(延胡索) 10g, 전칠근[田七根, 沖服(약물에 타서 복용)]. 매일 한 첩

복용법은 물 1000ml에 전칠근 외에 나머지 약을 모두 넣고 450ml가 될 때까지 달인다. 아침 기상 후, 저녁 식사 후, 수면 전으로 3회에 나누어 공복에 복용한다. 복용할 때마다 전칠(田七) 분말 1g을 타서 복용한다. 하루 1첩

② 【단삼적작탕(丹蔘赤芍湯)】 단삼(丹蔘), 적약(赤芍), 천초(茜草), 홍화(紅花), 천궁(川芎), 연호색(延胡索)

③ 【홍화천궁탕(紅花川芎湯)】 홍화(紅花), 천궁(川芎)

④ 【홍금울금단삼탕(紅金鬱金丹蔘湯)】 홍화(紅花), 울금(鬱金), 단삼(丹蔘)

⑤ 【전칠원호분(田七元胡粉)】 전칠(田七),[13] 원호(元胡)

---

13) 질문 전칠근은 무엇인가?

답 전칠근은 삼칠근이다. 요즈음에는 전부 밭에서 재배하는 것이므로 앞에 〈전(田)〉자

⑥ 【산사음(山楂飮)】 생산사(生山楂) 30g

이상 몇 가지 처방이 있는데, 조금씩 다르다. 만성기에는 어떤 것을 써도 다 괜찮다. 이 약들은 혈액순환을 촉진하고 심장병 치료에 일정한 효능이 있다. ⑥번 처방인 산사음(山楂飮)은 현재 흔히 쓰는 약이다. 중의학에서는 산사를 소화작용을 촉진하는 약으로 간주하여 육식을 소화하는 데에 써 왔지만, 실제 혈중 콜레스테롤을 낮추는 데 확실한 효과가 있다. 소화촉진 작용을 할 때에는 산사를 초(炒)해서[14] 쓰지만, 활혈(活血)하거나 콜레스테롤을 제거할 목적으로 쓸 때에는 생용(生用)한다. 초용(炒用)하면 소화를 돕고, 생용하면 활혈(活血)한다.

전칠근(田七根)은 때로는 활혈지통(活血止痛)한다. 만약 어혈 증세가 심한 경우 수질(水蛭)을 배합하기도 한다.[15] 이렇게 하면 활혈 효과가 증대한다. 다만 이것은 장기 복용하면 안 된다. 일반적으로는 이기약(理氣藥)이나 양혈약(凉血藥)을 배합한다. 특히 충류(蟲類) 활혈약(活血藥)은 정기를 손상할 우려가 있으므로 주의해서 써야 한다.

를 붙여서 명명한다.

14) 기름을 치지 않고 약한 불에 은근히 볶는 방법. 약성을 부드럽게 한다.

15) 질문 수질은 어느 정도 씁니까?

답 분말하여 0.5에서 1g을 쓰고, 탕으로 쓸 때에는 4g에서 6g을 쓴다. 용량을 너무 많이 하면 안 된다. 수질은 거머리를 말린 것이다.

5.2 한응심맥(寒凝心脈,[16] 신체 발열량이 부족하여 혈액순환이 안 되는 상태)

둘째 유형은 한응심맥(寒凝心脈) 유형이다. 이 유형은 일반적으로 평소에 기체혈어(氣滯血瘀)한 특징이 있다. 혹은 양기(陽氣)가 부족한 체질이기도 한다. 그래서 이 사람들은 차가운 기운을 받으면 쉽게 발병한다. 발병이 돌발적이고 한냉을 받아서 발병한다. 흔히 환자들은 추위를 많이 타고 손발이 차갑다. 설질이 담백하고, 맥상은 침세하고 현긴삭(弦緊數)하다.

치료할 때에는 주로 방향성과 데워서 소통하는 약을 쓴다. 『금궤요략(金匱要略)』에 나오는 처방은 과루해백백주탕(瓜蔞薤白白酒湯)이다. 증상 경중에 따라 배합을 달리하는데, 해백(薤白)은 주로 양기를 소통한다. 실제 이 약은 관상동맥을 확장하는 작용을 한다. 부자(附子)와 계지(桂枝)처럼 양기를 돕는 약을 같이 쓴다.

나는 임상에서 총백(葱白, 파뿌리)으로 데워서 소통하는 작용을 활

---

16) 寒凝心脈

임상표현 心胸疼痛, 有縮窄感, 遇寒易作, 肢冷怕寒, 胸悶心悸, 甚至喘息不得平臥, 舌質淡, 苔白滑, 脈沈細或弦緊.

치법 溫通心脈

처방 ①【해백계부탕(薤白桂附湯)】해백(薤白) 10g, 계지(桂枝) 6g, 숙부자(熟附子)(먼저 달인다) 6g, 당귀미(當歸尾) 10g, 천궁(川芎) 10g, 총백(蔥白) 15g. 물 1000ml에 넣고 먼저 숙부자(熟附子)를 30분 정도 달인다. 나머지 약을 넣고 450ml가 될 때까지 달인다. 아침, 점심, 저녁으로 3회 나누어 공복에 복용한다. 하루 1첩.

②【해백세신탕(薤白細辛湯)】해백(薤白) 10g, 세신(細辛) 4g, 필발(蓽撥) 6g, 양강(良薑) 6g, 연호색(延胡索) 10g, 당귀미(當歸尾) 10g, 천궁(川芎) 10g. 물 1000ml에 넣고 450ml가 될 때까지 달인다. 아침, 점심, 저녁으로 3회에 나누어 공복에 복용한다. 하루 1첩.

용한다. 만약 흉통이 심하면 세신(細辛)을 가하여 진통한다. 이 처방은 방향성온통제(芳香性溫通劑)로서 체내의 기를 소모한다. 그래서 단기간 쓰며 장기간 쓰면 안 된다. 그리고 장기간 사용하면 효과가 떨어진다. 관상동맥을 자주 확장하면 나중에는 약물에 대한 민감도가 떨어지기 때문이다.

5.3 담습내조(痰濕內阻,[17] 비만형)

셋째 유형은 담습내조(痰濕內阻)다.

최근에는 이 유형 환자가 아주 많다. 특히 비만 환자들은 대부분이 유형에 속한다. 이런 환자들은 대부분 고혈압, 고지혈증, 당뇨병을 수반한다. 게다가 치료도 잘 안 된다. 이런 유형 환자는 앞서 언급한 활혈화어제(活血化瘀劑)를 써도 거의 효과가 없다. 이런 환자들이 발작하면 가슴이 갑갑하고 몸이 무겁고 쉽게 피로를 느낀다. 어떤 경우 가래가 많이 끓고 색깔은 하얗다. 설태는 희고 두터우며 끈적거린다. 맥상은 활맥(滑脈)이다.

---

17) 痰濕內阻

임상표현 心胸窒悶或如物壓, 氣短喘促, 形體多偏肥胖, 肢體沈重, 脘痞, 痰多色白, 口粘, 舌苔白膩, 脈滑.

치법 寬胸利氣, 化痰通脈.

처방 ① 【선복괄루탕(旋覆栝樓湯)】 선복화(旋覆花)(包煎: 싸서 달인다) 10g, 괄루피(括蔞皮) 10g, 해백(薤白) 6g, 반하(半夏) 10g, 진피(陳皮) 6g, 후박(厚朴) 6g, 복령(茯苓) 15g. 물 800ml에 넣고 300ml가 되도록 달여서 아침과 저녁에 2회 나누어 공복에 복용한다. 하루 1첩.

② 【목향이진탕(木香二陳湯)】 반하(半夏) 10g, 진피(陳皮) 10g, 복령(茯苓) 15g, 지각(枳殼) 6g, 목향(木香) 6g, 창포(菖蒲) 6g, 연호색(延胡索) 10g. 물 800ml에 넣고 300ml가 되도록 달여서 아침 저녁으로 2회에 나누어 공복에 복용한다. 하루 1첩.

이런 환자는 식욕도 좋고, 기름진 음식을 많이 먹어서 생긴다. 그래서 치료할 때 약물 치료와 더불어 음식과 운동으로 적절하게 조절해야 한다. 만약 음식이나 운동 요법을 배합하지 않고 약물만 쓰면 거의 효과가 없다. 약물 치료는 기를 순환하고 불순물을 없애며[이기화담(理氣化痰)] 흉부를 소통하는[관흉(寬胸)] 방법을 쓴다.

약물은 주로 담습(痰濕)을 데워서 없애는 것을 쓴다. 주로 반하(半夏), 진피(陳皮), 후박(厚朴), 복령(茯苓)으로서 비위(脾胃)의 승강을 조절하는 약들이다. 과루피(瓜蔞皮) 등은 이기관흉(利氣寬胸)한다. 통증이 있으면 현호색(玄胡索)을 가한다.

책에 적힌 용량은 임상에서 일반적으로 쓰는 양이다. 환자가 체중이 많이 나가면 용량을 늘인다. 이 처방은 체중이 50kg인 사람을 기준한 처방 용량이다. 만약 체중이 100kg이면 약을 두 배로 쓴다. 담습을 없애는 약 중 가장 좋은 것은 반하(半夏)다. 반하는 비위(脾胃)의 운화(運化)를 촉진하여 담습을 제거한다. 보통 임상에서 나는 용량을 많이 쓴다. 일반 의사들은 반하에 독성이 있다고 많이 쓰지 못하지만 10~12g 쓰는 것이 적당하다.[18] 여러분들은 반하를 쓸 때 용량을 어느 정도 쓰는가? 한국이나 일본은 중국에 비하여 용량이 적은 것으로 보인다.[19]

그런데 반하는 처음부터 많이 쓰지 말고 차차 용량을 늘린다. 특히 반하는 담습으로 생기는 불면증에 이주 효과가 좋다. 오국통(吳鞠通)[20]은 2냥 반까지 썼다. 우리가 쓸 때는 처음부터 이렇게 많이 쓸

---

18) 질문 한국에서는 반하를 쓸 때 생강을 같이 넣는데 이 처방에 생강이 없는 까닭은 무엇인가?

답 여기에 나오는 반하는 생강으로 법제한 것이다.

19) 질문 중국 처방은 하루 분이지만 한국은 1첩이 1회 분이다.

답 그렇다면 차이가 별로 없다.

수 없고, 차차 양을 늘린다.[21]

여기에 제 스승이 쓰시던 담습 치료제를 소개한다. 삼자양친탕(三子養親湯)[22]을 가미한 것이다. 삼자양친탕(三子養親湯)은 원래 담습(痰濕)을 데워서 없애는 약이다.

처방은 소자(蘇子), 나복자(蘿菔子), 백개자(白芥子), 동과자(冬瓜子), 조각자(皂角子)를 쓰는데 이 처방은 거담작용(祛痰作用)뿐 아니라 통변작용(通便作用)이 있다. 임상에서는 콜레스테롤과 지방을 제거하여 비만증 치료에 탁월한 효과가 있다. 그래서 이 처방은 담습(痰濕)으로 발생하는 협심증에 훌륭한 치료 효과가 있다. 그러나 이 약은 통변작용이 강하기 때문에 장기간 복용은 적합하지 않다. 그래서 일정 기간을 사용한 후에는 책에 있는 처방으로 바꾸는 것이 좋다. 책에 있는 처방은 오랫동안 사용해도 무방하며 2~3개월 정도 쓸 수 있다. 복용 기간이 짧으면 효과가 나타나지 않는다.

---

20) 오국통(吳鞠通)은 중국 청나라의 유명한 온병학자이다. 발열성 감염질환에 대해 연구하여 『온병조변(溫病條辨)』을 저술하였다.(필자)

21) 질문 교수님은 어느 정도 쓰시니?
답 나는 30g 정도 쓴다.

22) 【삼자양친탕(三子養親湯)】은 『한씨의통(韓氏醫通)』에서 〈소자, 백개자, 나복자(숨차며 기침이 주증이면 소자를 위주로 하고, 가래가 많으면 백개자를 위주로 하고, 식후 더부룩하며 가래가 있으면 나복자를 위주로 한다)를 씻어서 약간 볶아서 한 첩에 3돈이 넘지 않게 한다. 면으로 싸서 물에 약간 달여 차 대신 복용한다. 기를 하강하고 소화하며 담음(痰飮)을 데워서 없앤다. 기침하고 숨차거나 가래가 많아서 가슴이 답답하고 소화가 안 되며, 설태가 희고, 맥이 활한 증상을 치료한다〉고 하였으며 『증인맥치(症因脈治)』에서는 〈산사핵(山楂核), 나복자, 백개자를 물에 달여 복용한다. 소화하고 담(痰)을 없애며, 기를 조절하고 선도(宣導)한다. 식담적체(食痰積滯)를 치료한다〉고 하였다. 출전 『방제학대사전』

5.4 담열옹체(痰熱壅滯,[23] 울열비만형)

넷째 담열옹체(痰熱壅滯)이다. 담열옹체형(痰熱壅滯型)은 담습내조(痰濕內阻)와 관계가 있다. 실제는 담습내조에 열이 있는 상태다. 이런 환자들은 체형이 뚱뚱하며 기타 증상은 담습내저형과 비슷하다. 다른 점은 열이 울체한 증상이 있고 가래 색이 누렇다. 설질은 붉고 설태는 누렇고 끈적거린다. 맥상은 활(滑)하고 삭(數)하다. 삭맥은 열병이 있을 때 나타나는 삭맥이 아니고 약간 삭맥(數脈)으로 치우쳐 있는 것이다. 처방은 과루지실탕(瓜蔞枳實湯)[24]을 쓴다.

이 처방들은 주로 병리적 불순물을 없애는[화담(化痰)] 처방이며 동시에 청열(清熱) 작용도 있다. 이 처방은 반하로 화담(化痰)하고 열이 있으므로 황련(黃連), 죽여(竹茹), 과루(瓜蔞)로 청열한다.

질문 전과루(全栝蔞)는 무엇인가?

답 과루인(栝蔞仁)과 과루피(栝蔞皮)를 같이 쓴다. 과루인은 통변한다.

이 처방을 쓴 후 열은 내려도 담(痰)이 남아있으면 담습내조(痰濕內阻) 처방을 합해서 쓴다. 위에 있는 담습내조형(痰濕內阻型)과 담열옹체형(痰熱壅滯型)은 흔히 서로 전화한다. 그래서 임상에서 잘 관찰하여 변증해야 한다.

---

23) 痰熱壅滯

임상표현 心痛如灼, 心煩口乾, 胸悶喘促, 形體多偏肥胖, 肢體沈重, 脘痞, 痰多色黃, 大便秘結, 舌質紅, 苔黃膩, 脈滑數.

24) 처방 【과루지실탕(瓜蔞枳實湯)】 전과루(全栝樓) 15g, 지실(枳實) 10g, 복령(茯苓) 15g, 반하(半夏) 10g, 황련(黃連) 6g, 죽여(竹茹) 10g을 물 1000ml에 넣고 450ml가 될 때까지 달여서 아침, 점심, 저녁으로 3회에 나누어 공복에 복용한다. 하루 1첩.

질문 치료 기간이 어느 정도인가?

답 일반적으로 2-3개월 정도 약을 복용하고, 1개월 정도 복용을 중단하고 관찰한다. 환자 상태를 보아 안정적이면 복용을 그치고 음식이나 운동 요법을 시행한다. 뚱뚱한 환자는 반드시 살을 빼야 한다. 콜레스테롤 수치가 정상으로 돌아오면 복약을 중단한다.

질문 재발하면 어떻게 하나?

답 재발은 아주 흔하다. 약물은 증상을 치료하는 것이며, 근본적으로 재발하지 않게 하려면 음식을 줄이고 운동해야 한다.

질문 복약 후 나타나는 반응은 여러 가지일 것이다. 어떻게 예후를 판단하는가?

답 약물을 복용하면 반드시 호전된다. 만약 효과가 없으면 치법이 틀린 것이다. 발작 시간이 길어지고 발작 횟수가 많아지면 안 좋아지고 있는 것이다. 경우에 따라서 협심증이 심근경색증이 되기도 한다. 만약 치료 효과가 있다면 발작 횟수와 시간이 줄어든다.

질문 일시적으로 악화되었다가 좋아지는 경우는 없는가?

답 약을 제대로 투여하면 증세가 심해지거나 악화되는 경우는 없다.

질문 한 처방을 계속 쓰는가 아니면 처방을 바꾸어 쓰는가?

답 여기 있는 처방은 예에 불과하다. 이것이 앞으로 연구해야 할 내용이다. 임상에서 환자가 습담형, 어혈형 이렇게 오는 것이 아니고 여러 유형이 혼합해서 나타난다. 그래서 이런 여러 방법을 종합적으로 배합하여 응용하고, 증상 변화에 따라 약물도 바꾼다. 일정 기간에는 한 처방으로 하다가 증상이 변하면 처방도 바꾼다. 효과가 좋으냐 나쁘냐는 얼마나 처방을 올바르게 변화하느냐에 달려있다. 어떤 환자들은 효과가 좋고 어떤 환자들은 효과가 안 좋은데, 이것은 약물 변화에 따라 다르다. 치료 관건은 첫째 용량이고 둘째 약 배합이다. 같은 처방도 환자마다 용량 차이가 크다.

질문 한국에서는 심장병을 치료한 후 검사로 결과를 확인하는데, 중국에서는 어떻게 하는가?

답 협심증은 발작 시간과 발작 횟수, 심전도 세 가지로 예후를 결정한다. 심근경색은 심전도에서 변화가 많이 나타나므로 이것을 기준으로 한다.

질문 아까 제시한 비만증 치료약에서 조각자(皂角刺)를 쓴 까닭은 무엇인가?

답 조각자는 탁기(濁氣)를 내려보내는 작용이 있기 때문에 담탁(痰濁)을 내려주어 체중을 조절한다. 식물 종자는 불포화지방산이 많다.

지난 번에는 협심증에 대한 몇 유형을 소개하였다. 첫째 심혈어조인데 협심증의 가장 기본적인 유형이다. 또 하나는 한기를 받았을 때 나타나는 한응(寒凝)이다. 셋째 담습내조형이다. 이 증상은 비만증 사람에게 잘 걸린다. 넷째 유형은 담열옹체형이다. 이 유형은 담습내조형에서 화열하여 발전한 것이다.

5.5 심기허약(心氣虛弱,[25] 허약성 심질환)

다섯번째로 소개할 유형은 심기허약형(心氣虛弱型)이다. 이것은 기허혈허증(氣虛血虛證)이라고 할 수도 있다. 즉 기혈이 부족한 상태다. 일반적으로 협심증은 어혈로 발생하는데 어혈이 시작되는 원인은 기의 정체라고 할 수 있고, 기체하는 원인은 기허라고 할 수 있다. 기가 허한 환자는 연령이 다소 높다. 연령이 높아지면서 몸이 쇠약해

---

25) 心氣虛弱

임상증상 心胸隱痛, 反復發作, 胸悶氣短, 動則喘息, 心悸易汗, 倦怠懶言, 面白少華, 舌質淡而瘀暗, 有齒痕, 苔薄白, 脈弱或結代.

치법 益氣通脈.

지고 이 과정에서 생리적 기능이 저하하여 기허증이 발생하게 된다. 기허란 인체의 전체적인 기의 기능이 저하한 상태를 말한다. 예를 들어 폐기허(肺氣虛), 비기허(脾氣虛), 생기부족 등이며 각 장부에서 기허증이 나타날 수 있다.

협심증에서 가장 중요한 것은 심기부족(心氣不足)이다. 심장은 혈맥을 주관하며, 혈액의 운동은 심장의 박동에 의한다. 만약 심기가 부족하면 심박동이 약화하고 혈액 운행도 줄어든다. 그래서 결과적으로 어혈이 발생한다. 이렇게 되면 심장 자체에 피를 공급하는 기능이 떨어진다. 이런 상황에서 외부 자극, 예를 들어 지나친 노동이나 격렬한 운동을 하였을 때 협심증이 발생한다.

이 증상의 일반 증상은 숨이 차고, 가슴이 답답하다. 그래서 조금만 활동해도 기가 부족하여 숨이 찬다. 또 가슴이 두근거리고 땀을 쉽게 흘린다. 몸이 항상 피곤하고 무력하다. 보통 안색이 희고 혈색이 좋지 않다. 어떤 경우에는 활동할 때 가슴이 갑갑하고 경미한 통증이 생긴다. 단 특별한 요인, 이를테면 추위나 힘든 일을 하지 않으면 통증은 그다지 심하지 않다. 설질은 대체로 묽고 어혈 반점이 있다. 또 흔히 미세한 치흔이 남아 있다. 설태는 백태다. 맥상은 무력하거나 부정맥이다. 이러한 상황이 심기허약으로 생기는 전형적인 증상들이다. 이러한 상태를 바탕으로 담습(痰濕)이나 어혈(瘀血)을 겸할 수도 있다.

치료 방법은 기를 북돋아 경맥을 소통한다[익기통맥(益氣通脈)]. 중요한 약물은 자감초(炙甘草)와 당삼(黨蔘)이다. 만약 경제적으로 여건이 되거나 병세가 중하면 인삼이나 홍삼도 쓴다. 동시에 양기를 소통하여 혈액순환을 촉진하는 계지(桂枝) 같은 약도 쓸 수 있다. 책에 있는 두 처방을 쓴다. 심기허약증에는 익기(益氣)를 위주로 하고 통양활혈(通陽活血)을 보조로 한다.

處方

① 【익기통맥탕(益氣通脈湯)】 자감초(炙甘草) 15g, 당삼(黨蔘) 15g, 복령(茯苓) 10g, 계지(桂枝) 6g, 맥문동(麥門冬) 10g, 오미자(五味子) 10g, 대조(大棗) 5매.

물 1000ml에 넣고 450ml가 될 때까지 달인다. 아침, 점심, 저녁으로 3회에 나누어 공복에 복용한다. 매일 1첩.

② 【삼기계지탕(蔘芪桂枝湯)】 당삼(黨蔘) 15g, 황기(黃芪) 15g, 자감초(炙甘草) 6g, 용안육(龍眼肉) 10g, 목향(木香) 6g, 황정(黃精) 10g, 계지(桂枝) 6g.

물 1000ml에 넣고 450ml가 될 때까지 달인다. 아침, 점심, 저녁으로 3회에 나누어 공복에 복용한다. 매일 1첩.

5.6 심신음허(心腎陰虛,[26] 심장과 신장의 음기가 허한 유형)(세장형)

여섯번째 유형은 심신음허형(心腎陰虛型)이다. 이것은 심음허(心陰虛)가 직접 원인이고, 신음허(腎陰虛)가 밀접한 관계가 있다. 기허(氣虛)로 생기는 협심증은 심장의 기능이 떨어져 박동이 약해서 생기지만, 심신음허(心腎陰虛)로 발생하는 협심증은 혈(血) 속에

---

26) 心腎陰虛

임상증상 心胸隱痛, 久發不愈, 心悸盜汗, 心煩少眠, 腰膝酸軟, 頭暈耳鳴, 氣短乏力, 口乾咽燥, 舌質紅, 苔少, 脈細數.

치법 滋陰通脈.

진액이 모자라서 생긴다. 혈액에 진액이 모자라면 혈이 찐득하게 되어 순행에 장애가 발생한다. 그래서 결국은 심장에 영양 결핍을 초래한다.

이 유형은 기본적으로 음허한 증상이 있다. 예를 들어 입이 마르고 목구멍이 건조하다. 설질은 짙은 붉은색이다. 체형은 보통 마른 편이다. 임상에서 심장질환자들은 대부분 뚱뚱하면서 비만하지만 어떤 환자들은 뚱뚱하지 않은데도 협심증이 있는데, 이러한 환자들이 이 유형에 속한다. 일반적으로 협심증은 비만증으로 많이 발생한다고 생각하므로 마른 사람한테 발생하는 협심증은 그다지 인식이 없지만 사실 마른 사람도 협심증이 발생하고 있다.

이 유형은 심신(心腎)과 유관하므로 야간에 불면증이 있다. 증상은 허리와 무릎이 시리고 힘이 없으며 어지럽고 이명증이 있다. 음기(陰氣) 부족은 상대적으로 양기(陽氣)에도 영향을 미치므로 양기부족(陽氣不足)이나 힘이 없는 증상도 나타난다. 평소 심장 부위에 은은한 통증이 있다. 하지만 어떤 유발 인자가 있으면 격렬한 통증도 발생한다. 맥상은 약하고 빠르며 어떤 경우에는 부정맥(不整脈)이 나타나기도 한다. 이렇게 빠르고 불규칙한 맥을 촉맥(促脈)이라고 한다. 이 점이 기혈이 막혀서 생기는 결대맥(結代脈)과 다른 점이다.

이 유형은 음액부족(陰液不足)으로 생기는 질환이므로 치료는 심신(心腎)의 음액(陰液)을 보하는 방법을 쓴다. 여기에 나온 처방은 기본적으로 삼갑복맥탕(三甲復脈湯)에서 나온 것이다. 상한론에서 자감초탕(炙甘草湯)으로 결대맥(結代脈)을 치료한 처방에 해당한다. 이 처방은 주로 양기부족(陽氣不足)과 기혈구허(氣血俱虛)를 치료한다.

『온병조변(溫病條辨)』에서 오국통(吳鞠通)이 심신허약(心腎虛

弱)으로 생기는 협심증 치료에 삼갑복맥탕(三甲復脈湯)을 썼다. 이 처방은 가감복맥탕(加減復脈湯)을 기본으로 삼갑(三甲)을 가한 것이다. 가감복맥탕(加減復脈湯)은 자감초탕(炙甘草湯)을 기본으로 온양(溫陽)하는 약물을 빼고 보음(補陰)하는 약물을 가한 것이다. 이 처방은 자음(滋陰)이 중심이다. 그래서 당연히 익기(益氣)를 겸하고 있다. 왜냐하면 진액을 생성하려면 양기 작용이 필요하기 때문이다. 기가 진액을 생성하므로 진액을 생성하려면 기를 보양해야 한다. 그래서 가감복맥탕(加減復脈湯)에서도 자감초(炙甘草)를 중용하고 있다.

이 책에 나오는 자음통맥탕(滋陰通脈湯)에서도 자감초를 중용하고 있다. 자감초는 중초를 데우고 비위를 강화하는 작용이 있다. 일반적으로 단맛이 강한 약물은 가운데를 지키고 돌아다니지 않는다[守中不走].[27] 그래서 이 처방은 실제로 진액과 기를 동시에 보하는 것이다.

이 처방에서는 백작약(白芍藥), 맥문동(麥門冬), 생지황(生地黃)을 썼는데, 이 약들은 맛이 달다. 차갑고 시고 짠 성질로 진액을 생성하고 심신(心腎)을 자양하는 작용을 한다.

생모려(生牡蠣, 굴껍질)와 생구판(生龜板, 거북 등)은 음기를 자양하여 양기를 가라앉히는[자음잠양(滋陰潛陽)] 작용을 한다. 특히 심장 박동이 아주 빠르고 촉맥(促脈)이나 결맥(結脈), 대맥(代脈)이

---

27) 가운데에서 지키고 겉으로 흘러나오지 않는다. 체내에서 보존한다는 의미다. 보통 진액을 생성하는 약물들이 이습(利濕)하는 작용을 겸하기도 하는데, 단맛을 같이 쓰면 진액을 안으로 지킨다. 그래서 진액이 부족한 환자한테는 감초를 중용할 수 있다. 그래서 습기가 심하거나 붓기가 있는 환자한테는 감초를 쓸 수 없다. 이러한 환자에게 감초를 쓴다는 뜻은 익기(益氣)하여 진액을 생성하려는 것이다. 진액이 충족되면 기를 화생할 수도 있다.

있을 때 이 약들이 치료 효과가 있다. 옛날 처방서에서 구판(龜板)이 영위(營衛)를 조화하고 심맥(心脈)을 소통하고 심통(心痛)을 그친다고 하였다. 실제로 구판(龜板)은 심장의 경련을 억제하여 심박출을 완화하는 작용이 있다. 그래서 이 약은 활혈(活血)하거나 이기(理氣)하지 않지만 진통 작용이 있다. 이것이 구판의 진통 작용을 정확하게 이해하는 것이다.

이러한 방제에 대해 의사들은 잘 알지 못한다. 일반적으로 익기통양활혈(益氣通陽活血)에 중점을 두고 이러한 자음(滋陰)은 별로 중시하지 않는다. 이제부터 임상에서 이러한 유형에 대하여 주의를 기울어야 할 것이다.

處方

① 【자음통맥탕(滋陰通脈湯)】 자감초(炙甘草) 15g, 백작(白芍) 10g, 맥문동(麥門冬) 10g, 생지황(生地黃) 10g, 생모려(生牡蠣)(먼저 달인다) 30g, 생구판(生龜板)(먼저 달인다) 15g, 단삼(丹蔘) 15g.

물 1200ml에 넣고 먼저 생모려와 생구판을 20분 정도 달인다. 다시 나머지 약을 넣고 450ml가 될 때까지 달인다. 아침 기상했을 때, 오후, 자기 전으로 3회에 나누어 공복에 복용한다. 매일 1첩.

② 【수오여정탕(首烏女貞湯)】 수오(首烏), 여정자(女貞子), 황정(黃精), 상기생(桑寄生), 야교등(夜交藤), 복신(茯神), 울금(鬱金), 우슬(牛膝), 상심(桑椹).

③ 【단삼지황탕(丹蔘地黃湯)】 생지황(生地黃), 산수유(山茱萸), 복령(茯苓), 택사(澤瀉), 단삼(丹蔘).

질문 모려(牡蠣)와 구판(龜板)을 먼저 달이는 이유는 무엇인가?

답 조개껍데기나 거북껍데기는 잘 달여지지 않기 때문이다.

질문 여기 쓰인 것처럼 20분 정도면 충분한가?

답 더 달여도 된다. 뼈를 고아서 곰국을 만들어 먹을 때를 생각하면 된다.

질문 여기서 삼갑(三甲)이라고 하고 둘밖에 없는 이유는 무엇인가?

답 원래는 별갑(鼈甲)이 있다. 그러나 심장에는 별로 효과가 없다. 구판(龜板)은 자음잠양(滋陰潛陽)하는 효과가 강하지만, 별갑은 연견(軟堅)하는 작용이 강하다. 별갑(鼈甲)은 허열을 풀어주는 작용이 강하다. 흉통에 효과가 좋다. 둘다 자음잠양(滋陰潛陽)은 공통이지만 차이점이 있다. 한 처방으로 여러 가지 병을 치료할 수 있으므로 별갑을 넣어도 무관하다. 이 처방에 다른 약을 넣을 수 있는데 단삼(丹蔘)은 피를 식히면서 혈액순환을 촉진하므로[양혈활혈(涼血活血)] 넣을 수 있고, 그렇지 않으면 목단피(牧丹皮)도 가능하다. 처방은 임의로 쓸 수 있다.

5.7 심신양허(心腎陽虛)[28]

일곱째 유형은 심신양허형(心腎陽虛型)이다. 심신음허증(心腎陰虛證)과 정반대 증상으로 볼 수 있다. 증상은 미세한 차이점이 있다. 음허증(陰虛證)에는 흔히 허열(虛熱)이 발생하지만, 양허증(陽虛證)에서는 추운 것을 싫어하는 증상이 있다.

---

28) 心腎陽虛

임상증상 胸悶氣短, 心痛徹背, 遇寒加重, 肢冷畏寒, 動則氣喘, 不能平臥, 心悸汗出, 腰膝酸軟, 面浮脚腫, 舌淡胖, 苔白滑, 脈沈細或微細欲絶.

치법 溫補心腎, 助陽復脈

처방 ① 【온양복맥탕(溫陽復脈湯)】 숙부자(熟附子)(먼저 달인다) 6g, 육계(肉桂) 4g, 자감초(炙甘草) 10g, 당삼(黨蔘) 15g, 복령(茯苓) 10g, 택사(澤瀉) 10g, 자황기(炙黃芪) 15g, 대조(大棗) 5매.

심신양허형(心腎陽虛型)은 일반적으로 심기허약(心氣虛弱)에서 진행한다. 심기허약(心氣虛弱)을 바탕으로 추운 것이 싫고 팔다리가 시리면 심신양허증(心腎陽虛證)이라고 할 수 있는데, 이것은 심기허약(心氣虛弱)이 심해진 상태다. 심기(心氣)가 부족하여 양기가 부족해지고 데우는 작용이 떨어진 것이다. 심기(心氣)의 양기(陽氣)가 부족하면 심장 박출력이 떨어진다. 이렇게 되면 심맥(心脈)에만 영양을 공급하지 못할 뿐 아니라 전신 혈액운행도 지장을 받게 된다. 그러다가 증세가 심해지면 부종(浮腫)이나 수종(水腫)이 나타난다. 만약 수종이 생기면 심계(心悸)가 더 심해진다. 움직이면 숨 차는 증상도 심해진다. 심지어 똑바로 눕지도 못한다. 혀는 담담하면서 방대(尨大)하다[혀에 물기가 몰린 상태다]. 설태는 희고 매끄럽다. 맥상은 침세(沈細)하고 무력하며 결대맥(結代脈)이 나타나기도 한다. 이것은 심신양허(心腎陽虛)의 기본적 증상이다.

만약 유발인자가 생기면 심통(心痛)이 더 격렬해진다. 흉통이 등까지 뻗치는 증상이[心痛徹背] 생기기도 한다. 가장 중요한 유발 인자는 한사(寒邪)다. 그래서 겨울에 많이 발병하고 겨울에 발병하면 증상이 심하다. 치법은 심신(心腎)의 양기를 데워서 보하는 것이다.

심신(心腎)의 양기(陽氣)를 온보(溫補)하는 가장 중요한 약물은 부자(附子)와 육계(肉桂)다. 현재 연구에 의하면 이러한 약물은 강

물 1200ml에 먼저 부자(附子)를 넣고 30분 정도 달인다. 다시 나머지 약을 넣고 300ml가 될 때까지 달인다. 아침, 점심, 저녁으로 3회에 나누어 공복에 복용한다. 매일 1첩.

② 【이선지황탕(二仙地黃湯)】 숙지황(熟地黃) 10g, 선령비(仙靈脾) 10g, 선모(仙茅) 10g, 두충(杜冲) 10g, 산수육(山茱肉) 10g, 초산약(炒山藥) 10g, 복령(茯苓) 10g, 택사(澤瀉) 10g.

물 1000ml에 넣고 300ml가 될 때까지 달인다. 아침, 점심, 저녁으로 3회에 나누어 공복에 복용한다. 매일 1 첩.

심 작용이 있다고 한다. 당연히 온양(溫陽)과 보기(補氣)는 밀접한 관계가 있는데, 이것은 기(氣)와 양(陽)이 밀접한 관계가 있기 때문이다. 그래서 이 책에는 부자(附子), 육계(肉桂), 당삼(黨蔘), 제황기(製黃芪) 등으로 기(氣)를 보하고 있다. 양기(陽氣)와 심혈(心血)이 부족하면 보통 안에 수분이 머무르기 때문에, 행수[行水 : 물을 보내는 법]에 주의해야 한다. 그래서 처방 중에 복령(茯苓)과 택사(澤瀉)를 사용하였다.

이러한 처방을 쓸 때에는 주의할 점은 부자(附子)다. 부자는 독성이 있으므로 최소한 30분 이상 먼저 달여야 한다. 먼저 달인 후 나머지 약을 달인다. 이처럼 부자를 먼저 달이면 독성이 가수분해되어 없어진다. 이 처방은 양허(陽虛)가 심할 때 쓰는 약이다. 이 처방을 써서 양허증(陽虛證)이 경감하면 ②번 처방을 쓴다. 이 처방은 주로 신양(腎陽)을 온보(溫補)하는 것이다. 작용은 비교적 완만하다. 그래서 복용 기간을 길게 잡을 수 있다. 첫째 처방은 작용이 준렬하여 복용 기간을 길게 할 수 없다. 이상으로 항상 나타나는 증형을 살펴보았다.

이상으로 관심병을 분류하였다. 임상에서는 증상이 상호 교차한다. 그래서 단순하게 한 유형을 쓰지 않고 여러 유형을 배합하여 응용한다. 특히 이기활혈(利氣活血)하는 치법은 대부분 유형에서 겸용한다. 예를 들어 이론적으로는 심신양허(心腎陽虛)에 익기온보(益氣溫補)해야 하지만 임상에서는 활혈화어(活血化瘀)하는 약물을 가미한다. 그러나 증상이 심하지 않을 때는 기본 처방을 쓴다. 그래서 임상에서는 변증논치를 바탕으로 이기활혈(理氣活血)하는 약을 가하는 방법으로 치료한다.

치료할 때에는 급성과 만성으로 구분하여 한다. 급성기에는 드러난 증상을 치료하는[치표(治標)] 것이 위주며, 만성기에는 근본을 치료한다. 표(標)를 치료할 때에는 이기(理氣), 활혈지통(活血止痛), 산한(散寒)하는 약물을 쓰고, 본(本)을 치료할 때에는 원인에 따라서 치료한다. 예를 들어 기허하면 익기(益氣)하고, 양허하면 온양(溫陽)한다. 담습내조(痰濕內阻)에는 습담(濕痰)을 제거한다. 담열(痰熱)이 원인이면 담열을 없앤다. 이처럼 상황과 원인에 따라 치법을 구사한다.

그런데 우리가 주의해야 할 점은 이기활혈(理氣活血)하는 약물들은 정기(正氣)를 손상한다는 것이다. 어떤 약은 기를 소모하고 어떤 약은 파혈(破血) 작용이 있다. 그래서 이런 약물은 보통 급성에만 쓰고 만성에는 쓰지 않는다. 그리고 이런 약물을 쓸 때 익기(益氣)하거나 양혈(養血)하는 약물을 배합한다. 게다가 활혈화어(活血化瘀) 약물은 종류가 많으므로 잘 선택하여 써야 한다. 증상의 경중과 신체 강약에 따라 선택해야 한다. 증세가 가벼운 경우에는 강한 약을 쓰지 말아야 한다. 신체가 허약할 경우에도 파혈(破血) 약을 신중하게 써야 한다. 예를 들어 수질(水蛭)이나 망충(虻蟲)처럼 파혈(破血)하는 약은 용량이나 시간을 잘 고려해서 써야 한다.

지금까지 탕약에 대하여 설명하였지만, 현재 중국에는 제약회사에서 제품으로 나온 약도 많이 나와 있다. 제조약을 많이 소개한 책이 있는데, 여러분들이 증상에 따라 선택하여 쓸 수 있다.

이 약물 외에 또 단삼(丹蔘)으로 만든 약을 많이 응용하고 있다. 단삼으로 만든 약물은 단삼편(丹蔘片), 단삼삼칠편(丹蔘三七片) 등이 있는데 비교적 평이하면서 활혈양혈(活血養血)하는 작용이 있다.

또 많이 쓰는 것은 은행잎 제제다. 최근 은행잎 제제들이 유행하고 있다. 은행잎들은 주로 혈관을 확장한다. 초기에 어느 정도 효과가 있지만 장기간 복용하면 그다지 효과가 없다. 그래서 은행잎을 다른 약과 배합하여 쓰는 방법을 연구하는 중이다. 약물 치료는 여기까지 소개하고 이제부터는 식이요법을 소개한다. 약물 치료에는 또 외용법이 있다. 『심장병자아조양(心臟病自我調養)』에 내용이 있으니 참고 바란다.

6 심장병을 치료하는 식이요법

6.1 식이요법

음식 치료는 관심병 특히 협심증에 아주 중요하다. 왜냐하면 관심병은 먹어서 생긴 병이기 때문이다. 이 병은 음식과 아주 밀접하다. 치료도 음식 조절이 아주 중요하다. 그래서 약물 치료보다 음식물로 치료하는 것이 근본을 치료하는 방법이다. 약물은 단순히 증상을 치료할 뿐이다. 급성기에는 약물로 증상을 치료하지만 근본적인 치료는 음식으로 해야 한다.

그렇다면 음식으로 어떻게 질병을 치료하는지 이제부터 탐구해야 할 문제다. 과거에는 음식 치료라고 하면 흔히 영양을 생각하여 영양가가 많은 음식을 위주로 고려하였다. 이렇게 되어 장기간 영양 과잉이 나타나게 되었다.

보통 관심병 환자들은 숨차고, 힘이 없으며, 움직이면 숨이 찬 허증을 보이기 때문에 대부분 사람들은 체력을 보해야 한다고 생각한다. 그리고 환자 자신도 허약하다고 여기고 보약을 복용하는데, 결과적으로 힘은 더 없어지게 된다. 몸은 더 뚱뚱해지고 기도 더 허약하게 된다. 이러한 증상은 기혈이 소통하지 못하여 겉으로만 허약하게 보이는 것이다. 게다가 체격이 커질수록 기혈은 상대적으로 부족하게 된다. 그래서 중의(中醫)에서는 〈形盛氣虛(체격은 좋은데 기는 허약하다)〉라는 말이 있다. 이런 경우 도대체 어떻게 치료해야 하는가? 형(形)을 줄여야 하는가 아니면 형을 보해야 하는가? 두 관점이 있다.

첫째, 기를 보하는[補氣] 관점이며, 둘째, 신체[形]를 줄여야 한다는 것이다. 이 두 가지는 서로 다른 방법이다. 실제로 신체가 왕성한 경우에 기를 보하는 방법은 한계가 있으며 효과를 보기 아주 어렵다. 이때는 체중을 줄여서 기(氣)와 평형을 이루는 것이 더 효과적이다.

체중 감량은 인체의 지방과 콜레스테롤을 줄이는 것인데, 관건은 소식(小食)에 있다. 연구 결과에 의하면 소식하면 체중이 줄어들 뿐 아니라 혈중 콜레스테롤도 줄인다는 보고가 있다. 소식 요법은 현대 여러 선진국에서 중시하는 치법 중 하나다. 요즈음 세계에는 어느 한쪽에서는 굶는 사람이 많고 어느 한쪽에서는 영양이 과잉이다. 그래서 한쪽은 영양을 공급해 주어야 하고 한쪽은 감량해 주어야 한다.

이렇게 장기간 포식으로 관심병에 걸린 사람들은 체중 감량이 관건이다. 이 방법은 말은 쉽지만 실행은 매우 어렵다. 특히 소식 요법에 대해 전혀 이해하지 못하는 사람도 많다. 식사량을 줄이면 마치 손해 보는 듯한 느낌이 들어 실행하지 못한다. 그래서 소식을 시행하려면 우선 인생관(人生觀)과 음식관(飮食觀)에 변화가 있어야 한다. 인생관과 음식관을 바꾸지 않으면 단기간 소식 요법으로는 큰 효과를 기대하기 어렵다.

소식 요법에서 가장 중요한 사항은 점차 체중을 줄이는 것이다. 밥 한 술로 뚱보가 되지 않는 것처럼 혈중 콜레스테롤을 낮추는 문제는 하루 이틀에 해결되지 않는다. 열심히 다이어트하는 사람을 보면 일주일만에 많은 체중을 줄이지만 장기간으로 보았을 때 별로 효과가 없는 경우가 많다.

그래서 소식은 일종의 요법일 뿐 아니라 평생 건강을 유지하기 위한 필수 방법이기도 하다. 반드시 장기적으로 견지해야 한다. 장기간 포식과 미식을 즐긴 사람들은 자신의 식생활 습관을 고쳐야 한다. 예를 들어 군것질이나 야참을 자주 먹는 사람은 우선 이 습관을 버려야 한다. 술을 자주 먹는 사람도 이 습관을 버려야 한다. 그러고 나서 끼니마다 식사량을 조금씩 줄여야 한다.

그 다음으로 자기 몸에 맞는 음식을 고르는 일이다. 우리가 말하는 소식은 단지 적게 먹는다는 의미가 아니다. 예를 들어 단식한다고 해서 빵만 한 조각씩 먹는 사람이 있는데 이는 곤란하다. 우리가 말하는 소식은 영양을 균형 있게 하면서 양만 줄이는 것이다. 반드시 영양소를 적절히 배합해야 한다.

그리고 가공을 많이 하지 않은 음식이 좋다. 가공을 많이 하여 정제한 음식은 피하는 것이 좋다. 그래서 많은 나라에서 현미를 권장하고 정미는 권장하지 않는다. 또 동물성 음식을 줄이고 식물성 음식을 많이 먹어야 한다. 특히 지방이 많은 고기나 계란 노른자는 피해야 한다. 또 섬유질이 많은 채소류를 많이 섭취해야 한다. 당연히 혈중 콜레스테롤을 줄이는 데에는 채소류가 더 좋다. 예를 들면 샐러리, 양배추, 무가 좋다. 또 강조해야 할 점은 과일을 먹는 문제다.

6.2 과일에 대하여

대부분 사람들은 과일이 미용과 건강에 좋다고 생각한다. 특히 비만 여성들이 과일을 중시한다. 그들은 과일을 먹으면 체중이 감소하고 피부에 좋다고 생각하며 매일 과일을 대량으로 먹고 있다. 어떤 여성들은 하루 1근에서 2근을 먹는다고 한다. 그러면서 오히려 채소는 잘 먹지 않는다.

내가 어떤 비만 환자를 보았는데, 매일 과일을 많이 먹는다고 하였다. 그 이유를 물었더니 어떤 의사가 말하기를 과일을 먹으면 체중이 줄어든다고 하였기 때문이라고 한다. 그래서 비록 과일이 채소보다 비싸지만 미용과 피부를 위하여 열심히 먹고 있었다. 가정 형편이 나은 사람들은 더 열심히 먹고 있었다. 내가 체중이 줄었는지 물었지만 체중은 줄지 않고 더 비만이 되었다고 한다. 과일은 아직 더 연구해야 할 부분이 있다. 과거에 당분과 비타민이 부족한 때는 과일이 필요했겠지만 지금은 잘 모르겠다.

만약 영양이 과잉한 사람이 과일을 먹는다면 오히려 역작용이 발생한다. 뚱뚱한 사람들은 과일을 먹을수록 더 뚱뚱해지고 미용에도 역효과다. 어떤 여성은 과일을 많이 먹고 여드름이 났는데도, 자기 여드름이 과일 때문에 생긴 줄도 모르고 있었다. 과일에 대하여 많은 의사들은 과일 속에 비타민 C가 많다는 사실만 강조하고 과일 속에 함유한 많은 요소에 대해서는 무시하는 것 같다. 과일 속 비타민 C는 인체에 유익하지만 과일에는 당분이 많으므로 과잉 섭취하면 당연히 당분이 과잉된다.

또 대부분 사람들은 단순하게 과일만 먹는 게 아니라 밥을 잔뜩 먹은 후 과일을 먹는다. 이렇게 하여 자기도 모르게 주식 외에 또 영양을 추가하게 된다. 영양이 과잉하면 이들이 지방으로 전화하여 몸속에 쌓이며, 결국 여러 질병을 야기하게 된다.

옛날에는 빈곤하여 과일을 매일 먹지 못했다. 그런데 요즘 사람은 끼니마다 과일을 먹는데 이것은 아주 비정상이다. 특히 몸에 습이 많은 사람들은 과일을 먹을수록 몸에 습이 더 쌓인다. 습이 쌓이면 담(痰)이 되며, 이것으로 결국 담습내조증(痰濕內阻證)이 생긴다. 어떤 경우에는 열로 변하여 담열내조증(痰熱內阻證)이 생긴다. 이처럼 과일을 많이 먹어서 발생하는 비만이나 심장병 환자도 종종 있다.

그리고 또 대부분 사람들은 과일이 열을 낸다는 사실을 잘 모른다. 과일이 시원한 것이므로 괜찮다고 생각하지만, 사실 과일은 열을 낸다. 많은 사람들이 여름에 수박을 많이 먹고 고창(臌脹)이 생기기도 한다. 한의학에서는 이것을 화(火)가 생겼다고 하는데, 수박도 많이 먹으면 화(火)가 생긴다.

또 과일뿐 아니라 아이스크림이나 빙과류도 많이 먹으면 열을 발생한다. 이런 음식은 먹을 때는 우선 시원하지만 결국 우리 몸에 열을 내는 음식들이다. 이러한 점을 간과하면 많은 질병을 유발한다. 과일에 대하여 이런 점을 조심하고 채소 섭취량을 늘려야 한다.

6.3 과일과 채소의 차이점

채소와 과일은 어떤 점이 다른가? 채소와 과일에는 모두 비타민이 있지만, 채소는 과일에 없는 성분이 있다. 우선 채소는 많은 광물질이 있다. 예를 들어 철이나 칼슘처럼 인체에 매우 중요한 성분이 있다. 그러나 과일에는 기본적으로 이러한 것이 없다. 채소에는 특히 섬유소(纖維素)가 많다. 섬유소는 현재 갈수록 중시되고 있지만, 과거에는 섬유소가 인체에 흡수되지 않는다고 해서 중시하지 않았다. 그래서 식물 가공도 갈수록 정밀해졌다. 위장관에서 흡수력이 커질수록 영양가가 높다고 생각하여 식물의 영양 가치를 평가할 때 흡수력을 중시하였다. 그 결과 채소에 있는 섬유소의 역할을 폄하하였다.

그러나 섬유소의 역할을 과소평가하면 안 된다.[29] 우리가 동물들이 섭취하는 음식을 보면 섬유소가 얼마나 중요한지 알 수 있다. 원래 사람들도 원시시대에는 다른 동물과 먹는 음식이 비슷했다. 특히 초식동물과 거의 식성이 비슷했다고 할 수 있다. 일반적으로 초식동물들은 위장관 길이가 길어서 저장하는 용량이 크며, 섭취하는 음식은 주로 섬유소다. 만약 그들에게 섬유소를 주지 않고 정밀하게 가공한 음식을 준다면 바로 질병이 발생할 것이다.

인류는 오랜 시간 동안 잡식과 초식을 하였다. 그래서 인류의 위장관은 초식동물의 위장관과 아주 흡사하다.

이러한 인체의 소화 구조와 기능은 오랫동안 형성된 것이다. 그리고 이런 위장관의 구조와 기능은 다른 기관의 기능을 정상적으로 유지하게 한다. 그런데 만약 갑자기 식생활을 바꾸어 육류나 가공식품 위주로 섭취한다면 분명히 질병에 걸리게 된다. 요즈음 흔한 성인병이나 부귀병은 이런 음식 변화와 밀접한 관련이 있다고 할 수 있다. 현대에는 섬유소의 가치를 되새겨 볼 필요가 있다.

『내경(內經)』에서는 〈곡식은 신체를 기르고, 채소는 신체를 채워 준다(五穀爲養, 五菜爲充)〉고 하였다. 여기서 〈오채위충(五菜爲充)〉이라는 의미를 생각해야 한다. 『내경』의 이론은 아주 심오한데, 〈충(充)〉은 다른 뜻이 아니라 〈보충한다〉는 의미다. 이렇게 〈오채(五菜)〉는 〈기른다[養]〉는 의미가 아니고 보익도 아닌 〈충〉자를 썼

---

29) 식물섬유는 유해균의 번식을 막고 유용균의 번식을 촉진한다. 젖산균이나 비피더스균과 같은 장내 유용세균은 식물섬유를 분해하여 여기서 영양을 얻어 인체에 유익한 영양소인 비타민 B 복합체에 속하는 여러 비타민들, 즉 비타민 K, 비타민 C 그리고 필수아미노산 등을 합성한다. 이것도 섬유질의 역할 중 무시하지 못할 부분이다. 『잘못된 식생활이 성인병을 만든다』, p. 73.

는데, 〈충〉은 〈채워준다〉는 뜻이다. 이것은 영양작용이 아니라 채운다는 뜻이다. 그렇다고 이것이 없으면 안 되며 이것을 필요없는 것으로 여기면 안 된다. 우리는 음식물에서 섬유소가 많은 채소를 많이 섭취해야 한다. 제 생각에는 인류가 이런 점을 인식하여 전통적인 식사 습관을 되찾는다면 건강에 아주 도움이 될 것이다.

그러나 이러한 일은 아주 험난하다. 사회는 나날이 발달하여 사람들이 초콜릿이나 우유를 많이 먹고 있는데 여기다 대고 섬유소를 많이 섭취하라고 하면 사람들이 귀를 기울이지 않는다. 그러나 우리는 큰 길에서 벗어날수록 위험이 더 커진다. 그래서 인류는 반성할 시점에 직면하고 있다고 할 수 있다. 자신들의 잘못을 고쳐야 할 시기가 왔다. 오늘은 여기까지 합니다.[30][31]

---

30) 리유곤 선생님의 채소에 관한 강의를 보충한다. 채소가 우리 몸에서 장을 〈채우는 역할〉만 한다고 간주한다면 다소 내용이 공허한 느낌이 있었다. 필자는 여러 해 이러한 의문이 있었는데, 최근 한 건강서적에서 실마리를 찾을 수 있었다. 아래에 소개한다.

〈음식물 섬유는 말할 필요도 없이 식물의 골격이다. 최근 세상이 음식물 섬유의 중요성에 눈을 떴다는 것은 반가운 일이다. 그러나 유감스럽게도 음식물 섬유의 실체를 정확하게 파악하지 못하고 있으며 효용을 애써 기계적인 작용으로 구하고 있는 단계에 불과하다. 식이섬유를 섭취하면 장벽에 붙은 장내 노폐산물을 음식물 섬유가 걸러 체외로 배출된다는 단순한 논법이다. …… 음식물 섬유의 본질적 활동의 하나는 장내 세균의 번식에 적극적으로 기여한다는 점이다. 또 한 가지 중요한 점은 음식물 섬유를 구성하는 규소라는 원소가 동물체의 경조직(골격 등)을 형성하는 데 주요 역할을 하는 것으로 생각된다. 칼슘이나 인이 동물체의 골격을 형성하는 재료이듯이 규소는 식물체의 골격이다. 거시적으로 식물섬유가 동물의 경조직을 구성하는 요소라는 것은 전혀 부자연스럽지 않다. …… 저자는 규소가 칼슘으로 변하고 있다고 생각한다. 따라서 식물성 식품을 충분히 투여하지 않으면 골격이 튼튼한 아이가 되지 못한다. …… 닭은 보리나 볏짚도 잘 먹는다. 그런데도 순백색의 단단한 달걀 껍질을 만들고 있는데, 볏짚의 주성분도 규소다.〉 모리시타 게이치의 『자연의학의 기초』에서.

31) 최근 식물섬유가 주로 혐기성균에 의하여 분해가 되며 초산이나 낙산 프로피온산(propionic- acid) 등 단쇄지방산(短鎖脂肪酸)이 되어 흡수되어 우리 몸의 에너지원으로 이용되는 것이 알려졌다. 『녹즙소식요법』, p. 57.

질문 실제 임상을 말씀하면서 여러 변증 유형을 제시했다. 심신음허(心腎陰虛)가 심신양허(心腎陽虛)로 나타날 수 있느냐? 말하자면 서로 상대적인 유형도 전변하는 경우가 있었는가?

답 음허(陰虛)에서 기음양허(氣陰兩虛)로 진행하거나 음양양허(陰陽兩虛)로 발전하기도 한다.

질문 동일한 환자한테 상대적인 유형도 전변하는가?

답 음허(陰虛)가 발전하면 양허(陽虛)가 되기도 하는데, 양허(陽虛)에서 음허(陰虛)로 발전하는 경우는 드물다. 일반적으로 음허증(陰虛證)에서 심근경색(心筋梗塞)으로 가거나 말기가 되면 양허(陽虛)가 된다. 맨 나중에는 양허(陽虛)로 가거나 사망 전에 반드시 양허(陽虛)로 사망한다.

질문 말기뿐 아니라 단기간에도 음양이 전변하기도 하는가?

답 심신쇠약증(心身衰弱證)으로 발전하면 심신양허(心腎兩虛)가 나타난다.

질문 습담형(濕痰型)이 음허형(陰虛型)으로 전화하기도 하는가?

답 습담(濕痰)은 음허(陰虛)로 발전하기 어렵다. 온열화습(溫熱化濕)하여 이습(利濕)을 계속하거나 온열약(溫熱藥)을 잘못 써서 음허(陰虛)로 발전하기도 한다. 그러나 습을 빼는 것도 어려운데 다시 음허(陰虛)로 되는 것은 더 어렵다. 담습형(痰濕型)은 두 유형이 있다. 담열형(痰熱型)이나 한습(寒濕)으로 변화한다. 음허(陰虛)로 전화하는 것은 극히 드물다.

질문 그렇다면 음허(陰虛)가 담습(痰濕)으로 전화하기도 어려운가?

답 가능하다. 음허증 치료에 한량제(寒凉劑)를 많이 쓰면 한습(寒濕)이 머무르게 될 수 있다. 유형에 변화가 있기도 하지만 체질상 변화도 생긴다.

질문 협심증에서 음허로 판단하여 치료가 되었다. 나중에(예를 들어 10년 후) 재발한 경우 음허증 확률이 높은가 아닌가?

답 그렇게 예측하는 것은 근거가 없다. 예측은 증을 보고 하는 것이지 그렇게 단순하게 보면 안 된다.

질문 중국에서도 음허질 양허질 하면서 체질적인 문제를 언급하고 있다. 어떻게 생각하시는가?

답 이것은 당연하다. 그러나 체질이 음허하면 음허 쪽으로 발전하기 쉽다. 그러나 일반적으로 그렇게 생각하기 쉽지만 해당하는 저는 실사구시(實事求是) 정신으로 해당하는 증이 있어야 그렇게 변증한다. 사람들은 애매한 표현을 하므로 논쟁이 생기게 마련이다. 예를 들어 양상유여(陽常有餘), 음상유여(陰常有餘) 등은 실제 환자를 놓고 판단해야지 그냥 이론으로 주장하면 안 된다.

질문 임상에서 어떠한가?

답 정확한 통계를 내보지 않았다. 그런데 음허는 양허로 많이 발전하는데, 양허에서는 음허로 발전하는 경우가 드물다.

질문 수질(水蛭: 거머리)은 어떻게 쓰는 게 좋은가?

답 수질은 날 것으로 갈아서 쓰면 효과가 좋지만, 탕약에 넣거나 초하면 효능이 떨어진다. 체력이 좋으면 단시간에 생용하면 좋지만, 체질이 허약하면 안 쓰는 게 좋다. 갈아서 분말할 때에도 1g을 넘지 않는 게 좋다. 하루 한 번 복용한다.

질문 실제 부작용은 어떤 것이 있는가?

답 수질을 허약한 사람이 오래 복용하면 기혈을 손상하며 증상은 사람에 따라 다르다. 소화가 잘 안 되거나, 용량을 많이 쓰면 경우에 따라 출혈하기도 한다.

7 소식요법(小食療法)

지난주에는 관심병에 대한 음식 섭생을 대해 말씀드렸다. 질병을 치료하려면 음식을 적게 먹어야 한다고 하였다. 적게 먹는 요법은 훌륭한 치법이다. 또 하나 강조할 점은 음식량을 줄일 때 천천히 줄여 나가야 한다는 것이다. 그렇게 해야 지속적으로 시행할 수 있다.

예를 들어 정상적인 사람이 하루에 섭취하는 열량은 대략 2,500kcal 정도다. 이때 소식하는 기준은 약 1,500kcal이다. 그래서 약 1,000kcal를 줄여야 한다. 그러나 이렇게 줄이는 방법은 하루 이틀에 달성할 수 있는 것이 아니다. 왜냐하면 보통 사람들은 배가 고파서 견딜 수 없기 때문이다. 따라서 서서히 식사량을 줄여 나가야 한다.

일반적으로 기간을 5년 잡는다. 5년 동안 1,500kcal에 도달하는 것이 목표다. 일년에 약 200kcal씩 줄여 나간다. 만약 이렇게 줄여나가면 보통 사람들도 모두 성공할 수 있다. 일년에 200kcal씩 줄여서 5년이 되면 1,000kcal을 줄이는 것이다. 처음에는 조금씩 줄이다가 적응이 된 후 조금 더 줄여 나간다.[32)]

이러한 조절법은 부귀병(富貴病)에만 쓰는 게 아니라 관심병(冠心病)에도 적합하다. 사실 보통 사람들도 건강하게 장수하기 위해서는 이 방법을 써야 한다. 소식은 건강의 기본이다. 또 이렇게 소식하지 않으면 질병도 낫지 않는다.

---

32) 일반적으로 1일 800kcal 이하의 칼로리 섭취를 초저열량식이라고 정의하고, 충분한 고급 단백질과 800kcal 이상의 칼로리를 공급하는 식이를 저열량식이라고 한다. 『내과학』, p. 483.

질문 몸이 메마른 사람도 소식을 해야 하는가?

답 몸이 마른 사람도 소식해야 한다. 실제로 많은 메마른 사람들도 먹는 양이 적지 않다. 어떤 사람들은 많이 먹는데도 몸이 마른다. 그 이유로 체질적인 문제로 에너지 소비량이 많은 사람들도 있지만, 대부분 사람들은 영양분을 흡수하지 못하기 때문이다. 그 이유는 많이 먹어서 비위를 손상하기 때문이다. 그래서 많이 먹어도 살이 찌지 않는다. 애들도 많이 먹어서 비위를 손상하면 살이 안 찐다. 만성적인 상식증(傷食證)을 감병(疳病)이라고 하는데, 이런 경우도 소식해야 한다. 조금씩 먹기 시작하면 비위 기능이 개선되며, 차차 흡수 기능이 좋아지면 몸이 불어난다. 몸이 마르고 뚱뚱한 요인이 아주 다양하며 단순히 식사량만 관계가 있는 것은 아니다. 몸이 마르거나 뚱뚱한 것은 대사율 속도도 관계가 있다. 그래서 많이 먹는다고 해서 반드시 뚱뚱한 것은 아니다. 결국은 적게 먹는 것이 건강의 근본이다.

5년에 1,500kcal에 도달하는 것이 가장 기본적인 소식의 방법이다. 만약 몸이 이 기준에 적응하면 또 식사량을 줄일 수 있다. 그러나 이렇게 식사량을 줄이는 데에는 조건이 있다. 그것은 음식의 성분을 바꾸어야 한다.

일반적으로 평소에 사람들은 익힌 음식을 먹는다. 그런데 익힌 음식은 양을 줄이면 영양이 부족하게 된다. 그래서 더 이상 음식량을 줄일 수 없다. 만약 1,000kcal까지 소식하고 익힌 음식만 먹으면 영양불량에 빠지게 된다. 이때 음식을 생식으로 전환하면 식사량을 더 줄일 수 있다. 현재 의사나 영양사들은 더 이상 식사량을 줄일 방법은 없으며, 생식하는 방법을 이해하지 못한다.

실제로 익힌 음식은 더 이상 줄일 수 없지만, 생식으로 바꾸면 식사량을 더 줄일 수 있다. 왜냐하면 생식에는 높은 에너지가 있기 때문이다. 이것은 일반적인 열량 계산으로 하는 것이 아니다. 단백질, 지방 등 성분으로 분석하면 1,000kcal보다 넘지 않지만 생식은 그렇게 계산하지 않는다. 생식과 숙식은 영양 가치면에서 아주 다르다. 이것이 바로 생식의 비밀이다. 또 아주 잘 연구해야 할 점이다.

그런데 생식을 어디까지 내릴 것인지 기준이 아직 없다. 어떤 사람들은 500kcal까지 내릴 수 있다고 하고, 어떤 사람들은 300kcal까지 내릴 수 있다고 한다. 또 어떤 사람들은 500kcal이면 충분하다고 말한다. 우리는 이런 사람들을 선인(仙人)이라고 부르며, 선인들은 아주 적은 양만 먹고 살아간다. 보통 사람들은 500kcal만으로 살 수 없다. 다른 음식으로 비유하면 주스 한 잔에 불과하다. 그래도 생활할 수 있다. 보통 사람들은 도저히 이해할 수 없는 부분이다. 그렇지만 현재 이런 사람들이 있다. 내 선생님도 이렇게 하고, 신문 같은 곳에도 자주 나온다. 어떤 사람들은 아예 음식을 안 먹고 물만 먹고 생활한다. 중국에 있는 강서성 어떤 여승은 1000일 동안 물만 먹고 살기도 하였다.

그러나 이것은 아주 특별한 상황이며 일반적인 사람들은 할 필요가 없다. 특별한 수행을 하는 사람한테 해당하는 말이다. 일반 사람들은 이런 극단적인 방법을 할 수 없으며, 극단적인 경우는 반드시 다른 문제를 야기하기 마련이다. 그래서 최소한 500kcal 이상은 섭취해야 한다. 이것도 특별한 경우고, 보통은 1,000kcal 이상 섭취해야 한다.

그렇다면 도대체 어떤 식품으로 생식하는가? 답은 채소 위주다. 생야채를 먹는다. 채소량은 하루에 1,000g정도 먹어야 한다. 1,000g의 부피는 많지만 열량은 많지 않다. 그래서 채소나 생채는 당뇨병이나 관심병처럼 열량이 많아서 생기는 질병에 적합하다. 1,000g의 채소를 먹는 방법은 채소 종류를 5가지 이상 선택해야 한다. 다섯 가지 채소 중 이상적인 배합은 뿌리와 잎을 반씩 섞는다. 예를 들어 무나 당근 같은 뿌리를 반, 잎사귀로 배추 양배추 샐러드 등을 합한다.

채소를 먹을 때는 단백질과 지방량을 늘리기 위해 식량을 쓰는데, 식량 중에서도 덜 가공한 현미류가 좋다. 현미를 하루 100g에서 200g 정도 먹는다. 현미를 가루로 빻아 채소와 같이 먹으면 된다. 또 현미는 가능한 익히지 않고 그냥 씹어서 먹어도 된다. 이것은 마치 원시 인류가 날 것을 그냥 먹던 방법과 똑같다. 여기에 깨를 10g 넣어도 괜찮다. 생선이나 고기를 조금 섞어서 먹어도 된다. 이것이 생식의 주요 내용이며, 하루에 2회에서 3회로 나누어 먹으면 된다.

생식은 일반인들에게는 쉽지 않다. 왜냐하면 현대인들은 위장 기능이 많이 약해져 있기 때문이다. 이렇게 많은 생식을 한꺼번에 먹으면 소화하지 못하며 게다가 현대인은 치아가 많이 퇴화한 현상을 보이고 있다. 씹으려고 해도 다 씹어내지 못한다. 2시간에서 3시간을 주어도 부족하다.

따라서 생식을 시작할 때 한꺼번에 많은 양부터 시작할 필요는 없고, 조금씩 시작해야 한다. 그리고 익은 것과 날 것을 잘 배합하여 먹으면 된다. 일정한 시간이 흘러서 적응이 된 후 익힌 음식에 비해 생식 비율을 조금씩 높여 나간다. 또 씹기 어려우면 즙을 내서 섬유질을 같이 먹는 것이 좋다. 생채 죽 속에는 섬유질이 다량 포함되어 처음에는 소화하기 어렵다. 그래서 처음에는 생채즙에서 시작하는 것이 좋고, 이후에 점차 완전한 생식을 할 때까지 양을 늘려 나간다.

또 어려운 점이 있다. 처음 채식을 시작하면 맛이 그다지 좋지 못하다. 그렇지만 일단 습관이 되면 조미료나 향료를 넣지 않아도 맛있게 먹을 수 있으며 이렇게 되면 향기도 느낄 수 있다. 야생 동물들이 풀을 먹으면서도 맛없다고 안 먹는 경우를 보았는가? 그것을 맛있게 먹는 것이다. 우리 인류도 처음에는 이렇게 채식을 하다가 발전해 온 것이다. 이렇게 채식하는 것은 원래 모습으로 돌아가는 것이다. 우리가 채식을 하면 동물이나 야수처럼 보일 수 있지만 사실 우리 인류는 본래 하나의 동물이었다.

이렇게 생식 위주로 식사하면 점차 체력이 증강한다. 익힌 음식을 먹으면 체력이 떨어지지만, 생식은 체질을 강화하는 물질이다. 그리고 장기적으로 실행할 수 있다. 또 여러 가지 난치병도 치료할 수 있다. 지금은 심장병 치료 때문에 채식을 말하고 있지만, 채식은 단순히 심장병 치료만 효과가 있는 게 아니다.

지난번에 소식에 대하여 소개하였고 오늘은 생식을 소개하는데, 이것은 모두 하루 3회 식사를 기준한 것이다. 우리가 익힌 음식을 먹으면 하루에 3번 나누어 먹고 또 칼로리를 300으로 제한하면 식사량이 아주 부족하다고 느낄 수 있다. 그래서 이론상으로 하루에 3번 나누어 먹고 의사들도 그렇게 권고하고 있지만 실제로 실행하기에 어렵다. 따라서 이러한 식이요법에는 특별한 방법이 있다.

이 중 첫째 방법은 아침을 거르는 것이다. 하루 총 열량을 점심과 저녁에 두 번으로 나누어 먹는다. 아침에는 식사를 하지 않는다. 이것이 한 방법이다.

하지만 이 방법은 현대의학의 반대에 부딪친다. 현대의학에서는 아침 식사를 가장 중시한다. 왜냐하면 하루 활동이 아침에 의해서 결정된다고 보기 때문이다. 아침을 든든하게 먹지 않으면 오후에 일하는 능률이 떨어진다고 보는 것이다. 사실 이런 상황이 있을 수 있다. 학생들이 아침을 거르고 학교를 갔다가 오후에 어지럽고 몸이 좋지 않을 수 있다. 그래서 현대의학에서는 아침 식사를 거르는 것이 불가능하다고 본다. 아침 식사를 거르는 방법을 제시하면 현대의학의 강력한 반대에 부딪친다.

그런데 실제 아침을 안 먹으면 결과가 어떠한가? 사실 아침을 걸러도 결과가 그렇게 나쁘지 않다. 왜냐하면 인체는 적응력이 아주 뛰어나기 때문이다. 물론 그 동안 적응된 상황을 갑자기 다르게 바꾸면 한동안 부작용이 생긴다. 하루에 세 끼를 먹다가 두 끼만 먹으면 오후에 안 좋은 반응이 생긴다. 정신이 없거나 운동할 때 갑자기 쓰러지기도 한다. 그러나 일정한 적응 기간이 지나서 단련되면 점차 적응하게 된다.33)

일단 적응하면 그 이후부터 머리가 어지러운 증상이 없어지고 작업 효율도 높아지고 머리는 더 맑아진다. 이 방법은 본인도 체험하였다. 저도 원래 하루에 세 끼를 먹었다. 출근하기 전에 반드시 아침을 먹었다. 그런데 아침을 먹자마자 바로 출근하여 오히려 신체가 불편하였다. 특히 겨울에는 집에서 뜨거운 음식을 먹고 나서 밖으로 나가면 찬 공기 때문에 감기에 쉽게 걸렸다. 그래서 점차 이 방법을 썼다.

처음에는 집에서 반대하였다. 저는 본래 몸이 약하고 말랐기 때문에 아침을 안 먹으면 더 몸이 약해지지 않을까 염려한 것이다. 아침에 밥을 해놓았는데 안 먹으면 집에서 좋게 생각하지 않고 심지어 언쟁까지 하였다. 그러나 이것은 실험이었다. 이러한 이론과 방법이 있어도 실제로 체득하지 않으면 알 수 없었다. 처음에는 식사량을 점차 줄이다가 일정한 시일이 지난 후 몸에서 별다른 반응이 없어지자 아침을 완전히 거르게 되었다.

그런데 아침을 안 먹기 시작하면서 불편한 증상이 없어지고, 오히려 출근할 때 몸이 더 가뿐하였다. 낮이나 오전에 수업을 해도 정신

---

33) 오전 중에는 생리적으로 배설기관이 작용하는 시간이므로 오전에는 식사를 하지 않는 것이 좋다. 오전 중의 소화기관은 아침 식사를 취하게 준비되어 있지 않다. 그리고 야간에는 인간의 소화기관 점막도 휴양 상태에 있다. 거기에 갑자기 음식을 취한다는 것은 비생리적인 것이다.『니시건강요법에 관한 모든 것』, p. 70.

이 도리어 맑았다. 이렇게 몇 해 지난 후 요즈음은 아침 식사를 하지 않는다.

신체적으로도 체중은 감소하지 않고 기능은 더 향상되었다. 제가 겉으로는 말라서 몸이 아주 약해 보이지만, 저하고 같이 운동한다면 아무도 나를 따라오지 못한다. 그리고 저는 하루에 15km를 걸어도 아무렇지도 않다. 한국에 와서도 길을 많이 걷는다. 저는 차를 안 탈 수 있으면 최대한 안 타고 걸어 다닌다. 다른 사람들이 보기에는 아주 멀게 보여서 차를 타고 다녀도 제가 보기에는 아주 짧은 거리에 불과하다. 이처럼 아침을 안 먹는 방법은 처음에는 불편하지만 적응하고 나면 아주 편하게 된다.

현대의학은 단순하게 영양학적 면에서만 관찰한다. 현대의학은 인체 적응 능력에 대해서는 고려하지 않는다. 인체는 섭취한 칼로리가 높다고 해서 체력이 올라가는 것은 아니다. 비만증이나 칼로리를 많이 섭취하는 사람들이 오히려 체력은 많이 떨어져 있는데, 이것은 에너지를 제대로 활용하지 못하기 때문이다. 소식하거나 채식하면 내재한 에너지를 최대한 발휘한다.

또 이러한 방법은 자원을 절약하는 장점이 있다. 사실 우리는 음식물에서 아주 일부분만 섭취하고 나머지는 대부분 그냥 배설한다. 그래서 우리 배설물에는 여전히 많은 영양분이 남아 있다. 옛날에 개들은 음식을 따로 먹지 않고 사람의 똥만 먹어도 힘이 딸리지 않고 하루 종일 뛰어 놀았다. 현재도 사람 분변을 동물의 사료로 사용하는 경우가 있다. 이렇게 사람의 분변 속에는 많은 영양소가 있음을 증명할 수 있다. 특히 많이 먹거나 소화불량 사람의 대변 속에는 영양소가 많다. 어떤 소아들 똥은 기름기가 많이 떠 있는 것을 볼 수 있는데, 이것도 소화가 잘 안 된 것이다.

소식은 에너지를 충분히 전화하고 이용할 수 있게 한다. 이것은 자원을 절약하는 좋은 방법이다. 현대에는 어떤 나라는 굶고 있고 어떤 나라는 과식하고 있다. 만약 소식하면 굶는 나라가 없어지고 전세계적으로 식량 빈곤 문제도 없어질 것이다. 이것은 사회학적 관점에서 드리는 말이다.[34)]

적응 기간을 보면 어떤 사람들은 6개월이면 적응하고 적응력이 떨어진 사람들은 1년이면 적응하게 된다. 만약 1년 안에 적응하게 되면 평생 이 방법을 쓸 수 있다. 현대의학에서는 반대하겠지만 진화론에서 보면 인류는 이렇게 하루에 세 번씩 식사하지 않았다. 원시인들은 배가 고프면 먹었을 뿐 끼니를 정해놓지 않았다.[35)] 하루에 세끼를 먹는 습관은 사회가 진화하면서 발생하였는데, 출근과 퇴근 시간이 정해지면서 결정된 것이다. 인체는 하루에 몇 번을 식사하든 적응할 수 있다. 이것이 아침을 먹지 않는 방법이다.

하루에 총 열량이 1,500kcal인데 아침을 안 먹으면 아침에 해당하는 500kcal를 먹지 않는 것이다. 처음 시작할 때는 굶은 500kcal를 점심이나 저녁으로 나누어 먹을 수 있다. 이렇게 하면 점심이나 저녁에서 만족을 느낄 수 있다. 이 방법은 보통 사람들도 받아들일 수 있다. 그러나 이렇게 아침을 점심과 저녁에 분담하는 것은 우리가 원하는 목적은 아니다. 단지 사람들이 받아들일 수 있도록 부득이 쓰는

---

34) 건강법의 비결은 사랑과 자비를 실천하는 것이다. 이것이 식사면에서는 소식주의다. 모든 생명있는 것을 소중히 하고 한 톨 쌀, 한 잎의 채소의 생명도 헛되이 하지 않고 소식에 일관하는 사랑과 자비의 행위가 건강법의 비결이라는 점에 하늘(신)의 큰 배려를 감지할 수 있다. 따라서 입으로 사랑과 자비를 제창해도 식생활에서 소식을 지키지 않는 이는 사랑과 자비의 참 실행자라고 할 수 없다. 그래서 여러 가지 병이 나타나 하늘로부터 경고를 받는다. 『냉증은 생야채로 낫는다』, p. 68.

35) 호모 에렉투스 남성들은 평균 신장이 약 180cm정도였으며, 힘센 근육을 시사하는 강건한 뼈대를 갖고 있었다. 『메이팅마인드』, p. 380.

방법일 뿐이다. 진정한 목적은 하루 총 열량을 줄이는 것이다. 아침을 적게 먹고 점심 저녁을 많이 먹는 것이 최종 목적은 아니다. 점차 점심과 저녁의 식사량도 줄여야 한다. 이렇게 되면 점차 아침은 거르고 점심과 저녁은 500kcal 정도로 줄일 수 있게 된다. 이렇게 되면 소식하는 목적을 달성할 수 있다.[36)]

---

36) 이곳 리유곤 선생님의 소식요법은 총 칼로리 양에 초점을 맞추고 있다. 만성병을 치료하는 포인트로서 음식물의 질에도 초점을 맞추고 있는 학자가 있다. 그는 이것을 자연의식(自然醫食)이라고 부르고 있으며 유의성이 있다고 보여 아래에 소개한다.

자연의식(自然醫食) 요법의 원칙 『자연의학의 기초』

① 주식은 현미식에 팥, 검은콩, 율무, 피, 수수, 좁쌀 등을 혼합한다.

② 1일 2식, 1식 1그릇 약 150~170g이 이상적. 부식은 제철에 나는 야채, 근채(根菜), 엽채(葉菜), 해초, 작은 어류로 체질에 맞는 것, 가급적 자연농법으로 기른 것을 고른다.

③ 일물전체식(一物全體食)이라 하여 음식물은 생명이 있는 전체를 먹는다. 야채는 껍질을 벗기거나, 쓴맛, 떫은 맛 등을 제거하지 않는다. 어류도 머리에서 꽁지까지 전부 먹을 수 있는 작은 것이 좋다.

④ 조미료는 자연소금, 자연 간장, 된장, 참기름을 사용하며, 단맛이 있는 음식은 원칙적으로 사용하지 않는다.

⑤ 물은 반드시 미네랄수(태양석으로 처리한 것) 또는 공해없는 약수나 우물물을 사용한다.

⑥ 국물은 다시마를 미네랄수에 30분~1시간 정도 우려낸 것. 다시마는 물 1컵에 대하여 3cm정도, 멸치 등을 쪄서 말린 것, 표고 버섯은 적당히 사용해도 좋다.

⑦ 먹어서 안 되는 음식물

백미, 백설탕, 화학조미료, 정제소금, 동물성 단백질(소어류를 제외한 육류, 우유, 계란, 유제품), 화학합성 첨가물이 들어있는 음식물.

8 단식법

8.1 일일단식법

이번 시간에는 단식요법을 말씀드린다.[37] 방법은 비교적 간단하다. 보통 사람들도 실행할 수 있다. 단식 전후 특별한 요구 조건도 없다. 며칠 간격으로 단식하느냐 하는 것은 사람에 따라 정한다. 처음에는 긴 간격을 두고 단식한다. 그래서 한 달이나 두 달에 한 번 정도 단식한다. 여기에 적응한 후 기간을 줄일 수 있다. 처음에는 한 달에 한 번 단식하다가 나중에는 한 달에 두 번까지 할 수 있다. 나중에는 일 주일에 한 번씩 단식할 수 있다. 한 달에 한 번 정도 단식하는 것이 바람직한데, 대략 매월 첫째 날을 단식일로 정한다. 만약 한 달에 두 번 단식하고 싶으면 매월 첫째와 셋째 주에 요일을 정해서 할 수 있다. 또는 둘째와 넷째 주에 단식한다.

단식하는 요일은 주말을 선택한다. 왜냐하면 출근하지 않고 집에서 단식하는 것이 용이하기 때문이다. 하루 단식법은 엄격하게 하는 것이 좋다. 즉 하루종일 아무 것도 먹지 않고 물만 먹는다. 일일 단식법은 하루지만 몸이 허약한 사람은 어떤 반응이 생길 수 있다. 몸이 건강한 사람일수록 단식 과정에 반응이 없다. 생체 기능이 저하하고 병이 많은 사람일수록 반응이 민감하다.[38]

---

37) 정상 체중인 사람은 완전 금식으로 2개월까지 생존할 수 있다. 『내과학(*HARRISON'S PRINCIPLES OF INTERNAL MEDICINE*)』, p. 479.

38) 단식으로 일어나는 영양불량반응에 대한 현대 영양학의 견해는 처음 24시간 단식 동안에 체내에서 순환 중이던 포도당, 지방산, 중성지방 및 간과 근육의 글리코겐이 에너지원으로 이용된다. 그러나 이렇게 저장된 에너지 총량은 체중 70kg 남자에서 1,200kcal에 불과하며 단 하루의 기초대사에 필요한 연료로도 부족하다. 『내과학』, p. 474.

가장 주된 반응은 힘이 없는 것이다. 그리고 배고픔을 참지 못한다. 경우에 따라 어지럼, 두통, 황달, 한출 등이 생긴다. 그렇지만 이러한 반응을 두려워할 필요는 없다. 왜냐하면 단식하면 몸에 반응이 있게 마련이기 때문이다. 반응 과정은 생체가 스스로 조절하는 과정이다.[39)]

일반적으로 몇 차례 단식하면 이런 반응이 점차 없어진다. 만약 이런 단식법을 견디지 못하는 환자는 개량 방법으로 단식할 수 있다. 구체적인 개량 단식법은 나중에 소개한다. 간략히 말하면 과즙이나 야채즙을 약간 먹는 것이다.

단식 효과를 높이기 위하여 단식중 작용이 완만한 사하제(瀉下劑)를 복용하기도 하는데, 사하제를 복용하면 장내 숙변(宿便)[40)]을 빨리 제거할 수 있다. 단식의 작용과 주된 목적은 장 속 찌꺼기를 제거하는 데에 있다. 단지 하루 동안 단식으로는 장내 찌꺼기를 완전히 제거할 수 없다. 그래서 단식중 작용이 완만한 사하제로 숙변 제거를 촉진한다. 중약(中藥)으로는 번사엽(蕃瀉葉)이나 망초(芒硝)도 있다. 이것은 경미한 사하 작용을 촉진하는 것들이다. 일일 단식법은 이상과 같다.

---

39) 단식 중 불편사항. 지방을 연소하기 위해서 포도당 같은 당분이 필요한데, 이것들은 단식을 시작하면 없어지기 때문에 지방 연소가 불완전하여 낙산이나 아세톤 같은 중간 대사물이 생성되어 혈액에 축적된다. 이런 현상은 단식을 시작한 지 1~2일에서 6~10일까지 지속한다. 이때는 혈액이 산성화하여 자가중독증이 생기는데, 일반적으로 공복통, 구역질, 무기력감, 권태, 어지럼증 등 병적 증상이 나타난다. 마치 임신 초기 입덧과 유사하다. 그러나 이런 증상은 비교적 짧은 기간에 없어지고 즐거운 기분으로 바뀐다. 『잘못된 식생활이 성인병을 만든다』, p. 176.

40) 성인병이라는 이상 현상은 먼저 장내 부패라는 활동에서 시작한다. 부패 산물로는 아민, 암모니아, 페놀, 유화(硫化)수소, 인돌(C_8H_7N) 등이 발생하며 그와 동시에 바이러스도 생겨난다. 『자연의학의 기초』, p. 203.

8.2 이틀 이상 단식법

일일단식법에 적응하고 나면 단식 기간을 연장할 수 있다. 지금부터 이틀 이상 단식하는 단식법을 소개한다. 이 단식법은 실행하기 어렵다. 단식하는 기간이 길수록 힘들어진다. 일반적으로 며칠 단식하는가? 만약 완전 단식할 경우에는 너무 오래 잡지 않는 것이 좋다. 보통 일주일을 넘기지 않는 것이 좋다. 불완전 단식으로 개량 단식법을 쓸 때는 2주 또는 이상도 할 수 있다.

8.3 완전단식요법

8.3.1 단식 전에 절식한다

우선 완전 단식을 소개한다. 완전 단식을 이틀 이상 할 경우에는 단식 전후 엄격한 요구 사항이 있다. 우선 단식 전에 절식 기간이 있어야 한다. 단식 전에 점차 음식량을 줄여나가는 것이다. 절식 기간은 최소한 단식 기간과 같거나 길어야 한다. 예를 들어 3일 단식하려면 최소한 단식 전에 3일 동안 감식 기간을 거쳐야 한다. 5일 단식하려면 최소한 5일 이상 감식 기간이 있어야 한다. 물론 단식 효과를 증진하기 위해서 감식 기간을 더 늘릴 수도 있다. 만약 3일 동안 단식할 경우 감식 기간을 6일 정도 잡는다.

감식기는 음식을 점차 줄이는 기간이다. 단식하는 날에 가까울수록 음식량을 줄인다. 예를 들어 3일 단식하려면 절식 기간 첫 날에는 3/4으로 줄인다. 그 다음날에는 평소의 반으로 줄인다. 셋째 날에는 1/4로 줄인다. 이렇게 되면 마지막날인 셋째 날은 거의 단식에 가깝게 된다. 이것은 일반인들 시각으로는 합리적이지 못한 것으로 보인다. 왜냐하면 보통 단식 전에 많이 먹어 두어야 한다고 생각하기 때문이다. 하지만 단식 전에 많이 먹으면 단식 기간이 더 고통스럽다. 단식 전에 엄격한 감식 기간을 거쳐야 단식이 비교적 순조롭다.

또 강조할 점은 단식 전에 반드시 신체 검진을 받아야 한다. 왜냐하면 어떤 환자들은 단식하기에 적합하지 않은 질환이 있어서 무리하게 단식하면 문제를 야기할 수 있기 때문이다. 장기간 단식은 아무나 원한다고 할 수 있는 것이 아니다. 예를 들어 위궤양 환자는 장기간 단식하면 출혈이 생긴다. 그래서 단식하기 전에 반드시 신체 검사가 필요하다.

이제 단식 과정중 주의해야 할 점을 설명하겠다. 일반인들이 생각하기에 단식 중에는 영양이 결핍하므로 누워 쉬어야 한다고 생각한다. 하지만 누워서 하루 종일 쉬는 것은 아주 어렵다. 아무 것도 먹지 않은 채 종일 누워 있으려면 아주 지루하고 힘들다. 그래서 몸이 허약하거나 병이 많은 사람들을 제외하면 침대에 누워서 휴식할 필요는 없고 가벼운 일을 정상적으로 한다. 이렇게 가벼운 일을 하면 시간을 빨리 지나가게 할 수 있다.

그리고 단식중에는 가급적 음식 자극을 피하는 것이 좋다. 다른 사람들이 먹고 마시는 것을 구경하면서 단식하는 것은 힘들기 때문이다. 어떤 사람들은 텔레비전 음식 광고만 보아도 식욕이 당기므로 가급적 이런 자극을 피해야 한다. 만약 특별히 할 일이 없으면 책을 보거나 신문을 읽는 것도 괜찮다.

단식 기간은 처음 시작할 때는 짧게 잡았다가 적응하면서 기간을 늘리면 된다. 처음에는 하루 이틀을 하고 차츰 3, 4일로 늘린다. 이것이 단식 기간과 전후에 주의해야 할 내용이다.

8.3.2 단식 후 조리

이제부터 소개할 내용은 단식 후 음식을 점차 늘리는 방법이다. 이것은 단식 전보다 훨씬 중요하다. 만약 이 기간에 주의하지 않으면 그 동안 고생이 물거품이 되고 심각한 결과를 초래한다. 가장 피해야 할 점은 폭음과 폭식이다. 대부분 사람들이 단식을 실패하는 것이 이 단계다.

실패 원인 중에서 흔한 것이 갑자기 음식량을 늘리는 것이다. 단식 후에는 음식량을 점차 늘려야 한다. 음식량을 점차 늘리는 기간은 단식 전과 마찬가지로 단식 기간보다 길어야 한다. 할 수 있다면 기간을 늘려서 잡는 것이 좋다. 단식 이후 첫날에는 식사량이 가장 적어야 한다. 단식 이후 첫날에 먹는 음식량은 단식 전날 먹는 양과 기본적으로 같다. 말로는 같다고 했지만 실제는 단식 전날보다 적어야 한다. 그리고 정상적인 음식량을 완전히 회복했을 때도 섭취량은 평소보다 조금 적어야 한다. 이렇게 해야 진정한 단식 목적에 도달한다. 만약 단식 후 음식량이 평소보다 많다면 그 단식은 실패한 것이다.

일반적으로 단식 후 첫째 날은 쌀죽탕을 마신다. 쌀죽탕은 쌀로 죽을 끓인 후 건더기를 버리고 물만 마시는 것이다. 그 다음에는 현미로 쑨 죽을 먹는다. 그러고 나서 묽은 죽으로 바꾼다. 그리고 다시 걸쭉한 죽으로 바꾼다. 마지막으로 정상적인 밥으로 바꾼다. 이것이 일반적인 음식 변화다.

8.4 단식요법에 주의할 점

8.4.1 금기증

이제는 단식요법을 할 때 주의사항을 소개한다. 단식요법은 여러 난치병을 치료하는 것으로 널리 알려져 있다. 하지만 모든 질환에 다 응용할 수 있는 것은 아니다. 아직 단식요법의 적응증을 확실히 말하기 어렵다. 의가들마다 의견이 다르기 때문이다. 단식중 문제가 발생하는 것을 피하기 위하여 단식하면 안 되는 증상들이 있다. 중요한 금기증을 몇 가지 소개한다.

첫째, 위십이지장궤양이다.

위와 십이지장 궤양 환자가 음식을 먹지 않고 쉬면 좋아질 것으로 생각하는 사람들이 많지만 사실은 정반대다. 이런 환자들은 단식하면 위출혈이 잘 발생한다. 따라서 위와 십이지장 궤양 환자는 함부로 단식요법을 쓰면 안 된다. 우선 위와 십이지장 궤양을 치료해야 한다.

둘째, 만성신염 말기 환자다.

단식요법은 만성신염에 어느 정도 효과가 있다. 임상적으로 이에 대한 보고가 많다. 그러나 만성신염 말기에는 혈중 암모니아 수치가 많이 올라가는데, 이때는 단식요법이 위험하다. 그리고 혈청 중 단백량이 지나치게 부족한 경우도 적합하지 않다.

셋째, 중증 당뇨병 환자다.

단식은 당뇨병을 치료하는 방법 중 하나다. 하지만 가벼운 당뇨병 환자한테만 해당한다. 중증 당뇨병 환자는 단식요법을 적응하기 어렵다. 그리고 단식 과정에서 심각한 반응이 나타날 수 있다. 그래서 중증 환자는 하지 않는 것이 좋다.

넷째, 오랫동안 스테로이드제를 사용한 환자는 단식요법을 할 수 없다.

과민성 환자(알러지)는 평소 양방의사들이 호르몬제를 쓰며, 기관지천식 환자한테 부신피질호르몬제를 쓰고 있다. 부신피질호르몬을 쓰면 증상이 경감하지만 오랫동안 쓰면 심각한 부작용이 생기는데 그것은 바로 부신피질기능이 떨어지는 것이다. 이러한 환자들이 단식하면 심각한 반응을 보일 수 있다. 이러한 환자는 조심해야 한다.

다섯째, 간경화 말기 환자다.

단식 중 여러 작용이 있지만 간기능 변화도 그 중 하나다. 간기능에 장애가 있거나 비정상적인 환자들이 단식하면 간기능이 더 악화할 우려가 있다. 그래서 간경화 말기 환자들은 단식하면 위험하다.

여섯째, 폐결핵 활동기 환자다.

장기간 단식은 폐결핵 병변 부위가 확대할 수 있다. 그래서 폐결핵 활동기 환자는 단식요법이 적합하지 않다.

일곱째, 심각한 심장병 환자다.

심장병 환자는 경중에 따라 단식요법의 효과가 다르다. 경증 심장병 환자가 단식하면 좋은 효과가 있다. 류머티스 질환이나 관상동맥에 문제가 있는 경우 증상이 경미하면 단식요법이 효과가 좋다. 하지만 중증 심부전이나 기질적 문제가 있는 경우, 단식하면 위험하다. 중증 심근경색 환자도 단식하면 위험하다.

여덟째, 악성 종양이다.

어떤 의사들은 단식요법으로 악성 종양을 치료하며, 또 이러한 방법으로 효과가 있다는 보고도 있다. 하지만 이 방법이 확실한 효과가 있다고 결론낼 수 없다. 단식요법의 효과를 너무 과신해도 안 된다. 악성 종양이 생기면 아무래도 종합적인 방법으로 치료하는 것이 좋다. 맹목적으로 단식요법을 믿고 치료를 늦추면 안 된다.

아홉째, 중증 풍습성(風濕性) 또는 류머티스 질환이다.[41]

풍습증이나 류머티스 환자들이 단식요법을 시행한 후 호전하는 경우도 있다. 그러나 음식을 점차 늘리는 기간에 재발하는 경우가 많고, 심지어 증상이 악화하는 경우도 있다.

질문 풍습성과 류머티스 질환은 어떻게 다른가?

답 류머티스 질환은 작은 관절을 위주로 발생하는 관절 질환이다. 풍습성은 대관절에 발생하는 관절 질환이다.[42]

열번째, 중증 통풍(痛風)이다.

통풍은 고요산혈증(高尿酸血證)이다. 단식중 음식 섭취가 없어서 체내 지방이 분해되어 혈중에 요산이 증가한다. 그래서 통풍 증상이 가중한다. 요산 수치가 비교적 높은 통풍 환자는 단식요법을 하지 않는 것이 좋다.

---

41) 류머티스란 원래 희랍어로 〈흐름〉이라고 하는 뜻이 있는 말이다. 옛날에는 체내에 나쁜 액이 뇌에서 관절이나 몸의 다른 부분으로 흘러가서 통증이나 부종을 일으킨다고 생각하고 있었기 때문이다. 지금은 일반적으로 전신 관절에 아픔과 부종을 일으키는 여러 가지 병을 합해서 류머티스라고 부르며, 그 대표적인 병이 만성 관절류머티스와 변형성 관절증이다. 『니시건강요법에 관한 모든 것』, p. 187.

42) 선생님 말씀으로 보면 류마티스 질환은 류풍습성이고, 그렇지 않고 일반적인 대관절 질환은 그냥 풍습병으로 간주하는 것으로 보인다.(기록자)

열한번째, 중증 빈혈 환자다.

빈혈 환자는 경중으로 단식 여부를 결정한다. 가벼운 빈혈은 단기간 단식하면 신체 기능이 개선되며 빈혈도 개선할 수 있다. 그러나 중증 빈혈 환자는 단식하면 위험하다. 단식요법으로 빈혈을 치료할 때 주의해야 할 문제가 있다. 단식 기간에는 탈수 현상이 일어나므로 혈액이 농축한다. 그래서 이때 혈액 검사를 하면 적혈구 수치가 올라갈 수 있다. 하지만 단식이 끝나고 수분이 공급되면 혈액이 희석되면서 적혈구 농도도 떨어진다.

지금까지 주요한 단식 금기증을 소개하였다. 이외에도 주의해야 할 질환으로서 심한 비만, 지나치게 마른 사람, 심각한 위하수(胃下垂) 환자, 전간(癲癎) 등이 있다. 이러한 환자들은 대부분 단식 과정에 불량한 반응을 보인다. 단식요법을 신중하게 사용해야 한다.

8.4.2 단식중에 소금을 피한다

또 강조할 점은 단식 후 음식을 담담하게 섭취해야 한다. 특히 소금은 많이 먹으면 안 된다. 단식중 음식 섭취가 없으므로 소금을 끊었다고 할 수 있다. 즉 음식을 섭취하지 않기 때문에 나트륨 섭취가 거의 없다. 그래서 신장에서는 나트륨 손실을 방지하려고 재흡수 기능이 최대로 상승되어 있다. 따라서 단식중에는 소금을 전혀 먹지 않아도 혈중 나트륨 농도는 정상을 유지한다. 그래서 단식 후 반드시 싱거운 음식을 먹어야 하고 음식에 소금을 많이 넣으면 안 된다. 어떤 사람들은 이러한 상황을 이해하지 못하고 단식 후 일반식을 한다.

이렇게 했을 때 가장 흔한 부작용은 체내에 물과 나트륨이 저류하는 것이다. 심하면 부종이 발생한다. 예를 들어 5일 동안 단식하여 체중 3kg을 빼도 이렇게 일반적인 음식을 먹으면 하루만에 3kg이 불어날 수 있다. 하루 동안 찐 살은 지방이나 단백질이 아니다. 왜냐하면 하루에 이렇게 많은 지방과 단백질이 생길 수 없기 때문이다. 체중이 늘어난 원인은 주로 수분 배출이 안 된 것이다. 이 점은 아주 중요한 사항이다. 많은 환자들이 단식 후 갑자기 붓는 부작용이 생겨서 경계심이 생긴다.

8.5 단식 치험례

지금은 심장병을 말하면서 단식요법을 소개하였는데, 단식요법은 심장병만 치료하는 게 아니다. 단식요법은 활용 범위가 아주 넓다. 단식요법은 질병을 치료할 뿐 아니라 몸을 건강하게 하고 수명을 연장한다. 현재 미국과 일본에서 연구를 진행하고 있으며, 저도 중국에서 활용한 적이 있다. 이 방법이 영양 과잉 환자에게는 아주 효과가 좋다는 사실은 쉽게 이해할 수 있다. 하지만 허약해 보이는 질환에도 대단한 효과가 있다. 이 효과는 불가사의하고 이해하기 힘들다. 제가 예를 소개하니 참고하기 바란다.

8.5.1 근무력증(筋無力症)

중증 근무력증 환자는 전신 근육에 힘이 빠지는 질병이다.[43] 의사

43) 중증 근무력증(Mysthenia Gravis) : 뇌에서 근육으로 보내는 신경이 근육과 접합하는 부위에 존재하는 아세틸콜린 수용체의 주요 면역학적 부위에 항체를 보이는 후천성 자가면역질환이다. 정상적인 아세틸콜린 수용체의 퇴행이 항진되어 신경 자극 전달을 억제하여 운동장애를 일으킨다. 류머티스관절염, 전신성홍반성낭창, 악성빈혈 같은 자가면역질환과 동반되는 경우가 많다. 처음에 안검하수(眼瞼下垂), 복시(複視), 안구운동장애 등이 나타난다. 음식을 씹는데 장애가 오거나 비음(鼻音), 호흡곤란, 손발의 무력 등이 따

들은 대부분 이 증상을 허증(虛證)으로 간주한다. 이런 환자는 보(補)해도 모자라기 때문에 단식요법으로 치료한다는 것은 상상도 못 한다. 근무력증을 단식요법으로 치료하기 시작한 사람은 일본에 있는 제 스승이다. 이 분은 단식요법으로 근무력증을 치료하였다. 그리고 이 방면에 대해 많은 논문을 발표하였다.

당시 저는 그다지 믿지 않았다. 왜냐하면 한의학에서는 일반적으로 중증근무력증을 기(氣)를 보하여 치료하며, 단식은 보기(補氣)와 반대 개념이기 때문이다. 그래서 그다지 믿음이 없었다. 하지만 실제 임상검증 결과 이것을 믿게 되었다.

작년 겨울과 올 봄 사이에 있었던 일이다. 제 고향 친척 아이가 이 병에 걸렸다. 이 환자 나이는 29세 전후다. 대학과 대학원을 졸업하고 미국에서 한동안 일을 하였으며 귀국 후 다시 미국으로 가기 위하여 준비 중이었다. 그런데 출국 시험 때문에 긴장하고 식사도 불규칙하였다. 미국으로 가는 절차를 다 밟은 후 갑자기 이 병에 걸렸다. 갑자기 전신에 기운이 없어져서 병에 걸린 것을 알게 되었다. 증상은 계단을 올라가지 못하였으며, 눈꺼풀도 올리지 못하였고, 사람이 둘로 보이는 복시 현상도 있었다. 팔을 올리고 있으라고 하면 1분 이상을 견디지 못하였다. 바로 검사를 받았으며 양약(洋藥)과 중약(中藥)을 많이 복용하였지만 전혀 개선되지 않고 점점 더 심해졌다.

마지막으로 북경에 있는 근무력증 전문의에게 치료를 받게 되었다. 이 의사의 치료 방법은 흉선(胸腺)을 적출하는 것이었다. 그리고 흉

를 때도 있다. 이러한 증상이 아침보다 저녁에 심해지고 반복운동으로 빨리 피로해지는 것이 특징이다. 발병률은 30만명당 1명이다. 특징적 증상에는 보존적으로 텐실론검사, 근전도 등으로 진단한다. 흉선 이상이 흔히 동반되므로 흉부 X선 촬영과 컴퓨터 촬영이 필요하다. 치료는 메스티논 등의 약물치료, 부신피질 호르몬의 투여이며, 혈장교환이나 흉선(胸線)수술을 할 경우도 있다.(흉선 이상이 80%에서 동반된다)

선을 적출해도 증상이 개선되는 환자도 있고 그렇지 않은 환자도 있어서 호전은 장담할 수 없다고 하였다. 당시 이 아이가 북경에 왔을 때는 수술을 받기 위해 많은 사람들이 대기하고 있었다. 전국에서 사람들이 몰려왔기 때문에 예약해도 진료는 석 달을 기다려야 했다.

2, 3개월을 기다렸는데도 차례가 돌아오지 않았다. 환자의 부친도 북경에 두세 차례 왕복하면서 초조하게 기다렸지만 차례가 돌아오지 않았다. 저는 이 분이 북경에 와서 아들을 치료하려고 했는지조차 몰랐다. 이렇게 지지부진하자 부친은 저를 찾아왔다. 찾아온 이유는 중의약으로 병을 치료하겠다는 의도가 아니라 의사와 관계를 이용하여 빨리 수술을 받게 청탁해 달라는 것이었다. 그런 의도로 왔기 때문에 차마 수술을 반대할 수도 없었다.

그러나 기다리는 동안 다른 방법으로 치료해 보자고 건의했다. 지금껏 최상 방법을 다 써보았는데 무슨 다른 방법이 있느냐고 물었다. 나는 이 병에 대해서 치료 방법은 양방이나 중의가 대동소이하며, 나도 특별한 중의학적 치법은 없지만 한 방법이 있으므로 시험해 볼 수 있으며 그것은 바로 단식요법이라고 하였다.

그 부친은 단식요법이라는 말을 듣고 바로 걱정하였다. 집에서 매일 좋은 음식을 먹여도 힘이 없는데, 단식하면 어떻게 힘이 나오겠느냐는 것이었다. 지금도 매일 집에서 계란, 우유, 콩 이런 것들을 잔뜩 먹이고 있다고 하였다. 그리고 음식을 안 먹이면 더 힘이 없어지고 악화하지 않을까 걱정하였다.

나는 하루만 시험 삼아 해보고 효과가 없다고 해도 그것 때문에 증상이 더 악화하지 않을 것이라고 제안하였다. 당시 저는 단식요법을 번역하고 있었는데, 그 때 완성되어 책도 드렸다. 책을 아들한테 보여주고 읽은 다음 스스로 판단하게 하였다. 할 수 없이 책을 가지고 갔다.

돌아가서 아들한테 보여주자 아들이 흥미를 갖기 시작하였다. 그리고 다른 방법은 다 필요 없고 이 방법만 쓰려고 작정하였다. 부모는 더 악화하면 큰일이라고 반대하였지만, 어차피 수술해도 좋아질 수도 있고 나빠질 수도 있다고 하였으므로 마지막으로 이 방법밖에 없다고 생각한 듯하였다.

그 청년은 진짜 이 방법을 썼다. 처음에 딱 하루만 단식하였다. 하루만 단식했는데도 효과가 조금 있다고 느꼈다. 장거리 전화로 말하기를 효과가 있다고 하였다. 물어보자 단식 후 계속 피곤하고 느린 느낌이 많이 없어졌다고 하였다. 이제 어떻게 하면 좋겠느냐고 해서 나는 너무 조급해 하지 말고 며칠 쉬었다가 다시 하라고 했다.

그는 일주일 쉬고 다시 이틀 단식하였다. 이틀 단식한 후 매우 기뻐하면서 전화로 말하기를 물건이 둘로 보이지 않고 뚜렷하게 보이기 시작한다고 하였다. 원래 그는 두세 계단만 올라가도 힘이 들었는데, 이제는 한 층을 올라도 힘이 들지 않다고 하였다. 단식하기 전에는 팔을 1분 이상 올리지 못하였는데, 지금은 1분 이상 올릴 수 있다고 하였다. 단식요법의 이점을 스스로 체득한 것이었다.

그리고 3일 단식을 3회 더 했다. 그래서 두 달 동안 5회를 더 했다. 전화로 수술할 필요가 없게 되었다고 하였다. 계속 나에게 수술 날짜를 당겨 달라고 청탁해 달라고 하다가 이 부탁이 없어지게 된 것이다. 작년 겨울에 앓기 시작하였는데 올 봄에 갔더니 치료가 되었다는 말을 들었다.

그의 부모가 같이 우리 집으로 왔었는데, 진찰해 보았더니 불편하던 증상이 다 없어졌다. 걷기도 잘하고 얼굴도 윤택하고 정신도 맑았다. 단식을 계속 해야 하느냐고 물어서 한동안 쉬었다가 한 번 더 하여 치료 효과를 확실히 해두는 것이 좋을 것이라고 대답해 주었다. 그 후 그는 단식을 몇 차례 더 했다. 몇 번 더 했는지 묻지는 않았지만 금년 5, 6월에 완전히 회복되어 미국으로 떠났다.

이 환자가 나에게 미친 영향은 아주 컸다. 중증 근무력증 환자가 어떻게 단식으로 회복되었을까 계속 생각하였다. 그렇게 영양가 있는 음식을 먹어도 낫지 않았는데, 어떻게 된 일일까? 저는 중의학적 방법으로 생각하게 되었다.

중의학적 방법으로 무력증을 치료하는 법은 보(補)하고 소통하는 것이다. 힘이 없는 증상은 기혈(氣血)이 부족한 환자도 있고, 기혈이 소통하지 않아서 생기기도 한다. 기혈이 부족하여 기운이 없으면 당연히 보한다. 하지만 기혈이 불통한 경우는 보할수록 기혈이 더 안 통한다. 반드시 기혈을 소통한 후 근육을 자양해야 치료가 된다. 이것은 혼잡한 교통을 소통하는 것과 마찬가지 방법이었다.

예를 들어 한 쪽에 물자가 모자라는 상황은 제공하는 쪽에 물자가 결핍하여 생길 수 있고, 제공하는 쪽에 물자는 풍부한데 운송 수단이 막혀서 제때 도달하지 못하여 생기는 경우도 있다. 중증 근무력증은 대부분 영양 결핍으로 오는 것은 아니다. 서양 의학에서는 신경과 근육 사이의 전도에 문제가 있는 것으로 간주한다. 중의학적으로는 기혈불통(氣血不通)이나 경락불통(經絡不通)일 수 있고, 병리적 불순물인 담습이 막아서 온다고 볼 수도 있다. 단식요법은 바로 체내에 고이고 막힌 것을 배출하는 방법이다. 제가 생각하기에 그 청년은 단식요법으로 기혈을 소통하여 병리적 불순물인 담습(痰濕)을 제거하여 병이 나았다고 생각하였다. 이 방법은 앞으로 연구할 가치가 있다.[44]

단식요법은 전혀 돈이 필요 없는 치료법이며 돈을 써도 전혀 효과가 없는 그런 질환에 효과가 있다. 증상에 따라 약물로 치료하는 방법을 연구할 뿐 아니라 이러한 단식요법도 알아두면 치료율이 더 높아질 것이다. 그래서 저는 임상할 때 중의약 치료와 더불어 단식요법을 아주 강조하고 있다. 이렇게 두 가지를 적절하게 배합하면 치료율을 몇 배 증가할 수 있다. 이 점이 바로 제 스승님이 지니신 의료 사상이었다.

중국에 계신 제 스승님은 부친이 청나라 태의원 마지막 의사였다. 그 분은 주로 고량후미(膏粱厚味)나 영양과잉으로 생긴 병을 많이 치료하였다. 그래서 부귀병(富貴病)에 대하여 경험이 많았다. 제 스승도 이러한 사상을 계승하였다. 그는 임상에서 삼가야 할 음식에 상당히 주의를 기울였다. 환자를 치료할 때 삼가야 할 음식을 가르쳐 주고 따르지 않으면 처방을 내리지 않았다.

예를 들어, 열이 심하게 날 때 음식을 삼가지 않으면 효과가 많이 떨어진다. 많은 만성 미열 환자들이 치료가 되지 않는 것은 대부분 음식과 관계가 있다. 한 임상 예를 소개한다.

---

44) 단식을 하는 동안에는 체내에 저장된 영양물질로 살아간다. 필요한 영양이 공급되지 않으면 신체는 자신의 조직기관이나 조직세포의 일부를 자가 융해하여 여기서 얻어지는 영양물질로 생명을 유지하고 새로운 세포를 만든다. 이렇게 단식에 의한 자가융해가 진행되면서 신체내의 쓰레기 청소와 찌꺼기 처리가 완성된다. 그래서 단식중 폐, 간, 신장, 피부 등 배설기관의 배설능력이나 정화능력이 오히려 증대되고 축적된 노폐물과 독성물질은 신속하게 제거된다. 예를 들어 단식중 소변 독소는 평소보다 10배나 높은 농도가 된다. …… 신체가 예비자원인 단백질을 사용할 경우 대체적으로 많이 이용하는 것은 약체화한 병약한 조직세포나 체내의 종양 및 유착물, 수종 등 폐물이다. …… 간단히 말해서 단식요법은 메스를 사용하지 않는 내장수술이다. 『잘못된 식생활이 성인병을 만든다』, pp. 174~175.

8.5.2 산후 미열 환자

10년 전 한 부인이 산후 미열(微熱)이 떨어지지 않았다. 여러 가지 약을 먹어도 소용없었다. 감염성 질환에 의한 고열이 아니고 37.6~8도인 미열이었다. 아무리 치료해도 낫지 않자 제 스승께 진료를 받게 되었다. 당시 스승은 환자 수가 많아서 오전만 60~70명을 보았다. 처음에는 자세한 상황을 물어볼 시간도 없어서 처방만 내려 주었다. 그런데 이 환자가 약을 먹은 후 전혀 효과가 없었다.

나중에 다시 내원한 환자에게 자세히 물었다. 아이를 낳고 나서 무엇을 어떻게 먹었다는 말을 듣고 바로 음식 때문에 생긴 병임을 알게 되었다. 이 환자는 아이를 낳은 후 몸이 허약해질 것이 두려워 몸을 보하는 약을 계속 먹었다. 그리고 집에서 할머니가 닭, 생선, 계란, 우유 등 영양이 풍부한 음식을 잔뜩 먹였다. 하루에 계란만 열 개 이상을 먹기도 하였다. 심지어 이것도 너무 적게 먹는다고 할머니와 다투기도 하였다고 한다.

제 스승은 상황을 들은 후 이것은 완전히 음식 때문에 생긴 병으로 판단하였다. 그래서 환자가 좋아하는 음식을 전부 못 먹게 하였다. 음식을 청담하게 하고 양을 줄이고 묽은 죽과 채소를 먹게 하였다. 그러자 일주일만에 열이 완전히 내렸다.

8.5.3 불면증

또 한 예는 북경의 대학생이다. 불면증에 걸렸다. 그가 대학에 합격한 후 집안은 경사가 났다. 중국에서 고등학생이 북경대에 들어가면 집안의 경사로 여긴다. 그래서 좋은 것은 다 그 아이한테 주었다. 대학에 들어간 후에도 학생은 학교에서 주는 밥을 먹지 않았고 항상 집에서 해다 주었으며 체력을 보하는 각종 음식을 다 먹였다. 초콜릿,

우유 등을 수시로 먹고 인삼정, 녹용정 기타 몸에 좋다는 것을 다 사 먹였다. 결국 이러한 식습관이 누적되자 허열이 치밀어 오르게 된 것이다. 얼굴은 불그스레하게 달아있고 혀는 짙은 붉은색이었다. 이러한 상황으로 결국 불면증에 시달리게 된 것이다.

그래도 학생 부모는 여전히 몸이 허해서 그렇다고 생각하여 제 스승한테 와서 보약을 지어달라고 하였다. 스승은 한번 보자마자 바로 너무 지나치게 보하여 화열(火熱)이 타올라서 생긴 질환임을 알았다. 만약 보약을 더 쓰면 잠을 못 잘 뿐 아니라 결국은 미치게 된다고 하였다. 처방을 하나 내 주고 다른 약은 절대 못 먹게 하였다.

그런데 환자는 스승이 지어준 약을 먹으면서 다른 보약도 계속해서 먹었다. 그리고 다시 내원하여 계속 잠을 이루지 못한다고 하소연하였다. 진찰할 때 보약을 끊었냐고 물었더니, 어떻게 끊느냐 몸이 허약해지면 어떻게 할거냐 등등 불평을 늘어놓았다. 이 환자의 부친은 아직도 아들이 불면증에 걸린 상황을 전혀 이해하지 못하고 있었다. 불면증은 신경쇠약 때문이며, 신경쇠약은 몸이 허약해서 생겼으므로 보약으로 치료해야 한다고 생각하고 있었다.

제 스승은 내 말을 안 들으면 치료를 못하겠으니 그냥 가라고 하였다. 그러자 환자 부모는 이번만은 확실히 시키는 대로 할 테니 한 번만 더 진료해 달라고 하였다. 다음 주에 다시 왔는데 보하는 음식과 약물을 끊고 바로 효과를 보았다고 하였다.

앞서 제시한 여러 실례처럼 음식은 질병 발생과 치료에 매우 중요한 작용을 한다는 것을 알 수 있다. 우리 속담에 〈약을 먹으면서 음식을 삼가지 않으면 의사만 고생한다〉는 말이 있다. 이것이 바로 치료에서 음식의 중요성을 말한 것이다. 우리가 말하는 식이요법은 단순히 영양'가만 말하는 것이 아니다. 실제로는 두 가지 중요한 측면을 말한다. 하나는 보충하는 것이고, 하나는 감소해 주는 것이다.

현재 식이요법 추세에서는 보충할 것은 적고 줄여야 할 것이 많다. 보충해야 할 내용도 엄밀하게 연구해야 한다. 무엇을 보충하고 무엇을 보충하지 말아야 할 것인지 반드시 엄밀히 연구해야 한다. 현재 영양 상태로 본다면 보충할 것은 주로 비타민, 섬유소, 미네랄이다. 특히 미량원소들이 중요하다. 그리고 줄여야 할 것은 3대 영양소다. 3대 영양소란 당분, 지방, 단백질이다. 3대 영양소 중에서 당분과 지방에 대해서는 많은 사람들이 주의하고 있다. 그래서 당분과 지방을 제한하기 시작하였다. 그러나 아직까지 단백질의 위해성에 대해서는 별로 주의하지 않고 있다. 그래서 장차 인류에게 가장 위해한 것은 단백질이 아닐까 생각한다.[45] 단백질을 얼마만큼 먹어야 하고 얼마만큼 제한해야 하는지 앞으로 연구해야 한다. 내 생각으로는 아주 빈궁한 나라를 제외하고 일반적인 나라에서는 대부분 단백질이 정상을 초과했다고 생각한다. 이 점에 대해서는 나중에 다시 말씀드린다.

질문 선생님께서는 벌써 한국에 오신 지 수개월이 지났다. 그래서 한국 음식이 어떤지 대충 알 것이다. 한국 음식도 그렇게 건강에 악영향을 미칠 정도로 조심해야 하는가?

답 한국의 전통적 음식은 별로 문제가 안 된다. 서양 음식이 문제가 될 것이다.

---

45) 장내(腸內) 부패로 발생하는 부패산물(아민, 암모니아, 페놀, 유화수소, 인돌 등)은 모두 아미노산이 재료가 되어 생산된다. 아미노산이 이들 유해물질을 만들어 낸다고 생각해도 좋다. 그런데 현대의학, 영양학에서 아미노산은 영양상 필수라든가, 아미노산을 충분히 섭취하지 않으면 스태미나가 떨어진다며 예찬하고 있다. 그러나 실제로 아미노산은 각종 부패산물을 생산하는 원흉이기 때문에 이런 물질이 필수요소나 스태미나원이 될 수 없다. 『자연의학의 기초』, p. 204.

질문 한국에서는 집에서 식사할 때 대부분 그다지 단백질이 많지 않다. 반면 중국 음식과 차이가 많다. 어떻게 생각하는가?

답 중국 사람들이 보기에는 한국 사람들 식사는 영양이 모자란다고 생각한다. 중국 사람들은 보통 한국 사람보다 고기 소비량이 많다. 특히 젊은 사람들은 더하다. 또 주로 음식을 볶기 때문에 기름도 많이 쓴다. 그래서 한국을 방문하는 중국 사람들은 한국 음식이 영양가가 부족하다고 생각한다. 하지만 내 관점은 반대다. 한국에서는 반드시 이렇게 먹어야 한다. 음식은 지방마다 적합한 것이 다르기 때문이다. 신토불이라고 한다. 토속 음식은 오랫동안 그 지방에서 적응해 온 음식이다. 그래서 좋고 나쁜 것이 없다. 단지 습관 차이일 뿐이다. 습관은 적응했다는 것이다. 적응하게 되면 몸에 좋은 점이 있지만 적응하지 못하면 몸에 해롭다.

지금 한국 사람들이 모두 미국인처럼 먹는다면 모든 한국 사람들이 병에 걸릴 것이다. 그래서 다른 나라의 영양학을 기준으로 그 나라의 영양을 평가하는 것은 불가능하다. 동양과 서양의 차이는 체질적으로도 크게 다르며 음식 습관도 다르다. 이것은 수천 년을 거치며 형성된 것이다. 몇십 년 동안에 쉽게 바꿀 수 있는 것이 아니다. 이런 것들을 급하게 바꾼다면 반드시 안 좋은 결과를 초래한다. 서양에서도 음식이 많이 변하였다. 현재 서양 음식의 품질과 영양 가치는 과거와 비교할 수 없다. 특히 가공이 정미로운 음식은 신속하게 발전하였다. 가공이 정밀한 음식은 특별한 질병을 야기한다.

예를 들어 미국에서 가장 큰 문제는 결장암이다. 이것은 바로 음식에 의한 것이다. 그들이 음식을 변화하지 않는 한 어떤 방법으로도 해결하지 못할 것이다. 미국은 사하제 소비량이 전세계에서 1위다. 이것이 바로 음식 습관에 의한 것이라고 할 수 있다. 그래서 내 생각으로는 한국 음식이 이곳 사람과 이 땅에 적합한 것이므로 함부로 바꾸면 안 된다. 중국 음식은 최근 몇 년 동안 아주 빠르게 변하였다. 이것은 맹목적으로 서양을 추구한 결과다. 영양학을 제대로 모르고 지도부에서 지도를 제대로 못한 결과다. 중국 지도층 인사들의 사상은 인민들의 영양가치, 예를 들어 단백질 총량, 탄수화물 등을 대폭 증가해야 한다는 것이다. 그들은 늘 미국과 비교하여, 미국 사람들이 1년에 음료수를 평균 100병을 마시는데 중국인들은 10병밖에 못 마신다고 말한다. 그리고 미국인들은 1년에 설탕을 20근 먹는데 중국인들은 2근밖에 못 먹는다고 비교한다. 그래서 중국인 영양이 한참 모자라서 아직도 쫓아가야 한다고 한다.[46)]

저는 중국인들의 음식이 미국 수준까지 올라가면 중국인들은 모두 쓰러질 것이라고 말한다. 왜냐하면 체질이 다르기 때문이다. 미국인들은 키가 크고 덩치가 큰데 중국인들은 키가 작고 왜소하다. 그들이 100병을 마신다고 우리도 똑같이 100병을 마시면 안 된다. 미국인들은 모험을 즐기고 활동적인 운동을 하는데, 중국인들은 그런 활동이 드물다. 반드시 이러한 차이를 알아야지 맹목적으로 추구하면 안 된다. 이것은 전체 국가 관점에서 한 말이다.

국제적으로 어떤 개인에 대해서 말하면 사람마다 다를 것이다. 저는 키도 작고 몸집이 작아서 다른 사람과 비교하는 것이 어렵다. 이런 차이점을 구체적으로 말하자면 어려운 점이 많다. 일반적으로 지도하기는 쉽지만 구체적인 사항은 어렵다. 그래서 어떤 특정인에 대하여 무엇을 어떻게 먹어야 하는지 결정하는 것은 아주 어렵다. 이것은 단지 자신만이 안다. 다른 사람 말을 들을 필요가 없다. 나는 밥을

---

46) 백설탕 자체가 나쁜 것이 아니다. 설탕은 장내에 들어가서 발효를 일으켜 알레르기 물질이 체내에 침입하기 쉽게 만드는 보조역할을 하고 있다. 장관 내 곰팡이(candida)가 이 설탕을 에너지원으로 하여 증식함으로써 장막을 파괴한다는 것이 밝혀졌다. 『녹즙소식요법』, p. 104.

한 그릇만 먹어도 아주 편하고 좋다. 그런데 옆 사람이 보기에 너무 적게 먹는다고 하면서 자꾸 권하여 할 수 없이 더 먹으면 속이 불편하고 안 좋다. 내가 하고 싶은 말은 당신의 영양량은 그만큼 먹어서 몸 상태가 아주 좋을 때가 적합한 것이다. 즉 기능 상태다. 체중으로 말하면 표준체중을 유지하는 것이 가장 적합한 영양 상태다. 예를 들어 어떤 사람이 20대에 50kg이고, 30대에 60kg이고, 40대에 70kg이 되었다면 장기적으로 영양이 축적된 상태다. 영양은 표준체중을 유지하는 수준에서 조절하는 것이 좋다.

저를 예로 들어보겠다. 저는 보기에는 말라보이지만 체중은 스무 살 때나 지금이나 전혀 변화가 없다.[47] 그래도 오히려 몸 기능이나 상태는 좋다. 피로하거나 속이 더부룩하여 불편한 일은 전혀 없다. 그래서 나는 현재 내 식사량이 정상이라고 생각한다. 친구나 스승이나 주변 사람들이 저만 보면 살이 더 쪄야 한다고 계속 말하지만 내 생각은 다르다. 살이 전혀 찔 필요가 없기 때문이다.

사람들이 뚱뚱해지려면 두 방법이 있다. 하나는 많이 먹는 것이고, 또 하나는 많이 자는 것이다. 당신의 위장 능력이 받아들일 수 있다면 많이 먹을 수 있지만 위장이 감당하지 못할 때 많이 먹는다면 결국 위장을 해친다. 이렇게 많이 먹는다는 것은 조건이 있다. 많이 먹고 싶다고 해서 많이 먹을 수 있는 게 아니다. 저는 많이 먹으면 속이 불편하며 많이 먹어서 살이 찌는 것은 아주 어렵다. 그래서 수십 년 동안 이 상태를 유지하고 있다. 만약 내가 살이 쪘다면 몸 상태가 지금 같지 않을 것이다. 인체 기능은 나이가 들면서 쇠퇴하는데, 체중이 증가하면 내장 기관에 부담만 준다. 백해무익한 일이다. 속담에 아

47) 현재 리유곤(李劉君) 선생의 나이는 쉰이다.

무리 돈이 많아도 늙어서 살 빼는 것은 살 수 없다고 하였다. 그래서 체중을 추구할 것이 아니라 인체 기능을 추구해야 한다. 기능이 제대로 작용하면 몸이 좀 말라도 상관없다. 기능이 잘못되면 체격이 아무리 좋아도 필요가 없다. 계단을 오를 때 숨이 가쁘거나 걷기 힘들면 모두 부담이 된다. 이것은 제 의견이다. 많은 사람들이 반대할지 모른다. 참고하기 위해서 제공하는 것이다.

질문 단식 금기증에서 대부분 심각한 질환을 예를 들었다. 그런데 궤양에서는 심한 궤양이라는 말을 안 했다. 궤양환자는 경중을 불문하고 모두 단식이 적합하지 않은가?

답 궤양질환은 단식요법이 무조건 적합하지 않다.

질문 활동성 폐결핵이라고 했는데, 그렇다면 비활동성인 경우에는 괜찮다는 것인가?

답 이미 섬유화가 되었을 때는 무관하다. 단식으로 폐결핵을 치료하는 것이 아니라 단식을 통하여 전체 기능을 조절하여 치료에 도움이 되는 것이다. 단식요법은 직접 치료효과가 아니고 간접 치료효과다. 수척한 사람들은 단식요법을 한 후 오히려 살이 찌는데, 이것은 단식으로 살이 찌는 게 아니라. 단식 후 위장 기능이 개선되어 살이 찌는 것이다.

질문 단식 들어가기 전에는 과일을 먹으라고 했다. 단식 후 회복기에는 과일을 먹으라는 말이 없었다.

답 회복기에도 과일은 괜찮다. 과즙이나 야채도 적당하다. 일주일 동안 단식하면 위와 장이 완전히 비게 된다. 그래서 이 때는 신생아의 위장처럼 취급해야 한다. 아주 허약한 상태다. 절대로 많이 먹으면 안 된다. 중병을 앓고 나서 처음에 조금씩 먹는 것도 그런 뜻이다. 『내경』에도 열병 후 위장이 많이 약해지므로 음식을 적게 먹으라고 하였다.

질문 중병 후 식욕이 떨어지는 까닭은 무엇인가?

답 질병에 걸리면 대부분 식욕이 떨어진다. 이것은 자기 보호 반응이다. 병에 걸렸을 때 신체에 나타나는 증상은 바로 치료작용이다.[48] 예를 들어 불결한 음식을 먹으면 토하는데 이 토하는 행위가 바로 치료작용이다. 또 불결한 음식을 먹으면 설사하는데 이 설사가 바로 치료행위다. 오랫동안 포식하여 위가 약해져서 식욕이 없어지면 이것도 치료과정이라고 할 수 있다. 이것은 위장이 휴식하겠다는 신호다. 휴식을 통하여 그 동안 쌓였던 것을 배출하는 행위다. 예를 들어 어린이들 감기를 중의학에서는 음식이 정체하고 찬 기운을 맞은 것으로 간주한다. 병에 걸리면 음식을 잘 못 먹으며, 속에 음식이 정체하면 찬 기운을 잘 맞는다. 이런 경우 억지로 음식을 먹이는 것은 좋지 않고, 적당히 굶기는 것이 좋다. 그래서 아이들에게 물을 먹이고 음식은 줄이라고 한다. 만약 아픈 아이들에게 음식을 많이 주면 치료에 악영향을 미친다. 대부분 병들이 이런 관계다.

질문 여성들이 단식한 후 생리가 끊어지는 경우가 있다. 어떻게 해야 하는가?

답 얼마 정도 단식하였는가?

질문 계란인지 포도인지 한 가지만 먹고 단식하였다.

답 두 가지를 보아야 한다. 월경 불순이 단식의 결과인지 또 단식 방법이 어떠했는지 아는 것이 중요하다. 단식중 먹은 음식이 여성 내분비에 어떤 영향을 미치지 않았는지 살펴야 한다.

질문 선생님 단식법은 그러한 부작용이 없었는가?

답 단식하면 대부분 월경부조가 치료된다. 어떤 경우에는 불임증 환자가 단식 후 임신을 하게 된다.[49] 그러니까 중요한 것은 단식할 대상을 적절하게 선

---

48) 症狀卽療法

49) 비만은 배란장애를 유발하여 무월경, 불임을 초래한다. 결과적으로 난포가 성숙되지 않아 황체호르몬 생성이 감소하고 희발월경 또는 무월경을 초래한다. 비만 여성에서 월경장애 위험도는 정상 체중 여성에 비하여 3.1배 높다. 배란유도제를 투여하지 않고 운동과 식사

택하는 것과 단식하는 방법이다.

질문 완전히 단식만 하는가 아니면 필요한 경우 약도 같이 쓰는가?

답 오늘 강의한 완전 단식에서는 물 외에는 안 먹는다. 다음 시간에 개량 단식을 설명할텐데, 몸 상태에 따라 먹는 것이 있다. 단식 기간 중 한약을 먹을 때 변증[진단]이 정확하면 더 좋다.

질문 아까 예를 든 환자는 몸 상태가 뚱뚱했는가 아니면 말랐는가?

답 직접 본 것은 한 사람밖에 없다. 너무 뚱뚱하거나 마르지도 않았다. 치료 전에도 안색이 좋았다. 얼굴도 수척하거나 누렇지 않았다. 아까 질문하신 분 누가 단식을 했는가?

질문 한달 정도 포도인지 계란인지 한 가지만 단식했는데, 생리가 끊어졌다가 6개월이 지나서 돌아왔다.

답 단식하면 영양이 부족하여 월경불순이 생길 수 있다. 단식 기간 중 음식을 먹어도 배합을 잘 해야지 한 가지만 계속 먹는 것은 좋지 않다. 소식이나 단식에는 영양 균형이 아주 중요하다.

골다공증과 음식물과 관계

골다공증은 보통 40대에 들어서면서 뼈마디가 저리고 쑤시며 등이 뻐근하고 허리에 통증을 느끼며 마음이 불안해지는 증세를 나타내는 칼슘 결핍증의 일종이다. 미국에서는 육류 과다가 이 병을 일으키는 한 원인으로 간주한다. 육류에는 인이나 유황 등 산을 만드는 성분이 많기 때문에 뼈 속의 칼슘을 녹여서 몸 밖으로 배설시켜

요법으로 6개월간 평균 10.2kg 체중을 감량한 결과 67명의 무배란환자 중 60명이 배란되고 52명이 임신되었으며, 이 환자들이 과거 배란유도제 투여로 소모한 비용이 막대한 점을 감안하면 비만의 문제점이 매우 심각하다. 『임상비만학』, pp. 199-200.

버리기 때문이라고 한다.[50)]

또 칼슘 결핍에서 골다공증에 이르는 최대 요인으로서 〈흰 설탕의 과잉섭취〉를 지적하고 있다. 독일의 〈브라우플레〉라는 자연의학자는 〈흰 설탕은 칼슘의 도적〉이라고 말하고 있다. 흰 설탕을 많이 섭취하면 혈액은 산성으로 되고 혈중의 칼슘이 결핍되므로 뼈나 이의 칼슘을 빼앗겨 버린다. 아이는 선병질이 되고, 뼈도 약하고, 충치에도 잘 걸리기 쉽게 되며, 성인은 골다공증이 진행되게 된다.[51)]

그런데도 현재 추세는 이처럼 음식과 골다공증 관계는 언급하지 않는다. 그저 칼슘탓만 한다. 최근 신문에서 인용하면, 여성은 폐경 뒤 여성호르몬 감소로 용골(뼈를 녹이는)세포가 증가해 골다공증이 잘 생긴다. 남성은 고령, 남성호르몬 감소, 유전, 흡연과 관련한다. 골다공증 예방을 위해서는 성장기부터 뼈의 재료인 칼슘 섭취를 많이 하면서 체중이 실리는 걷기, 등산, 조깅 등 운동을 매일 20분 이상씩 할 것을 조언한다.[52)]

8.6 개량단식법

지난 주에는 정규적 단식요법을 말씀드렸다. 정규적 단식요법은 비교적 엄격하게 실행한다. 어떤 사람들은 충분히 실행할 수 있지만, 어떤 사람들은 실행하기 어려운 방법이다. 특히 몸이 아주 허약한 사람들은 정규적 단식을 할 수 없다. 오랫동안 실행할 경우에는 아예 병원에 입원하여 단식할 수도 있는데, 이런 방법은 아주 번거롭기 때문이 사람들이 받아들이기 어렵다. 이러한 결점을 보완하기 위하여 개

50) 『잘못된 식생활이 성인병을 만든다』, p. 141.
51) 『니시건강요법에 관한 모든 것』, p. 205.
52) 2005년 5월 17일 《중앙일보》에서.

량단식법을 한다. 개량단식법은 그렇게 엄격하게 실행하는 방법이 아니기 때문에 쉽고 보통 사람들도 모두 다 할 수 있다. 입원할 필요없이 집에서도 할 수 있다. 그래서 오늘은 개량단식법을 소개한다.

개량단식법은 종류가 많다. 여러 학자들이 여러 방법을 제시하였다. 그리고 환자들도 각자 자기에게 적합한 요법을 선택할 수 있다. 여러 방법 중 각자 선택하게 한다.

8.6.1 청탕단식법(清湯短食法)

이 청탕단식법은 단식중에 특별히 만든 청탕(맑은 탕)을 복용하는 것이다. 청탕은 물 540*ml*에 김 10g, 향심(香蕈)[53] 10g, 간장[醬油] 30*ml*, 꿀이나 흑설탕을 조금[54] 넣고 20분 정도 달인 후 건더기는 건져내고 뜨거울 때 먹는다.

어떤 경우에는 멸치[沙丁魚]를 조금 넣기도 한다. 멸치는 칼슘을 보충하기 위한 것이다. 그러나 피부병이나 천식 환자는 멸치를 넣지 않는다. 천식이나 피부병이 악화할 수 있기 때문이다. 이렇게 청탕을 만들면 맛이 아주 좋다. 이 청탕은 영양가가 많으며, 흑설탕에는 철분도 있다. 멸치에는 칼슘도 있다. 김에는 요오드가 있다.[55] 이렇게 만들면 미네랄(광물질)과 섬유소와 염분을 고루 섭취할 수 있기 때문에 단식요법을 시행하면서 복용하여 기아를 면할 수 있다. 이 청탕을 먹고 단식하면 일상생활도 가능하다. 그리고 집에서도 할 수 있다. 겨울철에도 아주 적합하다. 왜냐하면 뜨거운 것을 마시기 때문이다.

---

53) 송이(松茸)와 같은 종류로서 값이 싸고 조금 작은 것이라고 하였다. 아마 양송이를 말하는 것으로 보인다.

54) 꿀이나 흑설탕은 일정한 양이 아니고 약간 단맛을 느낄 정도로 조금만 넣는다고 하였다.

55) 바다는 태고부터 미네랄의 큰 저장고며 해조류는 이런 바다의 풍부한 미네랄을 흡수하면서 생장한다. 『잘못된 식생활이 성인병을 만든다』, p. 166.

이 탕은 식기 전에 마신다. 이 방법은 체중 경감을 방지할 수 있으며 일정한 다이어트 효과도 있다. 이 방법의 주 목적은 지방을 줄이는 것인데, 체력 저하는 야기하지 않는다. 이 탕은 540m*l* 정도 되는데 두 번으로 나누어 먹기도 하고, 한 번에 먹을 수도 있다. 일반적으로 점심에 한 번 먹고 저녁에 한 번 먹는다. 아침에는 먹지 않는다. 숙변(宿便)이 많은 사람들은 이 탕을 먹으면서도 완만한 사하제를 먹을 수도 있다.

다만 청탕을 복용할 때 주의할 점이 한 가지 있다. 여기에는 간장이 들어가므로 염분이 포함되어 있다. 그래서 신장 기능이 저하되어 소금을 먹으면 붓는 사람들은 좋지 않다. 그리고 이 탕을 복용하는 중에 생수나 감잎차를 마셔도 된다. 이렇게 하여 체내에 수분과 비타민을 보충한다. 생수와 감잎차를 마시는 구체적 방법은 따로 설명해드릴 것이다.

8.6.2 미탕단식법(米湯斷食法)

이것은 단식하는 동안에 현미로 쑨 죽을 먹는 것이다. 우리가 흔히 먹는 것이며 영양가도 있다. 이것을 먹으면 완전 단식할 때 생기는 무력감과 정신 불안을 예방할 수 있다. 그리고 이 탕(湯)은 위점막(胃粘膜)을 보호하는 작용도 있다. 그래서 위장 기능이 허약한 사람한테 사용한다. 특히 위하수(胃下垂)나 위십이지장궤양 환자한테는 치료 작용까지 있다.

죽을 끓이는 방법은 두 가지다. 한 가지 방법은 현미로 죽을 쑨 후 건더기는 건져내고 국물만 마신다. 다른 한 방법은 현미를 가루로 빻아서 죽을 끓인다. 이것이 미탕(米湯)이다. 그리고 현미를 그냥 쓰는 방법이 있고 볶아서 쓰는 방법이 있다. 그런데 날 것을 쓰는 것이 더 영양 가치가 있다. 반면 볶은 현미는 수렴작용이 강하다. 그러므로 체질에 따라 선택하여 응용하면 된다. 끼니마다 현미 25g을 사용한다. 걸쭉하게 먹으려면 30g까지 쓴다. 이것을 마실 때 식염을 소량 가한다. 점심과 저녁 두 끼니를 먹는다.

8.6.3 과즙단식법(果汁斷食法)

과즙단식법은 단식하면서 과즙을 먹는 것이다. 과즙은 평소에 사람들이 자주 마시는 것이다. 하지만 단식 기간에 먹는 과즙은 맛이 좀 다르다. 과즙은 종류가 많고 계절마다 나오는 과일도 다르다. 평소 과즙을 좋아하는 사람은 이 방법이 이상적이다. 특히 과즙에는 영양가와 비타민이 많다. 단식기간 중 힘이 딸리는 증상이 가볍게 나타나는데 과즙을 복용하면 적당한 작업을 할 수도 있다. 여기에 쓰는 과일은 사과와 배, 포도, 귤이 있다. 딸기도 가능하다. 과즙량은 한번에 1컵에서 1컵 반으로서 약 200~300cc정도 된다. 하루에 두 번 먹을 수 있고, 경우에 따라 세 번 먹어도 된다.

8.6.4 사과단식법

앞서 설명한 것은 찌꺼기를 버리고 즙만 먹는 것인데, 지금 소개하는 것은 찌꺼기를 같이 먹는 것이다. 이 속에는 당분과 수분이 있을 뿐 아니라 섬유소도 있다. 이 방법은 과즙을 복용했을 때 효과와 더불어 윤장통변(潤腸通便)하는 작용도 있다. 한 번에 1개에서 1개 반인데 대략 300g 정도로서 하루에 세 번 정도 먹는다. 사과를 갈기 전에 냉장고에 보관해 두면 사과의 당분이 증가한다. 식염을 소량 가할 수도 있다. 사과죽단식법과 과즙단식법은 대동소이하다. 그래서 기호에 따라 선택하여 사용할 수 있다.

하지만 사과죽은 과즙에 비하여 소화가 잘 안 될 수 있다. 그래서 위장기능이 약하거나 소화가 잘 안 되는 사람들은 이것을 먹고 속이 더부룩할 수 있다. 사과죽을 먹고 속이 더부룩할 경우에는 과즙을 먹는 것이 더 좋다. 과즙을 먹든 사과즙을 먹든 소량 식염을 가하는 것은 속이 더부룩해지는 증상을 방지한다. 사과죽을 만들 때 원래 사과 껍질까지 같이 쓴다. 왜냐하면 사과 껍질에 섬유소가 가장 많아서 통변 효과가 커지기 때문이다. 하지만 요즈음에는 농약을 치기 때문에 사람들은 껍질을 먹는 것을 꺼린다. 그래서 안전성 문제 때문에 대부분 사과껍질을 벗겨내고 먹는다.

8.6.5 생채즙단식법

이 방법은 채소를 즙으로 만들어 복용하는 것이다. 야채즙은 과즙처럼 맛이 좋지는 않지만, 영양가는 훨씬 풍부하다. 과즙은 주성분이 당분이지만, 비타민은 채소보다 적다. 특히 채소에는 광물질(미네랄)이 풍부하다. 이 부분은 과즙이 채소에 비할 바가 아니다. 그래서 생채즙을 먹을 때에는 조직 세포를 활성화하고 독소를 배출하는 데에 도움이 된다. 하지만 채소즙은 맛이 좀 떨어진다. 그래서 채소즙을 만들 때에는 사과나 다른 과일을 가미하여 맛을 돋구기도 한다. 하지만 생채즙은 위점막에 자극이 비교적 강하다. 그래서 위장 기능이 떨어지거나 위십이지장궤양이 있는 사람은 이 방법이 적합하지 못하다. 생채즙을 만드는 방법은 다음과 같다.

우선 신선한 채소를 다섯 가지 이상 고른다. 가능하면 자연스럽게 재배한 것이 좋다. 농약이나 화학 비료를 쓰지 않은 채소를 말한다. 만약 조건이 맞지 않으면 채소를 사서 깨끗하게 씻거나 물에 오래 담가두어도 된다. 일반적으로 선택한 채소의 양을 동일하게 한다. 이것은 일반적이지 절대적인 것은 아니다. 옛날에는 채소를 칼로 다져서 짜서 먹었다. 현재는 과즙을 만드는 기계를 팔고 있기 때문에 복용하기에도 편리하다.

이 생채즙은 희석하지 않는다. 그래서 엽록소의 농도가 비교적 높다. 엽록소는 위장 점막에 자극이 강하다. 그래서 만약 위장이 튼튼하면 별 문제가 없지만, 위장이 약한 사람들은 위염이나 통증을 수반하기도 한다. 따라서 복용할 때 희석하여 복용하는 것이 좋다. 위장이 약할수록 더 많이 희석해야 하는데, 일반적으로 한 배 정도 희석한다. 그래도 불편하면 두 배로 희석한다. 그리고 뿌리와 잎을 섞어서 쓴다. 뿌리를 먹는 채소 중에는 당근이 있는데, 당근은 비타민 C가 파괴될 수 있다. 이것을 막기 위하여 레몬즙을 약간 가한다. 매번 복용량은 200cc정도고 점심과 저녁때 먹으면 된다. 복용할 때 꿀 30g과 소금 5g을 가하면 체력에 도움이 된다. 가벼운 작업을 하면서 일주일이나 10일 정도 이 방법으로 단식하면 평소와 느낌이 비슷할 것이다.

8.6.6 생채죽단식법

이 단식법은 생야채단식법을 기초로 한다. 이 방법은 많은 섬유소를 같이 복용할 수 있다. 이러한 생채 속 섬유소는 숙변을 배출하는 데에 도움이 된다. 그래서 이 방법은 변비가 있거나 체내 독소를 배출하려고 할 때 좋은 방법이다. 하지만 이 방법도 완전하지 않다. 이것은 생채즙에 비하여 더 먹기가 어렵고 소화도 더 안 된다. 위장에 대한 자극도 더 크다. 그래서 위장 기능이 허약한 사람은 이 방법이 좋지 못하다. 생채죽과 생채즙의 차이는 채소찌꺼기를 버리느냐 버리지 않느냐 하는 차이밖에 없다. 한 번에 300g정도다. 일반적으로는 뿌리 채소와 잎을 먹는 채소를 반씩 섞어서 쓴다. 채소 300g은 보기에는 많지만 실제 열량은 많지 않다. 많아서 다 못 먹을 경우에는 양을 줄여도 된다. 이 방법도 매일 점심과 저녁 때 복용하면 된다.

야채죽이 맛이 없을 때에는 사과나 레몬즙을 소량 가해도 되고, 꿀을 30g정도 넣어도 괜찮다. 이렇게 하면 열량을 어느 정도 공급할 수 있다. 이것을 먹고 속이 더부룩하면 식염을 소량 가한다. 그래도 더부룩하면 생채즙단식법을 해야 한다. 생채죽단식법은 일주일에서 10일 정도 시행할 수 있다. 당연히 이것은 각자 신체 상황에 맞추어 달리 한다. 체력이 약하거나 위장이 약하면 기간을 줄여야 한다. 채소 양은 하루 분량으로 600g 이하로 제한하는 것이 좋다. 만약 이 양을 초과한다면 단식이라고 할 수 없다. 생채식요법일 뿐이다. 생채식요법은 기간을 훨씬 길게 잡을 수도 있다.56)

8.6.7 꿀단식법

꿀단식법은 비교적 간단하다. 단식 기간에 꿀물을 마시는 것이다. 꿀에는 일정한 영양이 있으며 꿀물을 먹으면 영양을 획득할 수 있다. 이 방법은 다이어트를 위하여 흔히 쓰는 방법이다. 이 방법은 위에서 설명한 것처럼 가공 방법이 복잡하지 않고, 시장에서 꿀을 사서 먹기만 하면 된다. 게다가 꿀은 맛도 좋다. 그래서 아이들도 활용할 수 있다.

구체적 방법을 소개하면 한번에 꿀을 30~40g 먹는 것이다. 약 360cc 생수로 꿀을 희석하여 마시면 된다. 매일 3회 정도 아침, 점심,

---

56) 단식 중 채소의 효능 : 생야채과일 액상효소는 지방분해를 원활하게 하는 당분이 들어 있어 낙산이나 아세톤 생성에 의한 산혈증을 예방하고, 효소 작용으로 신체 내부의 찌꺼기 청소가 더 잘 되며, 비타민과 미네랄 등 보효소가 풍부하여 〈자가융해〉 과정을 최대한 촉진하는데 필요한 조건을 고루 갖추고 있다. 『잘못된 식생활이 성인병을 만든다』, p. 178.

저녁 이렇게 복용한다.

지금까지 소개한 것은 임상에서 흔히 쓰는 단식법이다. 물론 이 방법 외에도 여러 가지 단식법이 있다. 요구르트 같은 것을 먹어도 되고, 한천(寒天)을 먹어도 된다. 이것들을 임상에서 사용하기도 한다. 단식법은 아주 다양하므로 임상에서 적절하게 골라서 쓸 수 있다.[57)]

9 생수복용법

단식중 완전 단식이든 개량 단식이든 물을 많이 마셔야 한다. 수분

---

57) (단식과 자연식 요법에 대한 반론을 소개한다. 독자들이 참고하기 바란다.) 단식을 하면 혈당이 내려간다. 신체기능을 유지하기 위해 당신의 몸은 단백질을 이용할 수밖에 없으며, 근육은 단백질의 주요 공급원이다. 따라서 단식을 오래 할수록 근육 손실이 더 심해진다. 그 결과 단백질의 최종 분해산물인 암모니아와 질소가 더욱 많이 생성된다. 이들이 혈액, 뇌, 기타 조직에 축적되면 메스꺼움과 피로, 무력감, 우울증 등으로 크게 고통받는다. 정상상태면 신장과 간에서 과다한 암모니아와 질소를 몸 밖으로 내보내지만, 단식 중에는 신장과 간에 영양공급이 충분치 못해 기능이 크게 떨어진다. 단식의 진짜 효과는 신체에서 독을 제거하는 것이 아니라 독성 물질을 오히려 축적한다. 혈중 요산 농도가 올라가서 급성통풍을 일으킨다. 혈중 칼슘, 칼륨, 기타 미네랄 농도가 떨어진다. 이는 심장박동에 영향을 주어 부정맥이 생기고 사망하기도 한다. 단식은 빈혈을 유발하여 감염에 대한 면역력이 약해진다. …… 단식 중에는 두통이 잘 생긴다. 『대체의학』, p. 205. 자연식에서는 단백질이 대부분 식물성이므로 일부 필수 아미노산이 결여된다. 어린이들까지 이를 권하기도 하는데, 좋은 생각이 아니다. 채식은 성장한 어린이들은 괜찮을지 몰라도 2세 이하 어린이는 매우 위험하다. 우유 대신 섬유질 음식만 먹은 유아는 구루병, 괴혈병, 빈혈, 골다공증 등에 걸릴 위험이 있다. 우유나 육류를 섭취하지 않은 〈자연식 엄마〉의 모유에는 칼슘, 마그네슘, 단백질, 아연, 포화지방산, 비타민 B_{12} 등이 결여되어 있다. 비타민 B_{12} 결핍증은 어른 아이를 막론하고 신경장애, 위장관질환, 빈혈 등을 일으킨다. 『대체의학』, p. 181.

은 인체에 아주 중요한 작용을 한다. 어떤 의미에서 수분 결핍이 음식물 결핍보다 더 위험하다. 예를 들어 2~3일 동안 음식은 먹지 않을 수 있지만, 2~3일 동안 물을 먹지 않으면 몸에 장애가 생긴다. 특히 체내의 노폐물들이 저류하게 된다. 그렇게 되면 체내 산염기 평형이 맞지 않게 된다. 심각한 경우에는 생명이 위태롭게 된다. 따라서 임상에서 단식법은 흔히 쓰지만 단수법은 거의 쓰지 않는다. 그래서 대다수 단식가들은 단식중 물을 많이 마셔야 한다고 권한다. 게다가 물도 영양 가치가 분명히 있다. 물이라고 해서 아무런 영양가가 없다고 생각하면 안 된다.

물은 여러 가지가 있는데, 백수(白水),[58] 끓인 물, 생수, 음료수, 차 등이 있다. 물이 다르면 물의 효과도 다르다. 그래서 인체에 대한 영향도 다르다. 우리가 마시는 물은 수돗물이나 정수기 물, 증류수다. 한때 광천수가 미네랄이 많다고 해서 좋다고 하기도 하였다. 또 한때는 증류수가 불순물이 없다고 해서 좋다고 하기도 하였다. 그래서 이러한 말들이 사람들 머리를 혼란스럽게 하였고, 어떤 물을 마셔야 할지 모르게 되었다.

실제로는 우리가 흔히 먹는 일반적인 물이 가장 좋다. 평생 증류수만 먹을 수도 없다. 증류수만 계속 먹으면 안 좋은 영향이 생긴다. 특수한 치료 목적을 위해서는 일정기간 증류수를 먹는 것은 가능하다. 예를 들어 체내 독소를 배출하려면 증류수가 좋을 것이다. 하지만 체내에 미네랄이 부족한 경우에는 증류수를 마실수록 미네랄이 부족하게 된다. 음료수는 당분 같은 성분이 있다.[59] 체내에 당분이 부족하

58) 우리가 흔히 먹는 보통 물.

59) 어린이의 하루 설탕 섭취 허용량은 불과 7. 5g이다. 사이다나 주스 등을 한 병(200cc) 마시면 그 안에 설탕이 20~25g이나 들어 있다. 한여름 더울 때 어린이들이 이것을 두

면 음료수로 당분을 보충할 수 있지만, 원래 영양이 과잉된 사람은 음료수를 자꾸 마시면 영양이 더 과잉된다. 광천수도 원래는 우리가 마시는 물과 다른 게 아니다. 왜냐하면 광천수도 천연적 물이기 때문이다. 하지만 광천수를 마시면 몸에 좋은 점은 있다. 하지만 광천수는 자원이 모자라게 된다. 그래서 하루 종일 광천수를 마시는 것은 불가능하다. 따라서 장기간 마실 수 있고 몸에도 좋은 물은 바로 생수다.[60)]

생수는 백수에 포함된다. 물에 아무 것도 첨가하지 않은 것을 백수라고 하는데, 백수에는 끓인 물과 생수가 있다. 끓인 물은 열처리 과정을 거친 물이고, 생수는 천연적 물이다. 생수는 차가운 물을 말하는 게 아니다. 끓인 물을 식혀서 차갑게 한 것을 생수라고 하는 사람도 있지만 사실은 전혀 그렇지 않다.

생수는 바로 생명력이 있는 물을 말한다. 영양소와 성분이 파괴되지 않은 물이다. 이 물을 나무나 꽃에 주거나 이 물로 물고기를 기르면 정상으로 성장하지만, 끓이면 죽은 물이 된다. 실제로 끓인 물은 죽은 물이며 생명력을 잃은 물이다. 끓인 물을 식혀서 차갑게 한 후 꽃에 물을 주거나 물고기를 기른다면 제대로 자라지 못한다. 이러한 생수의 작용은 끓인 물과 비교할 수 없다.

생수를 계속 마시면 인체의 신진대사가 증진되고 세포 활력과 질병에 대한 저항력이 증진된다. 생수를 마시면 많은 질병도 예방할 수

세 병씩이나 마시는데, 이것이야말로 설탕의 해를 입게 된다. 『해로운 백설탕 알고 먹읍시다』, p. 128.

60) 왜 끓인 물은 안 되고 생수라야만 하는가. 일단 불에 얹어 끓인 물은 증류수와 같은 것으로, 생수와 전혀 다르다. 산소도 결핍되어 있고, 칼슘이나 그 외에 미네랄도 없어지고, 생화학적 효과도 생수와 전혀 다른 것이 되어 있다. 『니시건강요법에 관한 모든 것』, p. 79.

있다. 예를 들어, 동맥경화와 고혈압도 예방하고, 관상동맥질환도 예방할 수 있다. 또 신장결석이나 담결석 같은 결석증도 예방한다. 또 습관성 변비도 예방할 수 있다.

생수는 몸이 건장한 사람 특히 위기능이 좋은 사람들은 먹는 데에 별 문제가 없지만, 위가 허약한 사람들은 약간 문제가 생기기도 한다. 어떤 사람들은 평소 끓인 물만 마시고 찬물 특히 생수를 아주 꺼린다. 생수를 차게 마시면 설사하거나 위에 통증이 생기는 사람도 있다. 그래서 많은 사람들은 생수를 마시지 못하고 있다.

하지만 진화과정 관점에서 보면, 인류도 원래 다른 동물처럼 생수를 마셨다. 당시에는 모두 생수를 마셨고, 적응이 되어 아무 탈도 나지 않았다. 불을 발견한 후 사람들은 생식을 하지 않고 음식을 익혀 먹으면서 생수를 마시지 않고 끓인 물을 마시게 되었다. 이후 인류의 위장기능이 점차 약화하였다. 특히 위장관 질환이 빈번하게 발생하면서 생수를 마시는 것을 꺼리기 시작하였다.

이렇게 되면 위장 기능이 점차 더 허약해지기 마련이다. 실제로 음식의 위생을 강조할수록 위장 기능은 더 떨어진다. 위장이 전혀 세균들을 접촉하지 않다가 갑자기 조금이라도 세균을 접촉하면 그때 위염(胃炎)이 생긴다. 이것은 평소에 단련할 수 있는 기회를 잃어버렸기 때문이다. 평소 조금씩 접촉하는 것이 좋다. 그래서 음식도 완전히 소독하여 먹는 것도 좋지 못하다. 실제로 생수를 조금만 먹어도 설사하거나 배가 아프다면 위장 기능이 약화된 것이다.

생활에서도 이러한 예를 볼 수 있다. 도시인들은 물이 좀 식거나 여름철에 음식을 좀 오래 두어 약간 상한 음식을 먹으면 바로 탈이 나지만, 농촌 사람들은 이러한 반응이 비교적 덜하다. 도시인들은 과일을 먹을 때 깨끗하게 씻고 게다가 껍질을 벗겨 먹는다. 배탈이 두

럽기 때문이다. 농촌 사람들은 씻지 않고 먹어도 별 탈이 없다.

특히 목축업을 하는 사람들은 위장관 기능이 훨씬 건장하다. 그들은 목축을 하다가 개울물이 나오면 그냥 먹어도 아무 탈이 없다. 그들은 한 번도 배탈이 난 적이 없다. 이런 말을 하는 것은 음식 위생을 소홀히 하자는 것이 아니다. 제가 말하고 싶은 내용은 음식 위생을 지나치게 강조하면 오히려 위장기능을 저하한다는 것이다. 예를 들어 오랫동안 무균실에서 살다가 밖으로 나가면 반드시 병에 걸린다. 왜냐하면 외계 세균에 저항할 만한 저항력이 없어지기 때문이다. 그래서 생수를 먹고 설사하거나 통증이 있는 사람들은 위장기능이 허약해져 있다는 증거다.

그렇다면 어떻게 체질을 개선할 수 있는가? 여기에는 두 견해가 있다. 첫째 음양조화(陰陽調和)다. 음양조화는 추위를 타고 있을 때 그 사람을 따듯하게 해주는 것이다. 더위를 탄다면 선풍기를 틀어주는 주는 것이다. 이것이 음양의 균형을 이루게 하는 것이다. 이것은 우리가 흔히 쓰는 방법이며, 중의학에서 쓰는 기본적 변증논치다. 『내경』에서 〈추우면 데우고 더우면 식힌다(寒者熱之, 熱者寒之)〉라는 말이다. 이것은 한열의 균형을 맞추어 주는 것이다. 그러나 이러한 방법은 단지 치료 작용밖에 없고 체질을 개선하는 방법은 아니다. 역설적으로 이 방법은 치료를 하면 할수록 체질은 더욱 허약해진다.

예를 들어 어떤 사람이 양기가 허하여 추위를 많이 탄다고 하자. 치법은 옷을 많이 입히거나 실내 온도를 높이는 것이다. 그러면 그 사람은 더 이상 춥지 않다고 한다. 마치 추위를 타는 문제를 해결한 것 같다. 그러나 이 사람이 추위 타는 문제를 근본적으로 해결한 것은 아니며 오히려 더 추위를 타게 된다. 지금 안 춥다는 것은 옷을 많이 입거나 실내가 덥기 때문이다. 이 사람이 온도가 낮은 곳으로

가면 추위를 더 타게 된다. 그리고 옷을 적게 입으면 추위를 더 탄다. 결과적으로 이 사람의 양허(陽虛) 문제는 해결된 게 아니고 양허(陽虛)가 더 심해지게 된다.

그래서 어떤 사람이 생수를 못 마신다면 우선 물을 끓여 먹는 것이 해결 방법인 것처럼 보인다. 생수를 마시면 설사하고 끓인 물을 먹으면 설사를 하지 않으므로 마치 문제가 해결된 것처럼 보인다. 그러나 실제 그 사람의 위장 기능은 전혀 개선되지 않았다. 이런 사람이 어려운 상황, 예를 들어 산에 고립되거나 끓인 물을 마시지 못하게 되면 바로 설사하고 배가 아플 것이다. 그래서 이 사람은 좋지 못한 환경에서는 견디지 못하게 된다.

진정으로 체질을 개선하려면 반드시 다른 방법을 써야 한다. 이것은 음양모순(陰陽矛盾) 방법이다. 이것은 중의학에서 말하는 반치요법(反治療法)이다. 음양조화는 정치법(正治法)이고 일반적으로 쓰는 법이지만, 반치(反治)는 특수한 방법에 속한다. 반치(反治)라고 부르는 이유는 다음과 같다. 추위를 타는 사람에게 냉수욕을 하거나 더 춥게 하는 방법이다. 생수를 못 마시고 끓인 물만 마시는 사람에게 저는 생수만 마시게 하는데, 이것이 바로 반치법(反治法)이다. 반치법(反治法)은 특수한 작용이 있다. 하지만 반드시 제대로 사용해야 한다. 법에 맞게 시행하면 체질을 개선하는 효과가 있다. 그러나 운용을 잘못하면 인체 기능을 더욱 손상한다. 그래서 반치법은 반드시 합리적으로 응용해야 한다.

생수를 마시는 문제는 일반적으로 큰 문제는 없다. 보통 성인은 하루에 1000에서 2000cc를 마시면 된다. 물론 음식 속의 수분량에 따라 달라질 수도 있으며, 활동량과 발한량에 따라서 적당히 조절하면 된다. 일반적으로 공복에 세 번 정도 마신다. 예를 들어 아침 기상 후에 한 번 마시고, 오후 한 3시쯤에 한 번, 저녁에 취침 전에 한 번 마신다. 또는 점심과 저녁 식사 30분 전에 한 번씩 더 마셔도 된다. 매번 200에서 300cc정도 마신다. 생수를 마실 때 너무 빨리 마시면 안 된다. 특히 생수를 처음 마시거나 위장이 약한 사람들은 더 천천히 마셔야 한다. 제가 알기로는 한국에는 생수를 마시는 사람이 많다고 들었다. 일본 사람들은 기본적으로 모두 생수를 마신다. 중국인들은 생수를 별로 마시지 않는다. 이것은 습관적 문제다. 생수 마시기를 좀 더 확대하기 바란다.61)

질문 생수에 생명력이 있고 끓인 물에는 생명력이 없다고 하였다. 이때 말하는 생명력이란 특별한 성분인지 아니면 세균을 말하는 것인가?

답 생수도 깨끗한 것은 세균이 별로 없다. 오염되지 않은 샘물에는 세균이 거의 없다. 주 성분은 광물질(미네랄)이다.

질문 광물질은 끓이면 없어지는가?

답 끓이면 미네랄이 침전된다. 칼슘, 인, 요오드 같은 것들은 끓이면 모두 침전된다. 주전자 밑에 가라앉은 것들이다. 이것이 바로 물 속 생명력이다. 그래서 광천수도 성분 조사를 해서 미네랄의 양이 어느 정도인지 보아 미달하

---

61) 노인은 뇌경색이나 심근경색을 조심해야 한다. 보통 혈액의 45%를 차지하는 적혈구, 백혈구, 혈소판 등의 혈구성분은 수분이 부족하면 끈적끈적한 상태가 된다. 점착도가 높으면 높을수록 혈관이 막히게 되기 쉽다. 또 생수는 다음의 역할도 한다.
① 통풍기가 있는 사람은 혈중 요산치가 높아지는 것을 막는다.
② 요로결석이 생기기 어려우며, 작은 것이면 흘려보낸다.
③ 방광염, 신우신염이 일어나기 어렵다.
④ 장을 자극하며, 변비가 되기 어렵다.
⑤ 담이 없어지고, 천식 발작이 경감한다.
물과 체중의 관계를 보면, 물 비율은 아이는 80%, 성인은 60%, 노인은 53%다. 〈노화란 말라죽는 것이다〉라는 말이 납득이 갈 것이다. 애써 생수를 보급하는 것을 잊지 않도록 해야 한다. 『니시건강요법에 관한 모든 것』, p. 84.

면 광천수로서 자격이 없다.

질문 그렇다면 침전한 물질을 갈아서 먹으면 되는 것 아닌가?

답 이것은 벌써 원래 성분이 변화된 것이다. 정상적인 구조가 아니다. 생수에는 성분이 아주 많은데, 우리가 아는 것은 칼슘이나 인이지만 실제로는 모르는 것이 많다. 아주 미량으로 있는 것들은 별로 중시하지 못하고 있기 때문이다.

질문 위장이 허약한 사람은 음양모순(陰陽矛盾) 방법을 어떻게 사용해야 하는가.

답 생수를 마시고 설사하는 사람은 급히 치료하려고 해서는 안 된다. 처음 시작할 때에는 양을 조금씩 점차 늘려야 한다. 어느 정도 천천히 하느냐 하면 정맥주사할 때 물이 떨어지는 속도로 물을 마셔야 한다. 30분에 반 컵을 마신다. 바로 500cc를 한꺼번에 마시면 바로 설사한다. 아무리 위가 허약해도 30분에 반 컵을 마시면 절대로 설사하지 않는다. 생수 마시기에 적응한 후 양을 점차 늘려 나가야 한다.

질문 생수 안에 수돗물도 포함되는가?

답 일반적으로 생수는 샘물이나 우물물을 말한다. 이런 물이 없으면 수돗물을 하룻밤 정도 재워 두면 된다. 이렇게 하면 소독약이 발산된다.

위가 허약한 사람도 반 년에서 일년 정도 마시면 생수에 적응할 수 있다. 처음에 반 컵을 마시고 설사한 사람은 나중에 한 컵을 마셔도 설사하지 않으면 이미 적응했다고 할 수 있다. 그 후 양을 조금씩 늘려나가면 된다. 양을 늘리면 불편할 수도 있다. 조금 불편한 정도일 때는 두려워할 필요가 없다. 이것을 바로 〈증상즉요법(症狀則療法)〉이라고 한다. 이것은 몸이 생수에 대해 일으키는 반응이다.

이 과정을 거치면서 위의 기능이 강화될 것이다. 그래서 이 방법을 견지해야지 두려워하면 안 된다. 일정한 기간이 경과한 후 증상은 소실될 것이다. 증상이 소실된 후 양을 더 늘린다. 이렇게 점차 양을 늘리면 정상적으로 생수를 마실 수 있게 된다. 그래서 하루에 1000에서 2000cc를 마셔도 아무 탈이 없으면 위장기능이 정상으로 되었다고 할 수 있다.

이 정도가 되면 조금 안 좋은 음식을 먹었다고 해서 설사하는 일은 없어진다. 우리가 먹는 음식들이 절대적으로 위생적이라고 할 수는 없다. 식당의 그릇이나 도구들이 절대적으로 깨끗하다고 장담할 수 없다. 우리들은 일상생활에서 세균들을 매일 접하고 있다. 그래서 우리가 단련하지 않으면 언제라도 감염될 수 있다.

질문 아까 생수에 있는 생명력은 광물질이라고 하였다. 그런데 광물질을 많이 먹는다고 해서 세균에 대한 적응력이 커진다는 것은 이상하다.

답 철분을 먹으면 혈을 보하고, 요오드를 먹으면 무엇을 보강한다고 한다. 그러나 이러한 보강작용이 세균에 대한 적응력과 완전히 관계가 있는 것은 아니다. 내가 강조한 것은 세균을 강조한 것은 아니다. 세균을 전혀 먹지 않는다는 것은 불가능하다. 매일 세균이 우리 몸을 드나들고 있다. 몸에 적응력이 강하면 이런 세균이 우리 몸에 별로 영향을 주지 못한다. 하지만 우리가 세균들에 대하여 지나치게 민감하여 너무 조심하면 오히려 세균에 대한 저항력이 떨어진다. 그래서 우리가 흔히 말하는 〈물갈이한다〉는 질환에 걸리는데, 이것은 실제로는 위장 기능이 악화된 것이다.

도시에 사는 아이들은 밥을 먹기 전 항상 손을 씻고 그릇 등은 소독해서 쓰는데, 이렇게 생활하면 도시에는 별 문제가 없지만, 시골에 가면 문제가 된다. 시골은 아무래도 위생 관념이 적다. 그리고 파리도 들끓는다. 그래서 도시 아이들이 시골에 가서 밥을 먹으면 문제가 생긴다.

중국의 예를 들어보겠다. 옛날에 무슨 〈××운동〉이라고 해서 도시의 간부들이 시골로 내려가서 지휘를 하였다. 어느 간부는 산서성의 어떤 도시에서 왔다. 그는 그 지방의 의사였다. 대학을 졸업하고 의사가 된 사람이다. 의사는 위생을 가장 중시하는 사람이며, 특히 양방 의사들은 아주 위생을 중시한다. 그가 도시에서 생활할 때에는 식사하기 전에 손을 씻는 등 위생에는 아주 철저했을 것이다. 그래서 도시에서는 복통이나 설사 같은 문제가 전혀 없었다.

그런데 이 사람이 우리 고향에 와서 밥을 먹자 바로 설사를 했다. 그는 남들에게 말도 못하고 밥을 안 먹을 수도 없고 해서 그냥 계속 밥을 먹었다. 그 사람이 만약 특별 대우를 요구한다면 농촌 사람들이 자신의 사상이 불량하다고 할 것 같아서 말을 못했다.

그래서 그는 한 방법을 고안해 내었다. 그는 밥그릇에서 속만 파먹고 그릇에 묻어있는 밥은 먹지 않았다. 그릇이 지저분하여 속만 먹은 것이다. 평소 위장을 단련하지 못했기 때문에 세균이 조금만 있어도 이상을 일으킨 것이다. 만약 그가 평소 단련했다면 이런 문제는 발생하지 않았을 것이다. 생수를 먹는 요법은 보기에는 비위생적이지만 체질을 개선하는 작용이 있다. 하지만 물의 청결은 신경을 써야 한다. 세균이나 독소에 오염된 물은 좋지 못하다. 우리가 강조하는 것은 깨끗한 샘물이나 깨끗한 우물물이다. 오늘은 여기까지 합니다.[62)]

---

62) 오늘 강의한 날은 1999년 12월 29일이었다. 금년에 우리 원전의사학 전공 대학원생들이 모이는 마지막 날이었다. 망년회를 하기로 하였다. 참가한 사람들은 나와 리유곤 선생님을 포함하여 안영국, 백근기, 백진웅, 김한성, 임태정 원장과 나중에 계용암 선배까지 오셨다. 연말이고 해서 회포도 풀 겸 약간 무리해서 남한산성으로 올라갔다. 옛날 청나라 군대에 포위되어 있던 우리 조상들은 후손들이 이곳에 식당을 즐비하게 지어놓으리라고 생각도 못했을 것이다. 보통 식당들이 그렇듯이 먼저 물을 내놓고 주문을 받아갔다. 모두 한 컵씩 들이켰다. 오늘 낮에 강의를 받은 바로 그 〈생수〉구나 하면서 아주 달게 마셨다. 그때 김한성 원장이 물통을 들더니 〈어! 이 물 진짜 생수네〉 하면서 물 속에 들어있는

질문 단식할 경우 어떠한 반응과 증상이 나타나면 단식을 중단해야 하는가?

답 어지럼증이나 구역질[오심]이 생기면 단식을 중단해야 한다. 가장 주 증상은 어지럼증이다. 어떤 경우에는 오심이 나타날 수 있다. 심한 경우에는 위산을 토할 수도 있다. 물을 많이 마시면 이 문제를 해결할 수 있다.

질문 개량 단식은 며칠 동안 하는가?

답 보통 10일 하고 너무 오래하지 않는다. 너무 오래하여 체중이 떨어지면 허약해지기 때문이다. 위험 부담은 적지만 체력 저하가 심하다.

질문 개량단식에도 음식을 줄여나가다가 단식 후 다시 늘려나가는가?

답 개량단식은 완전한 단식에 비하여 엄격함을 요구하지 않지만 점차적으로 음식량을 줄이고 늘려갈 필요가 있다. 이렇게 하면 개량단식하는 과정을 견디기 쉽다.

질문 개량단식에도 3일 단식한다면 미리 3일 동안 음식을 줄이고 단식 후 다시 3일 동안 음식량을 늘려나가는가?

답 그렇게 할 수도 있다.

질문 개량단식법은 여러 가지인데 질병에 따라 적합한 단식요법이 있는가?

답 방법들은 특별한 질병에 효과가 있는 것은 아니고 경계해야 할 것을 주의해야 한다. 이를테면 심장기능이 안 좋으면 소금은 먹지 말고, 위궤양이 있

어떤 〈생물(生物)〉을 보여주었다. 처음에는 작은 물고기인줄 알고 놀랐다. 물통 속에 웬 물고기가 다 사는가 하면서……. 그런데 다시 자세히 보니 작은 물고기가 아니라 꼼지락 거리면서 움직이는 작은 물벌레였다. 무슨 곤충 애벌레인 듯도 하였다. …… (잠시 침묵이 흘렀다 …… 아마 각자 무슨 생각을 했을 것이다. 벌레나 물고기나 어차피 마찬가지 일텐데 나는 차라리 물고기가 있었으면 하는 생각이 들었다.) …… 이 식당에서는 손님들에게 그냥 개울물을 떠와서 주나? 하지만 각자 컵에 담겨 있던 물은 이미 다 마셔 버렸다. 건강에 좋다는 정말 생수를 먹었는데, 마음이 개운치 못하다. 이때 아직 물을 안 마시고 있던 안 선생이 자기도 동참해야 한다고 하면서 컵에 있던 물을 마셔버렸다.

으면 미탕(米湯)이 좋고, 변비가 있으면 야채죽을 먹는다. 이렇게 특별한 방법이 어떤 질환에 좋은 것이 아니라 피해야 할 증상을 잘 알아야 한다.

질문 단식하기 전에 구충제를 먹는 이유는 무엇인가?

답 요즈음 흔히 쓰는 방법은 아니다. 그러나 회충이 있을 때 밥을 먹지 않으면 기생충들이 먹을 것이 없어서 다른 곳으로 뚫고 나간다. 그래서 문제가 생긴다. 농약을 쓴 이후 회충이 일으키는 이러한 문제는 거의 줄었다.

지난 주에 단식할 때 생수나 차를 많이 마셔야 한다는 점을 소개하였다. 생수 마시는 방법은 이미 소개하였다. 오늘은 감잎차[柿葉茶] 복용법에 대하여 소개한다.

10 감잎차 복용법

10.1 감잎과 비타민

감잎차는 당연히 감나무 잎을 가공하여 만든 차다. 감나무 잎은 자원이 아주 풍부하다. 한국에 와서 보니 곳곳에 감나무가 있었다. 감잎의 작용에 대해 사람들은 오랫동안 소홀히 여겼지만 실제로 감잎에는 아주 훌륭한 보건작용(保健作用)이 있다. 지금 일본에서는 감잎차를 마시는 사람이 많고, 중국에도 감잎차를 마시는 사람들이 있다. 이제 감잎차의 효능과 가공 방법 그리고 복용법에 대하여 소개한다.

감잎차 속에 가장 많이 함유된 것은 비타민 C다. 우리가 먹는 음식 중에서 감잎차의 비타민 C 함유량은 1, 2위를 다투며 다른 식물의 함량은 비교할 수도 없다. 연구 발표에 의하면 감잎 100g 속에는

600~800mg의 비타민 C가 있다고 한다. 우리는 녹차 속에 비타민 C가 많다는 것을 알고 있다. 하지만 감잎차에는 녹차보다 3~4배 많다. 그리고 배추나 기타 녹색 채소들에도 비타민 C가 많이 있지만, 감잎차에는 이러한 채소에 비하여 6~30배까지 있다. 과일 중에는 포도나 레몬 등 신맛이 나는 과일에 비타민 C가 많다. 감잎차에는 포도보다 6~8배 많다. 그리고 레몬보다 15~20배 정도 있다. 또 단맛이 나는 과일, 예를 들어 바나나와 복숭아와 비교하면 감잎차에는 100배 정도 들어있다. 이렇게 특별히 감잎에 비타민 함량이 높다.

물론 감잎에는 이외에도 많은 물질이 있다. 황동류(黃銅類)와 엽록소 등 많은 물질이 있다. 그래서 감잎차를 자주 마시면 인체는 충분한 비타민 C를 확보할 수 있다. 비타민 C는 인체의 정상적인 신진대사에 중요 작용을 한다. 당연히 신진대사가 정상이라야 질병을 예방하고 치료할 수 있다. 그러므로 감잎차를 자주 마시면 질병 예방과 치료에 많은 도움이 된다.

구체적으로 말씀드리면, 감잎차는 인체 모세혈관의 치밀성을 증가하여 탄력을 높인다. 또 조혈(造血) 기능을 자극한다. 그래서 감염에 저항하는 면역력을 향상시키며 조직 세포의 노화를 지연한다. 그래서 감잎차를 마시면 비타민 C가 저하하여 생기는 질병과 동맥경화, 고혈압 그리고 관상동맥질환을 예방할 수 있다. 특히 올해 증명된 사실은 감잎차가 동맥혈관을 확장하고 혈중 지질을 떨어뜨린다는 것이다. 그래서 어떤 나라에서는 이 감잎차를 중시하기 시작하였다.

또 감잎차는 약산성이다. 우리가 흔히 마시는 녹차는 약간 알칼리성이다. 녹차 속에는 카페인이 들어 있다. 그래서 녹차를 많이 마시면 불면증 같은 반응을 일으킨다. 그래서 어떤 사람들은 오후나 저녁에는 차를 마시지 못한다. 그러나 감잎차에는 카페인이 없다. 그래서 감잎차는 불면이나 유사한 부작용이 없다.

그리고 감잎차는 제조 방법이 쉽다. 공장에서도 가공하지만 집에서도 가공할 수 있다. 한국에서도 집에 감나무를 심어놓은 사람들이 많은데, 이런 경우에는 집에서도 충분히 가공할 수 있다. 이것은 경제적이면서 편리하고 효과가 좋은 자원이다. 이제 제조 방법에 대하여 설명한다.

10.2 감잎차 제조 방법

우선 감잎을 채집한다. 채집 기간은 비타민 C 함량이 가장 많은 시기에 해야 한다. 감잎이 이미 시들거나 색이 노랗게 변하면 소용없다. 감잎의 색이 가장 짙푸르고 성장이 왕성할 때 따는 것이 좋다. 일반적으로 양력 6월에서 10월 사이에 채집한다. 그리고 채집하는 시간은 오전 11에서 오후 1시 사이 햇빛이 가장 충만할 때 따는 것이 좋다. 감잎을 딴다고 감나무 성장에 영향을 주지는 않는다. 한 나무의 잎을 모조리 따는 것이 아니라 한 가지에서 조금씩만 딴다. 이렇게 하면 나무의 생장에 영향을 주지 않는다.

감잎을 채집하여 잘 씻은 후 햇볕에 말리지 않고 그늘에서 자연스럽게 말린다. 그리고 감잎 중간의 두꺼운 잎맥은 반으로 접어서 제거한다. 그리고 칼로 녹차처럼 가늘게 썬다. 솥에 물을 끓이고 그 위에 찜통을 올려놓고, 찜통 속에 수증기와 열기가 가득 차면 찜통을 내려놓는다. 그리고 잘 썰어 놓은 감잎을 빨리 찜통 속에 골고루 편다. 너무 두껍게 깔지 말고 보통 3mm정도 두께면 된다. 그리고 꼭꼭 눌러 담지 말고 듬성듬성 깐다. 이 찜통을 다시 솥 위로 올려놓고 뚜껑을 잘 덮는다. 그리고 한 1분 정도 찐다. 뚜껑을 열고 부채질하여 30초 정도 안에 열기를 흩어버린다. 그리고 다시 뚜껑을 덮고 1분 30초 정도 다시 찐다.

이렇게 다 찐 후 찜통을 들어내어 대나무 용기처럼 통기가 잘 되는 용기에 저장해 둔다. 금속성 용기에 담아두면 안 된다. 통풍이 잘 되고 시원한 곳에 저장해야 한다. 그리고 그늘에서 말린다. 햇볕에 말리면 안 된다.

10.3 복용법

차로 마시는 방법은 일반적인 녹차 마시는 법과 같다. 찻잎을 적당한 만큼 컵에 넣고 뜨거운 물을 붓는다. 컵은 유리컵이나 다기가 좋고 금속 컵은 쓰지 않는다. 10분에서 15분 정도 이렇게 담근 후 마시면 된다. 이 시간이면 충분하며, 너무 오래 담가두면 비타민 C가 파괴되어 별로 좋지 못하다.

감잎차는 여러 번 재탕하여 마실 수 있으며, 더 이상 아무런 맛이 나오지 않을 때까지 먹는다. 뜨거운 물로 먹을 수도 있지만, 생수로 타 먹는 방법도 있다. 생수로 감잎차를 마실 때는 담가두는 시간이 비교적 길어야 한다. 보통 한 시간 반 정도 담가둔다.

단식 기간 중에는 감잎차를 하루 1000에서 2000*ml* 정도 마신다. 단식 기간이 아닌 때도 마실 수 있다. 특히 운동이나 노동으로 땀을 많이 흘렸거나 발열을 수반하는 질병에 걸려서 비타민 C 소모가 많은 경우 감잎차를 마시는 것이 좋다.

주의할 점은 감잎차를 마시고 15분 내에는 알칼리성, 예를 들어 녹차 같은 것은 마시지 않는 것이 좋다. 그렇지 않으면 감잎차의 효능이 떨어진다. 집에서 만든 감잎차는 맛이 별로 좋지 않다. 전에 저도 집에서 만들어 먹은 적이 있는데, 파는 것보다 맛이 많이 없었다. 그러나 계속 먹다보면 그럭저럭 먹을 만하다. 여러분도 흥미가 있으면 올해 감잎이 왕성할 때 제조해 볼 수 있다. 감잎차는 병이 있든 없든 마실 수 있다. 이것은 일종의 보건 음료이기 때문이다.

총괄

이상으로 관상동맥질환을 설명하면서 단식과 식이요법을 부가하여 시간이 길어졌다. 다시 관상동맥질환으로 돌아가서 치법과 예방을 살펴본다. 협심증을 치료할 때 약물 치료와 음식요법 외에도 중요한 것은 정신을 다스리는 것이다. 어떤 정신 자극이든 특히 정서적 파동이 격앙하면 모두 협심증을 유발할 수 있다. 지나치게 슬퍼하거나 분노, 긴장, 공포, 심지어 기뻐하는 것조차 영향을 미친다. 환자는 평소에 정신과 정서를 잘 다스려야 한다.

물론 이 말은 정서 변화를 전혀 없게 하는 것이 아니라 정서 변화 폭을 크게 하지 말라는 뜻이다. 즐거운 일이 생겨도 너무 기뻐하면 안 된다. 슬픈 일이나 안 좋은 일이 생겨도 지나치게 슬퍼하거나 지나치게 분노하는 것도 좋지 않다. 이것이 바로 노자의 사상이다. 그는 〈생이불희(生而不喜), 사이불비(死而不悲)〉라고 하였다. 사람이 태어나는 것만큼 기쁜 일이 없고 죽는 것만큼 슬픈 일이 없지만 이것은 일상적인 사람의 일이며 크게 기뻐하거나 슬퍼할 일이 아니라고 하였다. 특히 노인들은 이런 정신적 자극에 민감하며, 흔히 이런 정서를 제어하는 능력이 저하되어 있다. 그래서 가급적 정서의 파동을 야기할 상황을 피하는 것이 좋다. 또 다른 사람과 논쟁하는 일도 피한다. 그리고 흥분을 야기하는 텔레비전 프로그램도 삼가는 것이 좋다. 이런 일들은 가급적 피해야 한다.[63]

제가 본 어떤 환자는 친구와 축구 시합을 보면서 도박을 하였다.

그때 너무 긴장하여 병이 생기고 결국 심근경색(心筋梗塞)까지 이르게 되었다.

환자는 자신의 질병에 대하여 정확하게 직면해야 한다. 그리고 질병을 이겨야 한다는 정신적 무장이 필요하다. 협심증이 발병하면 치료와 조리를 통해 완전히 치료할 수 있으며, 적극적으로 치료에 임하면 천명을 다할 수 있다.

그리고 또 언급할 내용은 기거와 운동이다. 지나친 과로나 심한 운동, 흡연 등은 피하는 것이 좋다. 급성 발작기에는 침상에 누워 휴식해야 하지만 그 외에는 그럴 필요가 없다. 오히려 적당한 운동이 좋다. 이렇게 하면 혈액순환을 촉진하여 심폐기능(心肺機能)을 향상할 수 있다.

이 부분에 대하여 이전 의학에서는 관점이 달랐다. 옛날에는 협심증 환자들은 가급적 휴식을 취하고 운동을 삼가는 것이 좋다고 하였다. 결국 많은 심장질환 환자들이 노동력을 상실하였다. 그러나 실제는 오히려 점차 정신적인 육체적인 활동을 통해서 인체 기능을 향상할 수 있다.

한 예를 들어보겠다. 제 스승은 50세에 심근경색을 앓았다. 스승은 당시 생활이 좋고 잘 먹어 몸이 많이 뚱뚱하였다. 그러다 관상동맥질환에 걸렸다. 병원에서 치료를 받은 후 퇴원하였는데, 의사는 충분한 휴식을 취하라고 하였다.

그런데 그 분은 휴식을 취하다가 답답한 마음이 들었다. 중의학에서는 이러한 질환에 걸리면 기혈을 활성화해야 하는데, 쉬기만 해서 어떻게 기혈이 활성화되겠느냐 생각하였다. 인체는 활동해야 기혈이 활성화된다. 그래서 양의사 말을 듣지 않고 나가서 활동하였다. 처음

63) 여기서 리유곤 선생님은 심리적인 문제에 대해서는 많이 언급하지 않고 있다. 필자의 견해는 육체적인 문제 못지않게 심리적인 문제가 중요하다고 생각한다. 심장병편 끝 부분에 인용한다.(필자)

에는 집 부근을 산책만 하였는데, 별 문제가 없었다. 이후 북경의 북해공원에 있는 백탑까지 올라갔다. 백탑은 공원의 정상에 있다. 처음에는 산자락만 갔다가 쉬고 다시 정상으로 향하다가 쉬고 백탑까지 올라갔다. 산을 탈 때 심장에 통증이 느껴질 때까지 올라가고 통증이 생기면 휴식하였다. 일정한 시간 휴식을 취한 후 다시 올라갔다. 일정 기간 이렇게 운동 후 나중에 산자락에서 꼭대기까지 쉬지 않고 올라갈 수 있게 되었다. 이렇게 해도 아무런 통증도 느끼지 않았다. 이런 식으로 2~3년 단련하였다.

그리고 심전도(心電圖)를 검사하였더니 심근경색의 흔적을 전혀 찾을 수 없게 되었다. 이후 그는 매일 단련하여 나중에는 살고 있는 곳에서 북해공원까지 걸어 다녔다. 거리는 약 10km정도다. 공원까지 가서 기공도 하였다. 기공을 한 후 다시 차를 타고 학교로 가서 수업을 하였다.

60세 이후 갈수록 몸이 좋아졌고 심장병도 없어졌다. 이 분께서 70세가 되었을 때 몇몇 제자들이 스승을 모시고 산서성(山西省)의 높은 산을 탔는데, 스승이 제일 먼저 정상에 올랐다. 그리고 이 분은 체형도 아주 날씬하게 바뀌었다. 이렇게 운동은 필수적인 것이다.

하지만 운동은 반드시 적당해야 한다. 자신의 체질과 병세를 고려하여 자신에게 맞는 운동 방법과 운동량을 선택해야 하며 시간을 잘 조절해야 한다. 점차 진행해야지 조급하게 마음먹으면 안 된다. 허약 체질이나 병세가 심하면 짧은 시간만 운동하며 가벼운 산책 등이 좋다. 신체가 적응한 후 빨리 걷고 시간과 거리를 점차 늘린다. 매일 2~3회 정도 매회 30분 산책하고 그래도 괜찮으면 다른 운동을 해도 된다. 예를 들어 기공을 하거나 빨리 걷거나 등산하는 것이다. 요즈음에는 이런 종류 단련법이 많이 개발되었으므로 잘 활용하면 된다. 여기까지 설명하고 이제부터 질병의 예방에 관한 문제를 설명해 드린다.

11 심장병 예방

11.1 심장병을 예방하는 시기

관상동맥질환이 생기면 치료는 예방에 비하여 상대적으로 어렵다. 왜냐하면 발작이 시작하면 이미 상당한 시간이 진행했기 때문이다. 게다가 연령이 많을수록 병이 심해진다. 서양의학에서는 관상동맥질환이 일단 발병하면 회복이 불가능하다고 간주한다. 그래서 관상동맥질환을 사형의 만기 집행이라고 부른다. 따라서 이러한 질병은 예방이 가장 중요하다.

이러한 종류의 질병에 대한 예방은 전염병의 예방과 전혀 다르다. 전염병은 백신 접종만으로도 가능하다. 그러나 이러한 질병은 불량한 생활 습관으로 생기는 병이므로 백신으로 예방할 수 없다. 따라서 예방은 일상생활에서 시작해야 한다.

그렇다면 언제부터 이 병을 예방해야 하는가? 이러한 문제는 여러 관점이 있다. 대다수 사람들은 중년 이후 예방하면 된다고 말한다. 중년 이후란 40세 이후다. 왜냐하면 이 질병은 40세 이후 발병률이 높아지기 때문이다. 그래서 대부분 서양의사들은 40세 이후 이 병을 예방해야 한다고 한다.

하지만 40세도 이미 늦다고 말하는 사람들이 있다. 30세 심지어 20세부터 예방해야 한다고 말한다. 여러분들은 이 부분에 대하여 어떻게 생각하는지 모르겠다. 의견을 말해 보라. 언제부터 예방해야 하는가?

…… (잠잠) ……

(답) 출생부터다.

수강생들은 〈하하!!〉 웃었지만, 선생님은 정색을 하며 〈맞다〉고 하였다.

몇 살부터든지 모두 분명히 이치는 있다. 통일된 표준은 없다. 한 개체에 대해 말하면 어릴 때부터 모든 면에서 예방해야 한다. 그래서 집안의 가장과 그 사회가 모두 이해하고 있어야 한다.

하지만 대부분 가장들은 이런 지식이 없다. 그들은 자식에게 영양가 높은 음식을 주어 빨리 자라면 좋다고 생각한다. 그리고 많은 가장들은 어떻게든 몸에 좋은 것을 먹여서 아이가 빨리 자라도록 요구한다. 부모가 이렇게 하는 것은 아이를 위한 일이지만 결국은 그 아이에게 해가 되는 행위다. 어릴 때 제대로 음식 습관을 기르지 않고 체중이 늘어나면, 그래서 서른 살 마흔 살이 되면 정상으로 회복하기 아주 어렵다. 왜냐하면 인체 조직과 기관은 생장하면서 한편으로 노화하기 때문이다. 생장이 빠를수록 노화도 빠르다. 생장을 촉진한다는 말은 노화를 촉진하는 것과 같은 의미다. 따라서 예방이 빠를수록 수명을 더 연장할 수 있다.

더 나아가 이러한 예방은 한 사람의 일생에 관한 일만은 아니다. 앞 세대가 책임을 져야 한다. 왜냐하면 어떤 경우는 임신중에도 문제가 있기 때문이다. 미국에서는 신생아의 혈중 지질이 매우 높은 경우가 많다.

이러한 시각에서 예방은 신생아부터 시작하는 것이 아니라 임신부터 시작해야 한다. 요즈음은 생활 수준이 높아져서 임신하면 매우 적극적으로 영양을 공급한다. 그래서 뱃속부터 태아가 아주 튼튼하다. 심지어 출산할 때 태아가 너무 커져서 자연분만이 어렵고 결국 제왕절개까지 한다. 이렇게 되면 어른도 고생하고 태어난 아이도 나중에 고생한다.

따라서 심장병 예방에 관한 문제는 출생 후가 아니다. 중의학에서는 태교(胎敎)를 말하는데, 이 태교가 바로 예방 문제를 내포하고 있다. 이 때 제대로 예방하지 않으면 태어날 아이의 질병 초석을 닦아 놓는 것이다.

예방을 언제부터냐 하는 것은 아주 말하기 어렵다. 최소 신생아부터 예방해야 한다고 말할 수 있다. 더 발전적으로 말하면 임신기부터 해야 한다고 할 수 있다.

그리고 임신부가 정상이려면 그 임신부가 신생아인 때부터 시작해야 할 것이다. 따라서 어떤 질병은 한 세대만 영향을 미치는 것이 아니라 여러 세대에 걸쳐서 영향을 미친다. 이 점에 주의를 기울이지 않으면 나중에 그 사회는 많은 문제가 일어날 것이다. 이상 예방하는 시기에 대해 말씀드렸다.

11.2 심장병 예방법

11.2.1 음식이 중요하다

심장질환 예방법 중 가장 중요한 것은 음식이다. 현대사회는 음식이 크게 변했다. 사회는 갈수록 진보하고 생활수준이 갈수록 높아진다. 영양 공급도 갈수록 넘친다. 그래서 아이들에게 먹이는 식품 영양가도 갈수록 높아지며, 아동 비만 발생률도 갈수록 올라간다. 이것은 전 세계에서 문제가 되고 있다. 따라서 이 문제는 전체 사회가 노력해서 극복해야 한다.

제가 한국에 와서 아이들을 보니 나가서 군것질을 많이 하고 우유와 초콜릿 등도 많이 먹는데, 기본적으로 채소는 먹지 않았다. 사탕과 육류를 많이 먹고 있었다. 아이들이 고기를 좋아하고 채소를 싫어하니까 부모들은 고기를 많이 사주게 된다. 이렇게 되어 애들이 어릴 때부터 뚱뚱해진다.

이런 아이들은 대개 전통 음식인 김치를 먹지 않는다. 이 아이들이 앞으로 어떻게 되겠는가. 이 아이는 어릴 때는 건실하게 자랄 것이다. 키가 크고 골격은 커지지만 일정한 연령이 되면 여러 질병이 나타난다. 그래서 요즈음 40살이 되기도 전에 관상동맥질환이나 중풍 같은 뇌혈관 질환을 앓는 사람이 늘어난다. 다음 세대는 더 큰 문제가 일어날 것으로 보인다.

제 개인적 생각으로는 사회가 아무리 발전해도 음식은 너무 변하면 안 된다. 물질적인 좋은 것은 추구할 수 있지만 음식은 절대 그렇게 하면 안 된다. 집이 너무 협소하면 돈을 벌어서 큰 집을 마련할 수 있고, 옷도 좋은 옷을 입을 수 있다. 하지만 음식은 어떤 것이 좋다고 해서 그것을 사거나 추구하면 안 된다. 음식은 좋고 나쁨이 없다. 반드시 전통을 유지해야 한다.

세계보건기구(WHO)에서 전통 음식이 바로 건강을 지키는 보건음식이라고 발표하였다. 중국의 전통 음식은 중국인에게 적합하며 미국의 전통 음식은 미국인에게 적합하다. 남방 음식은 남방인에게 적합하다. 북방 음식은 북방인에게 적합하다. 북방은 기온이 낮아서 육류가 많이 필요하다. 남방은 기후가 더워서 채소와 과일을 많이 먹는다. 동방인은 전통적으로 오곡과 채소와 잡곡을 주식으로 하였다. 서양인들은 상대적으로 육식을 많이 하였다. 이것은 오랫동안 형성되어 온 습관이다.

그런데 현재는 한꺼번에 모두 서양 음식으로 바뀌고 있다. 그것도 진정한 전통 음식이 아니라 현대 서양 음식으로 바뀌고 있다. 현재 서양 음식은 이미 서양인들에게도 문제점을 일으키고 있다. 원래 서양에서는 육류 가격이 아주 높고 채소가 아주 쌌다. 그러나 현재는 상황이 거꾸로 되었다. 요즈음은 고기가 싸기 때문에 가난한 사람들은 고기를 먹는다. 채소는 아주 비싸다. 육식이 유해하다는 것은 서양인들 경험에서 얻어낸 것이다.64) 그래도 이러한 교훈이 아직 보편화하지 못하여 많은 사람이 알지 못한다.65)

특히 영양 과잉에 관한 문제가 심하다. 서양의 영양학에서는 영양 수치를 항상 높게 잡고 있다. 지금 그들이 택하는 영양 표준은 독일군대의 영양 가치를 기준으로 하고 있다. 전쟁 중 독일군대의 훈련량은 세계에서 가장 높았다. 그래서 필요한 영양량이 아주 높았다. 영양량이 높고 훈련량이 높으면 에너지 발산 양도 상대적으로 높아질 것이다. 그래서 그들은 영양을 높게 잡고 모든 사람이 그대로 영양을 섭취하여 국민 체력을 증강하여 세계를 제패하려고 하였다. 이후 서

---

64) 채식주의 : 하버드 대학과 라만린다 대학에서 공동 조사한 통계치에 따르면 완전채식주의자, LO채식주의자(계란과 우유만 먹는 채식주의), 보통 미국사람의 3그룹으로 나누어 영양과 건강상태를 비교하였다. 그 결과,

① 어느 그룹에도 여덟 가지 필수아미노산을 포함한 단백질 부족은 없었다.

② 혈액 중 단백질인 글로불린 등 수준도 현저한 차이가 없었다.

③ 성장기 소년 소녀들의 발육도 거의 차이가 없었다.

④ 성인의 콜레스테롤치와 체중은 채식주의자가 훨씬 적었다.

이러한 결과에서 채식주의 보급 협회장인 하아샤프트 박사는 〈단지 동물성 식품을 지금보다 적게 섭취하라는 소극적인 권장은 안 된다. 단계적으로 전폐하고 완전 채식주의로 하는 것을 최종 목표로 삼아야 한다〉고 증언했다. 『잘못된 식생활이 성인병을 만든다』, p. 156.

65) 단백질 무용론 : 탄수화물을 섭취하면 단백질이나 지방은 얼마든지 몸 안에서 만들어진다. 초식동물인 소나 코끼리 등이 거대한 몸집과 활력을 갖고 있는 것이 바로 그 증거다. 이들은 특별히 스테이크 같은 것을 먹는 것도 아니고 풀에 함유된 탄수화물을 장에서 단백질로 만들거나 지방으로 변화시키고 있을 뿐이다. 단백질이나 지방이나 모두 탄수화물이다. 『자연의학의 기초』, p. 334.

양의 영양학자들은 이 표준을 모방하게 되었다.

이러한 서양학이 결국 동양까지 전파되었다. 동양인도 이러한 영양학을 따라가게 되었다. 그래서 짧은 기간 영양량의 경쟁시대가 도래하게 되었다. 이전 경쟁은 두뇌싸움이 관건이었지만, 현재는 체력의 경쟁이 되었다. 그래서 대부분 나라에서 자국민의 신장과 체격이 갈수록 커지고 건실해지기를 목표로 하고 있다.

하지만 그것으로 무엇을 하겠는가? 체격으로 무엇을 하겠는가? 그것은 바로 싸움을 하자는 것이다. 적과 싸워서 이기는 것이다. 그래서 영양학은 바로 전쟁학(군사학)의 일부다. 즉 군사영양학인 것이다.[66]

이것은 진정한 건강과 장수를 위한 영양학이 아니다. 요즈음 체육과 비슷한 상황이다. 요즘 체육은 우승컵을 쟁취하기 위한 체육이지 건강 증진을 위한 체육학이 아니다. 대부분 운동 선수들이 신체적으로 건강하지 못하다. 이제 영양학에 대하여 정확하게 인식해야 할 때가 왔다. 요즈음 사람들의 운동량은 당시 영양의 기준을 세웠던 때에 비하면 아주 떨어져 있다. 모든 공장은 자동화가 되어 있고, 집밖을 나가면 다리를 쓰지 않고 차로 이동한다. 심지어 집안의 일도 기계로 한다. 먹는 것도 옛날보다 훨씬 좋아졌다. 이렇게 되면 반드시 병에

---

66) 육식이 체격 대형화를 유발하는 기전 : 아미노산은 장내에서 각종 유해물질인 아민, 암모니아, 유화수소, 페놀, 스카톨 등으로 변한다. 이들이 모두 혈액 속으로 흡수되면 혈액 오염이 지나치게 심해지고 이런 상태가 장기간 지속하면 생명이 위험해진다. 몸은 이처럼 유해한 물질의 농도를 나름대로 희석하기 위하여 몸의 용적을 크게 한다. 결국 독성 해독이 필요하기 때문에 대상성으로 체구가 커지는 것이다. …… 육식으로 대형화된 사람의 체질은 대단히 상태가 나빠서 체력이 거의 없고 단명으로 끝난다. …… 쉽사리 감기에 걸리고 조금만 뛰어도 심장마비로 사망하기도 한다. 외견상 훌륭한 모습이지만 내실은 좋지 않다. 수명 단축되는 것은 똑같은 행동을 해도 거구를 움직이면 에너지를 그만큼 많이 소모하기 때문이다. …… 대형화는 〈체질의 악화〉이므로 서로 상반되게 대치되어 있는 현실을 각별히 인식해야 한다. 『자연의학의 기초』, p. 389.

걸리게 되어 있다. 그래서 제 의견은 질병 예방은 전통적인 음식을 섭취하고 소식해야 한다는 것이다.

11.2.2 꾸준히 운동한다

또 덧붙일 점은 운동해야 한다는 것이다. 요즈음 운동량이 너무 적다. 특히 도시 아이들은 운동을 거의 안 한다. 집과 학교 사이 거리가 아주 가까울 뿐 아니라 차로 태워다 주기까지 한다. 방과 후 숙제를 하는 등 거의 실내에서 활동한다. 이 아이들이 성장하고 나면 다리에 힘이 없게 된다. 다리 퇴화는 인체가 퇴화하는 시초다. 이것은 아주 위험한 현상이다.

사회 진보는 원래 인류에게 이익을 가져오는 것을 의미하지만, 요즈음 대부분은 인류에게 재난을 초래하는 경우가 많다. 현재 대부분 질병은 운동 부족으로 야기된 것이다. 그래서 가정이나 사회의 조건이 아무리 좋아도 우리는 의식적으로 꾸준히 운동해야 한다. 걸어서 갈 수 있는 거리는 함부로 차를 타고 다니면 안 된다. 매일 반드시 걸어서 다니는 시간이 있어야 한다. 이러한 시간이 없다면 건강을 보장할 수 없다.

왜냐하면 걷는 것은 인류에게 가장 기본적인 건강 활동이기 때문이다. 따라서 반드시 의식을 가지고 실행해야 한다. 의식이 없다면 일생동안 하기 힘들다.

요즈음 젊은 사람들은 차를 타고 다닌다. 게 중에 어떤 사람들은 걸어야 한다고 생각해도 주변 사람들이 모두 차를 타고 다니면 거기에 휩쓸려 차를 타고 다닌다. 그래서 운동 습관을 기르기 힘들다. 차는 자신의 경제력을 과시하고 폼을 잡고 다닐 수 있지만, 다른 사람은 차를 타고 다니는데 자신은 없으면 위축되는 경향도 있다. 하지만 걸어다니는 사람이야말로 진정한 부자다. 그는 최후의 부자가 될 것이다.

그래서 보행의 좋은 점을 반드시 선전해야 한다. 많은 나라에서는 만보걷기 운동을 하고 있다. 만보기를 착용하고 매일 만보를 걷는다. 이 만보기는 감독하는 기능을 한다. 하지만 의식적으로 걷기를 하면 만보기는 있으나 없으나 마찬가지다. 관건은 자기 의식에 달려 있다.67)

물론 이외에도 다른 단련법이 있다. 예를 들어 등산이나 피크닉을 하는 것이다. 또 각종 체육 활동도 있다. 그밖에 특히 혈관의 기능을 강화하는 운동도 있다. 그 중 하나가 온냉욕이다. 이러한 설비가 있는 병원도 있다. 한쪽은 온탕 한쪽은 냉탕이 있다. 온수는 모세혈관을 확장하고 냉수는 모세혈관을 수축한다. 온수(溫水)에 들어갔다가 냉수(冷水)에 들어가면 혈관의 기능이 강화되고 심혈관 기능을 향상하는 데에 분명한 작용을 한다.

---

67) 운동을 강조하다 보니 걷기와 뛰기를 혼동하는 사람들이 많다. 아래에 소개한다.
건강하게 살고 질병을 예방하는 차원에서 〈유산소 운동으로 심폐에 활력을 불어넣어라〉 하는 캠페인이 벌어지고 있다. 그래서 현대인들은 자신이 운동하지 않는 상황에 대해 거의 신경증적인 반응을 보이며 자책하고 있다. 그러나 심장병 재발 방지를 위해 위험한 신체활동을 피하라고 권하는 견해가 있다. 〈미국에서 매년 조깅하다가 갑작스럽게 죽는 사건이 약 455건이 있다고 한다.(대부분 원인은 심장질환 때문이며 도로에서 달리다가 자동차에 치여 사망하는 건수도 매년 54건 이상이다.) 일부 지역의 통계에 의하면 죽은 이들은 대개 평균 주당 10시간, 평균 3년 6개월을 달렸다고 한다. 경험이 많은 노련한 주자들도 갑작스런 죽음 앞에는 취약할 수밖에 없었다. 오랜 운동도 보호역할을 못하는 것이다. …… 조깅과 달리기로 인해 혈압상승과 함께 정상치의 2배 이상인 1분에 200회나 뛰어야 하는 심장은 가끔 혼란한 맥박 속에서 질서를 잃고 실수를 하게 되며, 그것은 갑작스런 죽음으로 이어질 수 있다.〉『심장병과 유형 A행태 고치기』

11.2.3 모세혈관운동

또 한 가지는 모세혈관운동(毛細血管運動)이다. 모세혈관운동은 침상에 누운 상태에서 다리와 팔을 수직으로 들어올리는 것이다. 이렇게 하면 평소 혈액순환과 다른 상황이 된다. 평소에 직립 보행하면 신체의 대부분은 심장의 아래에 있게 된다. 이러한 자세를 취하면 인체 대부분은 심장 윗부분에 위치한다. 이러한 단련을 계속하면 심장을 단련하게 된다. 이렇게 한다면 심장병과 관상동맥질환 예방에 도움이 된다. 하루에 두 번씩 단련하면 만보를 걷는 것과 효과가 같다고 말하는 사람도 있다. 우리는 심장병을 예방할 때 운동을 말하지만 실제로는 심장병만 예방하는 것이 아니다. 예를 들어 하지궤양, 상피종, 동상에 아주 좋은 작용이 있다. 혈액 순환을 개선하면 암에 대한 예방 효과도 있다. 구체적인 단련법을 소개한다.

단단한 바닥에서 우선 하늘을 향해 똑바로 눕는다. 그리고 두 손과 두 발은 최대한 수직으로 올린다. 손가락을 쭉 편 상태로 올리면 된다. 그리고 발목은 최대한 배부로 굴곡하여 90도가 되게 한다. 이렇게 하여 두 발과 두 손을 경미하게 흔들어 준다. 1회에 1분에서 2분 정도 한다. 그리고 익숙해지면 시간을 좀 더 연장한다. 이런 식으로 아침 저녁 하루 2회 정도 한다. 이러한 방법은 보기에는 매우 간단하지만 효과는 아주 좋다. 여러분도 틈틈이 이 방법을 할 수 있다.

11.2.4 온냉욕(溫冷浴)

온냉욕은 현재 많이 사용하는 방법이다. 이것은 냉수와 온수에 번갈아 들어가는 것이다. 이 방법은 온수욕만 하거나 냉수욕만 하는 것보다 효과가 좋다. 두 가지 목욕을 하면 인체는 산과 알칼리의 평형을 이루게 한다.

왜냐하면 물의 온도가 다르면 인체 체액에 미치는 영향도 다르기 때문이다. 온욕만 하면 체액은 알칼리성에 가깝게 되고, 냉욕만 하면 체액은 산성에 가깝게 된다. 여기서 산성과 알칼리성은 인체 정상적 범위에서 변화하는 것이다. 실제로 산성이 되면 인체는 살기 어렵다. 이렇게 냉수욕과 온수욕을 번갈아 하면 단순한 냉욕와 온욕을 했을 때 발생하는 편향성을 피할 수 있다.

산과 알칼리의 균형을 이루게 되면 인체의 생리가 정상이 될 뿐 아니라 산성 체질이 걸리기 쉬운 질병이나 알칼리 체질이 걸리기 쉬운 질병을 예방한다. 예를 들어 산성 체질은 당뇨병, 동맥경화, 간장병이 잘 걸린다. 그리고 알칼리성 체질은 암이나 천식, 궤양병에 잘 걸린다. 그래서 온냉욕을 하면 이러한 질병을 모두 예방할 수 있다.

이 밖에도 냉온욕을 하면 자율신경의 기능을 촉진한다. 냉욕만 하면 교감신경(交感神經)을 자극하여 교감신경이 지나치게 흥분한다. 그리고 온욕만 하면 미주신경(迷走神經)을 자극하여 미주신경이 지나치게 흥분한다. 냉온욕을 하면 이 두 신경이 평형을 이루어 체질이 개선된다.

많은 질병들은 실제로 자율신경의 평형 실조로 생긴다. 자율신경의 불량과 관련한 질환은 궤양(潰瘍), 천식, 부인 갱년기 장애, 고혈압, 저혈압, 동맥경화 등이며 자율신경 실조와 밀접하다. 그래서 냉온욕을 하면 이러한 흔한 질환에 대해 예방과 치료 작용이 있다.[68]

특히 냉온욕은 피부가 한기에 저항하는 능력과 면역력 그리고 체온 조절 능력을 향상시킨다. 그래서 감기 같은 감염성 질환을 효과적으로 예방한다. 그리고 미열(微熱), 신경통, 관절통, 손발 냉증, 동상에

---

68) 냉온욕은 혈액, 림프액의 환류를 촉진, 정화하는 작용이 있다. 또 피부 모세혈관의 수축, 확대를 촉진하여 피부의 기능을 증진한다. 『니시건강요법에 관한 모든 것』, p. 62.

대해서도 예방 효과가 있다. 또 냉온욕은 혈관의 확장과 수축을 원활하게 한다. 그래서 전신의 혈액 순환을 촉진한다. 신속하게 피로를 회복하고 정력을 증진한다. 그리고 심(心), 간(肝), 신(腎)의 질병을 예방한다. 또 골수를 자극하여 조혈기능을 증강하여 빈혈을 예방한다. 그리고 내분비 기관을 자극하여 부신피질(副腎皮質)을 포함한 기능을 향상시킨다. 가장 직접적인 효과는 여러 피부병을 예방한다. 그래서 피부를 매끄럽고 윤택하게 한다.69)

이러한 온냉욕은 구체적으로 각자 신체 상태에 따라 달리할 수 있다. 특히 체질이 허약하고 병이 많은 사람들은 냉온욕을 할 때는 일반인과 다르게 해야 한다. 우선 몸이 허약하고 병이 많은 사람들이 하는 냉온욕을 소개한다.

약한 사람이 하는 온냉욕

체질이 약하고 병에 잘 걸리는 사람은 우선 온수욕을 한 후 냉수욕을 한다. 온수의 온도는 섭씨 41~43° 사이로 한다. 냉수 온도는 14~15° 사이가 좋다. 냉온욕을 하는 부위도 점차 넓혀야지 갑자기 전신을 냉수에 담그는 것은 좋지 않다. 우선 손과 발부터 시작한다. 손은 손목까지 발은 발목까지 한다. 그러고 나서 다리는 무릎까지 한다. 다시 대퇴부 고관절까지 한다. 일주일 적응기간을 거친 후 목까지 담글 수 있다. 우선 온수욕을 한 후 탕에서 나와 수건으로 몸에 있는

---

69) 피부병과 신장병 관계에 대한 가설 : 피부병의 원인은 체내의 독소가 신장을 통해 배설되면 신장의 사구체를 다치게 하므로 일부러 신장을 통하지 않고 피부를 통하여 배설시키는 것이다. 즉 피부병이란 신장을 보호하기 위해서 나타나는 증상이다. 이러한 피부병에 여러 연고를 발라서 고치려고 하면, 피부를 통하여 배설하려고 하는 체내의 독소를 다시 신장으로 내보내는 것이다. 그래서 신장은 염증을 일으키게 된다. 『니시건강요법에 관한 모든 것』, p. 164.

물기를 완전히 닦는다. 온수 욕조에서 나온 후 신속하게 냉수욕조로 들어간다. 그리고 냉수욕과 온수욕 시간은 약 1분 정도로 한다. 온수욕을 한 번하고 냉수욕을 한 번 하는 것을 1회로 하여 모두 3회 하면 된다. 그리고 끝날 때는 냉수욕으로 마무리한다. 냉수 욕조에서 나온 후 물기를 닦아내고 옷을 입으면 된다.

나이가 많거나 동맥경화가 있는 사람들은 냉온욕을 할 때 주의해야 한다. 동맥이 경화된 상태는 온도 변화에 민감하기 때문이다. 처음 시작할 때에는 냉수와 온수의 온도 차이를 적게 해야 한다. 적응을 한 후 온도차를 크게 한다. 예를 들어 처음 시작할 때 온수는 40°가 좋고 냉수는 30°로 하는 것이 좋다. 이렇게 3~5일 한 후 온수는 41°로 올리고 냉수는 20°로 내린다. 이렇게 해서 적응한 후 온수는 43° 냉수는 14~15°로 하면 된다. 동맥경화 환자는 수온차를 점차 늘려야지 처음부터 온도차를 크게 하면 안 된다.

건강한 사람이 하는 온냉욕

이제는 보통 온수욕, 즉 신체가 건장한 사람이 할 수 있는 냉온욕을 소개한다. 이 온수욕은 몸을 강화하는 건강법이다. 이것은 몸이 건강한 사람이 해야지 허약한 사람은 할 수 없다. 물의 온도는 41~43°로 하고 냉수는 14~15°로 한다. 단련할 때 손발, 무릎, 대퇴부, 가슴 이렇게 순차적으로 해야 한다. 체약다병(體弱多病)한 사람이 하는 냉온욕과 다른 점은 처음부터 냉수로 시작한다는 것이다. 이 방법은 〈냉온욕〉이라고 불러야 하지만 관례상 온냉욕이라고 부르고 있다. 보통 온냉욕법은 냉수욕을 4회, 온수욕을 3회 한다. 결국 시작을 냉수욕으로 하고 마무리도 냉수욕으로 한다. 횟수는 적당하게 증감할 수 있다. 하지만 횟수가 너무 적으면 단련 효과를 낼 수 없다. 그리고 너무 많이 해도 쉽게 피로를 야기한다. 그래서 자신의 체질에 맞추어 해야 한다.

온냉욕을 할 때에는 적당한 설비와 조건이 필요하다. 어떤 의원에서는 이러한 욕조를 준비하고 있다. 요즈음 가정에도 이러한 설비를 갖추기도 한다. 예를 들어 일본의 많은 가정에서는 이러한 욕조를 갖추고 있다. 이러한 욕조가 있으면 편리하지만 없어도 개량 방법으로 할 수 있다.

간단한 방법으로서 수도꼭지에 호수를 연결해서 할 수 있다. 샤워기를 달아서 수온을 조절하는 것이다. 이 방법도 처음에는 발부터 시작하여 점차 올라오면 된다. 샤워기가 없다면 물통에 물을 받아서 바가지로 물을 끼얹어도 된다. 어쨌든 욕조가 없는 경우에는 여러 가지 적당한 방법을 동원하여 냉온욕을 하면 된다.

이 냉온욕은 몸을 단련하는 방법이지 목욕법이 아니다. 냉온욕을 할 때에는 비누를 바르거나 연고 같은 것을 바를 필요가 없다. 피부에 있는 때는 저절로 떨어진다. 몸이 허약한 사람들은 처음에 냉온욕을 적응하기 어렵다. 심한 경우에는 감기에 걸리거나 다른 질병에 걸릴 수도 있다. 그래서 체약다병한 환자들은 온냉욕을 하기 전에 다른 방범을 먼저 할 수 있다. 이 방법은 인체가 한기(寒氣)를 이겨내는 방법이다. 인체가 추위를 이겨내게 하는 방법은 여러 가지다.

11.2.5 나체요법

이제 간단한 방법을 소개한다. 이 방법은 〈나체요법(裸體療法)〉이라고 부른다. 이것은 옷을 벗고 입는 방법을 반복하여 피부의 적응력을 키우는 것이다. 이것은 피부의 정맥이 심장과 같다는 이론에 바탕을 둔 것이다. 피부의 정맥이 정상적으로 확장하고 수축한다면 인체의 순환계통이 정상적으로 운행한다.

반대로 피부 정맥이 확장과 수축이 실조하면 질병이 생긴다. 체표의 정맥이 확장되어 있으면 혈액이 제대로 심장으로 돌아오지 못하여 대사산물이나 독소가 체표에 그대로 머물게 된다. 이러한 상태에 있는 사람들은 항상 힘이 없고 정신이 혼미하다.

이러한 나체요법은 피부의 정맥이 수축하고 확장하는 기능을 정상으로 회복시킨다. 이렇게 하면 정맥에 있던 혈액을 심장으로 잘 돌아가게 하여 정상적인 혈액 순환을 이루게 한다. 그래서 대사산물인 노폐물을 신속하게 제거하고 장부 조직에 대한 위해를 줄일 수 있다.

그리고 나체요법은 피부의 호흡 기능을 증강한다. 그래서 체내 어떤 독소는 이 방법으로 체표로 배설할 수 있으며 세포의 정상적 신진대사를 이루게 한다. 이 방법은 특히 피부가 한기에 저항하는 능력을 향상하며 효과는 아주 탁월하다. 이 방법을 오랫동안 지속하면 체질을 개선하고 많은 질병을 예방할 수 있다. 예를 들어 심장병, 뇌혈관 전색, 간경화, 관상동맥질환, 정맥노창(靜脈露脹) 등을 예방할 수 있다. 구체적 방법은 다음과 같다.

먼저 몸에 있는 옷을 전부 벗는다. 일정한 시간이 지난 후 다시 입는다. 이것을 반복한다. 옷을 벗고 있는 동안에는 창문을 열어 외부의 찬 기운이 들어오게 한다. 옷을 입고 있는 상태에서는 창문을 닫고 몸을 따듯하게 한다. 이것은 공기를 이용한 온냉 요법의 하나다. 이 방법은 온도 차이가 크지 않기 때문에 비교적 실행하기 수월하다.

이 요법을 할 때에는 옷을 완전히 벗는 것이 좋다. 그래서 전신 피부가 외계와 접촉할 수 있게 한다. 하지만 특수한 상황이라면 내의 정도는 입을 수 있다. 이때 속옷은 통기가 잘 되는 것이 좋다. 옷을 입는 동안에는 많이 끼어 입어 몸을 따듯하게 한다. 예를 들어, 여름에는 평소 한 겹만 입어도 이 요법을 쓸 때에는 두세 겹 껴입는 게 좋다. 겨울에는 평소에 비하여 외투를 두세 가지 더 입는다. 몸이 건강하면 의자에 앉아 있어도 된다. 만약 몸이 허약하면 침대에 누워서 이불을 덮거나 해도 된다. 행동이 불편한 반신불수 환자는 다른 사람이 이 요법을 하도록 도와준다. 옷을 입은 상태에서 가급적 많이 입어 따듯하게 하는 것이 좋지만 주의할 점은 땀이 나올 정도로 많이 입으면 안 된다. 땀을 내면 체내의 영양분이 빠져 나올 수 있고 감기에 잘 걸릴 수 있다.

옷을 입고 있는 시간과 나체로 있는 시간은 계절에 따라 다르다. 겨울에 날씨가 추우면 옷을 입고 몸을 데우는 시간을 길게 잡는다. 하지만 나체 상태에서 시간은 엄격하게 지켜야지 함부로 줄이면 안 된다. 너무 줄이면 효과가 없다. 나체 상태에서 몸이 불편하거나 일부가 경직되면 안마를 하거나 적당한 조처를 취한다. 옷을 입은 상태에서는 가급적 안정을 취하면서 몸을 따듯하게 해준다.

이러한 나체요법도 점차 강도를 늘려야 한다. 특히 처음에는 나체 상태 시간을 너무 길게 잡지 않는 게 좋다. 나체 상태에서 횟수는 최소한 하루에 11회 정도 하는 것이 좋다. 나체 시간은 처음에는 20초가 적당하다. 나중에 120초가 되게 한다. 물론 처음부터 방법을 다 쓰는 게 아니라 횟수를 줄인다. 문을 열고 나체 상태에 있는 시간은 처음 시작할 때 20초로 했다가 단련이 되면서 30초, 40초로 늘려서 120초까지 증가한다. 옷을 입고 있는 상태는 처음에는 1분 하다가 1분 30초 하다가 2분까지 늘린다. 일반적으로 단련할 때 이상과 같은 방법으로 한다.

첫날은 20초에서 시작하고 70초까지 한다. 둘째 날은 20초에서 80초까지 한다. 셋째 날에 20초에서 90초까지 한다. 넷째 날에 20초에서 100초까지 한다. 다섯째 날에 20초에서 110초까지 한다. 여섯째 날에 20초에서 120초까지 한다. 이것이 적응되면 20초부터 120초까지 매일 하면 된다.

그렇다면 이것을 언제 하면 가장 좋겠는가? 일반적으로 아침 해뜨기 전이나 저녁에 해가 진 후가 좋다. 이때는 온도 차이가 비교적 크기 때문이다. 하지만 몸이 허약하거나 질병에 걸린 사람은 기온이 따듯한 점심 때가 좋다. 그리고 점차 여기에 적응하면 매일 30분에서 1시간씩 시간을 당기면 된다. 그래서 점차 아침 새벽 5시에서 6시에 할 수 있도록 적응한다. 만약 식사를 하기 전에 단련한다면 식사 1시간 전에 하는 것이 좋다. 이렇게 하면 식사 30분 전에 요법을 마칠 것이다. 만약 식사 후 단련하려면 식후 30분에 시작하는 것이 좋다. 이 단련은 식사 시간과 30분 정도 간격을 두어야 한다는 것이다.

이 나체요법은 목욕을 하기 전에 단련할 수 있다. 하지만 목욕한 후에는 하지 않는 것이 좋다. 가급적 목욕 후 1시간이 지나서 하는 것이 좋다. 하루에 단련하는 횟수는 3회가 원칙이다. 하지만 시간이 없으면 하루에 1회 혹은 아침 저녁으로 2회 할 수 있다.

처음 이 요법을 시작할 때는 한달 동안은 끊지 말고 계속해야지 함부로 중단하면 안 된다. 중간에 중단하면 효과가 없다. 한달 단련한 후 1주일 정도 쉬고 그 다음에 계속 단련한다. 그리고 1년 중에서 몇 달만 단련해도 된다. 가장 좋은 시기는 9월에 시작하여 12월까지다. 그리고 다음 해 3월에 다시 시작하여 5월에 마친다. 매년 이런 식으로 단련하면 몸을 건강하게 유지할 수 있다.

질문 이 요법을 쓰면 추위를 타지 않게 되는가?

답 추위를 타는 사람은 이 방법을 실행하면 추위를 타지 않는다. 이것은 특수한 단련법으로서 전에 소개한 모순법의 일종이다. 그러니까 추위를 타는 체질일수록 몸을 따듯하게 하는 것이 아니라 추위에 노출하는 것이다. 이렇게 하면 인체가 한기에 적응하는 능력이 향상된다.

질문 더위를 타는 사람이 실행하면 어떻게 되는가?

답 더위를 타는 사람도 효과가 있다. 피부의 온도 조절 능력을 향상하여 더위를 타는 사람도 좋다. 몸에 미열이 있는 사람도 이 방법을 통하여 치료할 수 있다.

질문 어느 정도 실행하면 효과가 나타나는가?

답 한달 정도 해도 초보적인 효과가 있다. 1달이면 몸에서 조건반사가 일어난다. 이 나체요법이나 온냉욕을 하면 겨울에 냉수마찰을 해도 추위를 타지 않는다. 옛날 무사들은 이런 단련으로 몸을 단련한 후 겨울에 폭포 아래서 신체를 강화했다. 하지만 이러한 방법은 고생을 해야 한다. 고생을 하지 않으면 몸을 단련할 수 없다. 단련이란 〈고생한다〉는 뜻이다. 어떤 나라에서는 이러한 단련법을 채택하기도 한다. 실제로 이 방법은 실행하기 쉽다. 무슨 기구나 설비없이도 집에서 얼마든지 할 수 있다.

질문 한국에 있는 목욕탕에서 냉온욕을 할 수 있는가?

답 냉수는 그렇게 차지 않은데 온수는 43도 정도 된다. 이 방법도 가능하다.

질문 이 방법을 해도 추위를 타는 증상이 없어지지 않는 환자도 있지 않은가?

답 중의학에서는 추위를 타는 증상에 대해서 몸을 따듯하게 하는 약을 쓰는데, 이것은 표치(標治)에 해당한다. 근본을 치료하지는 못한다. 아무리 단련해도 안 되는 사람은 이미 끝장이 난 사람이다. 일반적으로 운동하면 양기가 생기는데, 냉온요법을 해도 안 되는 사람은 결딴난 사람이다. 다른 말로 표현하면 감기에 걸려도 열이 안 오르고, 침으로 찔러도 아프지 않은 사람이다.

냉온요법은 자생적 치법이다. 약으로 치료하는 것은 근본적 치법이 아니다. 겨울에 옷을 두껍게 입으면 따듯하게 해주기는 하지만 체내에서 열을 생산하지 못한다. 하나는 열을 생성하게 하는 법이고 하나는 보온요법일 뿐이다. 이렇게 온냉요법은 체내에서 열을 생성하는 기능을 향상할 뿐 아니라 보온 효과도 증진한다. 양허한 사람은 땀이 쉽게 나와 열이 쉽게 발산되는 체질이다. 이 단련을 하면 열이 발산되는 것을 막아 보온 효과도 높인다. 그래서 열 생성과 보온을 모두 강화한다.

수업 전에 우리 원전의사학교실 연구원[70]인 P원장을 리유곤 선생님께 진찰을 부탁하였다. 현재 P원장은 화장을 하고 다닌다. 얼굴을 하얗게 분칠하고 위장하고 있는 것이다. 3개월 전 밤늦도록 양주를 마신 후 얼굴이 꽃이 피어오르기 시작하면서 두텁게 피부가 각질화해서 도무지 환자를 보기가 민망하여 아예 회칠을 하고 다니고 있는 중이다. 그래서 얼핏 잘 모르겠지만 주시해 보면 마치 영화의 한 장면이다.

물론 자신이 한의사이므로 여러 가지 처방을 복용하였다. 열독(熱毒)을 뽑아내는 처방을 복용하였는데, 낫기는커녕 얼굴에 전체적으로 진물이 흘러내려 계속 못 먹었다고 한다. 최근에는 방풍통성산(防風通聖散)을 복용중이다. 그럭저럭 호전되던 중 연말에 다시 탕수육에 맥주인지 무엇인지 먹었는데 재발해 버렸다고 한다.

다 아는 사실이지만 피부병은 대부분 의사들이 고개를 젓는다. 잘 안 낫고 예후를 진단하기 어려운 질병이기 때문이다. 필자도 과거에

70) 중국에서는 대학원생을 〈연구생〉이라고 부른다고 한다. 중국 선생님 강의이기 때문에 분위기를 맞추어 보았다.

어떤 아토피성 피부염을 앓고 있던 중학생 환자한테 고칠 수 있다고 장담했다가 곤경에 처한 적이 있다. 약물 투여 후 그야말로 얼굴이 폭발해 버렸다. 한동안 전화를 통한 항의 전화에 시달리면서 직업에 회의를 품었다. 10일만에 그렇게 되었는데, 다시 기회를 주지도 않았다.

오늘은 마침 리 선생님께서 다른 날보다 조금 일찍 오셨다. 아직 시간이 있어서 진찰을 부탁했다. 발병 과정과 설태, 맥상, 대변 상태, 복부 팽만 이런 저런 몇 가지 상황을 진찰하셨다. 그리고 우리는 최근 쓰는 처방도 알려 드렸다.

리 선생님은 기본적으로는 그것이 적당한 처방이라고 하였다. 그리고 현재 상황은 술로 인한 과민반응에서 시작하였으며 습열이 훈증하여 발생하는 것이라고 진단하였다. 물론 이 정도는 우리 연구생들도 모두 아는 내용이다.

덧붙이기를 현재 상태는 방풍통성산(防風通聖散)에서 몇 가지 약물을 추가해야 할 것이라고 하였다. 우선 혈열(血熱)을 식히는 약이 필요하다고 하였다. 적작약(赤芍藥) 15g, 백선피(白鮮皮) 10g, 천초(茜草) 10g, 목단피(牧丹皮) 10g, 대황(大黃) 6g을 가하라고 권하였다. 중의사(中醫師)들은 하루 분량으로 처방을 내리므로 한국 실정에서 첩당 가하는 용량은 절반으로 계산해야 한다.

현재 P원장은 방풍통성산에 현삼(玄參)과 선퇴(蟬退)를 가하여 복용하고 있었는데, 현삼은 써도 무관하지만 선퇴는 빼는 게 좋겠다고 하였다. 선퇴는 투진(透疹)하는 약으로서 가려움을 더 유발할 수 있기 때문이라고 하였다. 그리고 현재 습열이 훈증하는 상태이므로 방풍(防風) 용량을 줄이라고 하였다.

아울러 덧붙여 설명하기를, 대황(大黃)을 가하여 초기에 통변하고 나서 더 이상 쓸 필요가 없다고 하였다. 원래 방풍통성산에 대황이 있지만 원방에 쓰인 용량이 적기 때문에 양을 좀 늘리라고 하였다. 아울러 원방에 있던 망초(芒硝)도 이미 초기 이틀 정도 복용하여 통변하고 나면 굳이 쓸 필요가 없다고 하였다.

그리고 빠른 목소리로 몇 가지 금할 음식을 주의해 주었다. 얼마나 평소 많이 하신 말씀인지 알 수 있었다. 닭고기, 돼지고기, 쇠고기, 우유, 계란 생선 등이었다. 얼핏 들었더니 단백질은 무조건 금하는 것이다. P원장이 지금도 우유는 하루 한 잔씩 마시고 있다고 했더니 그렇다면 결코 병이 낫지 않는다고 하였다.

그리고 또 채소를 많이 먹으라고 하였다. 그리고 아울러 현 상태를 개선하는 가장 좋은 방법은 무조건 단식을 한 2일 정도 하는 것이 좋다고 하였다. 왜냐하면 이것은 위장이 안 좋아서 생긴 일종의 과민반응이며, 오늘 수업할 천식이나 류머티스성 질환, 피부병이 모든 같은 계열이라고 하였다.

너무나 자신 있게 말씀하여 의심이 되었다. 피부 질환은 그렇게 쉽게 낫지 않는 질환임을 누구나 동의하고 있기 때문이었다. 그래서 그렇다면 얼마 정도 지나면 낫느냐고 다시 물었다. 선생님은 1주일이면 낫는다고 하였다. 귀를 의심했다. 〈중국말이라서 잘못 들었나? 혹시 6개월을 1주일로 잘못 들었나?〉라고 생각했다. 다시 물었지만, 대답은 같았다. 그래서 어느 정도 낫는 것인지 아니면 완전히 호전되는 것인지 물었다. 의심스럽게도 완치가 된다고 하였다. 좋은 일이다. 결과는 일주일 후면 반드시 판가름이 나게 되었다.

그리고 방풍통성산(防風通聖散)보다 더 좋은 처방을 추천해 달라고 하였다.

處方

생지황(生地黃) 20g, 현삼(玄參) 20g, 적작약(赤芍藥) 15g, 목단피(牧丹皮) 10g, 백선피(白鮮皮) 10g, 천초(茜草) 10g, 황련(黃連) 6g, 지부자(地膚子) 10g, 복령(茯苓) 12g, 택사(澤瀉) 10g, 생의인(生薏仁) 20g, 죽엽(竹葉) 6g, 활석(滑石) 15g, 생감초(生甘草) 6g, 대황(大黃) 3g, 생모려(生牡蠣, 먼저 달인다) 30g.

물로 달여서 복용한다. 두 번 달여서(재탕을 포함하여) 섞어서 하루 아침 저녁으로 2회 나누어 복용한다. 초탕은 30분 달이고, 재탕은 15분 달인다. 6첩을 복용하라고 하였다.

이처럼 중국 의사들은 약을 오래 달이지 않는다. 그저 30분 정도면 충분하다고 하였다. 한국에서는 처방을 불문하고 2시간씩 달이고 심한 경우 진국을 다 빼내려고 3시간까지 달이는 점과 차이가 많은데, 이 이유는 앞으로 연구할 내용이다. 왜 이렇게 짧게 달이냐고 물었더니, 중국에서는 보약(補藥) 이외에는 일반적으로 그다지 오래 달이지 않는다고 하였다.

이렇게 처방을 내린 후 반드시 고기를 먹지 말라고 주의하였다. 그럼 언제까지 고기를 먹지 않느냐고 하였더니, 완치가 된 후 조금씩 양을 늘려야 한다고 하였다.

P연구생은 지금 달여 놓은 약을 또 다 버려야 하나 냉장고에 다시 보관해야 하느냐고 고민스럽다고 하였다. 어쨌든 결과를 기대한다.

심장병과 유형 A 행태 고치기

정서적인 문제가 심장병을 야기한다는 설이 많다. 그래서 많은 건강서적에서 스트레스가 없는 생활을 보내려고 마음을 쓰면 동맥경화나 심장병을 예방할 수 있다고 한다. 그러나 이러한 심리적인 문제가 구체적으로 어떻게 인체에 병리적인 상황을 유발하는지 모른다면 예방의 핵심을 찾기 어렵다. 이러한 점을 자세히 풀이한 책자가 있어서 아래에 소개한다.

정서적인 문제가 심장병을 유발함을 밝히기 위해 미국에서 연구한 내용이다. 주제는 재발성 관상동맥질환 예방프로젝트다.

저자들은 우선 성격을 기준으로 심장병 발병률이 높은 집단을 A타입, 그렇지 않은 집단을 B타입으로 구분한 데에서 출발한다. 통계적으로 A타입이 전체 인구의 3/4이며 그렇지 않은 B타입이 나머지 1/4라고 한다.

논지의 핵심은 다음과 같다. 심장병이 주로 동맥경화에서 유발되며, 동맥경화가 높은 혈청 콜레스테롤과 중성지방과 밀접한 관계가 있음은 널리 알려진 사실이다. 우리 신체는 콜레스테롤과 지방을 일정한 수준으로 유지하려는 항상성이 있는데, 고콜레스테롤 혈증이 주로 심인성으로 야기된다는 점이다.

즉 심리적 원인으로 말미암아 콜레스테롤을 낮추는 능력이 저하되고 그 결과 심장병을 유발하는 원인을 촉발한다는 것이다. 구체적으로 유형 A행태가 혈압, 흡연량 증가는 물론이고 혈청콜레스테롤, 트리글리세라이드, 저밀도 리포단백 증가를 유발한다.

저자는 그 기전을 다음처럼 설명한다.

〈전투적 호르몬(struggle hormone)〉으로 불리는 노르에피네프린(norepinephrine)을 훨씬 많이 생성하여 혈액 내에 순환시킨다. 그래서 신체가 전투에 적합한 상태로 유지하기 위하여 혈류가 내장과 간에서 심장, 두뇌, 근육 등으로 재분배되고 거꾸로 간에 급속한 혈액 공급 감소로 콜레스테롤과 지방질 제거나 신진대사 작용을 제대로 해낼 수 없게 된다. 그 결과 혈액 콜레스테롤과 트리글리세라이드 상승을 야기한다. 결국 지나친 콜레스테롤을 안전하게 제거하는 능력이 저하되는 것이다.

지속적인 실험을 통하여 저자들은 이러한 이론을 증명하였다.

동물실험에서 인위적으로 유발한 유형 A행태 쥐71)는 간과 소화기가 짙은 회색빛을 띠고 있었다. 이처럼 밝고 정상적으로 선홍색이어야 할 기관의 색이 변한 이유는 단 한가지 정상적인 혈액 공급이 중단되어 만성적인 혈액공급 결핍이 그 원인이었다. 결국 간도 손상된다는 의미다.

인체도 동일한 조건에서 〈전투중인〉 사람들로 변하고 결국은 심장병으로 진행하게 되는 것이다.

이것은 사람들에 대한 혹은 일(물건)에 대한 혹은 그 둘 다에 대한 지속적인 투쟁이나 경쟁 때문이다. 즉 관상동맥질환은 단순히 사람의

---

71) 실험용 쥐는 시상하부 깊숙이 자리잡은 — 대략 쥐의 두뇌 표면 아래 1밀리미터 위치에서 중간선의 오른쪽과 왼쪽으로 75미크론 위치에 있는 — 세포의 특별한 핵에 2밀리암페어의 전류를 20초간 통하게 하여 유발한다. 이렇게 시상하부를 손상당한 쥐들은 유형 A행태자와 유사하게 야만적이고 유동적인 적대감을 나타낸다. 이 동물은 가장 심한 유형 A행태자들의 거의 모든 신체적 문제점을 그대로 드러낸다. 소량의 지나친 콜레스테롤과 지방분만 식사에 첨가해도 혈중 콜레스테롤과 트리글리세라이드의 수치가 빠르게 상승하고, 혈압도 상승하며, 투쟁적 호르몬인 노르에피네프린의 생성과 분비도 가속화되었다. (『심장병과 유형 A 행태 고치기』 p. 36에서 인용)

음식물 섭취나 호흡에 기인하는 것이 아니다. 즉 사람이 생각하고 느낀 것이 틀림없이 중요한 역할을 한다.

그래서 수십 년 동안 심장의학자들이 실제로는 심장질환의 2차적인 현상(혈압, 흡연, 고지혈증 등)을 1차적인 원인으로 오해해 왔으며 진짜 1차적인 원인을 간과해 왔음을 시사한다고 하였다.

이제 저자들이 주장하는 이러한 성격적 특징이 나타나는 원인을 옮겨 보자.

유형 A의 성격은 잠재된 지위에 대한 불안감이나 극도의 공격성 또는 두 가지 요인에 의해 지배받는다고 하였다. 이것이 다시 유동적인(쉽게 야기되는) 적대감, 시간 절박감,[72] 자기파괴 충동을[73] 유도하여 악순환을 반복한다.

이처럼 인격적으로 A형 성격을 형성하는 데에도 반드시 선행 원인이 있을 것이다. 저자들은 이러한 성격을 형성하는 원인을 다음처럼 설명하고 있다.

> 불안의 본질을 정확하게 규명하려면, 그것에 대한 최초 기억으로 거슬러 올라가는 것이 유용하다. 그러한 현상은 자녀를 지나치게 비난하거나 지나치게 전지전능한 부모를 둔 사람 혹은 과잉보호하거나 사랑과 애정을 촉각과 구두로 표현하지 못하는 부모(유형 A행태 여성의 경우는 부성애, 유형 A행태 남성의 경우는 모성애)를 둔 사람의 어린 시절 초기에 빈번히 시작된다.

72) 시간에 비해 너무 많은 일에 관여하거나 너무 많이 성취하려는 탐욕스러운 욕구에서 야기된다.(『심장병과 유형 A 행태 고치기』에서 인용)

73) 숨겨진 자기파괴 충동은 자살 시도의 형태로 표면에 드러나는 일은 좀처럼 없다. 그 대신 대개 과음, 과식, 운동 부족, 매월 하루 20시간 정도의 힘든 작업계획 등의 간접적인 형태를 취한다.(『심장병과 유형 A 행태 고치기』에서 인용)

흔히 하는 말로 〈안 되면 조상 탓, 잘 되면 자기 탓〉이라고 하더니 딱 그런 식이다. 그렇다면 A형 성격이 형성되었다면 조상 탓이든 어쨌든 이미 벌어진 일은 어쩔 수 없다. 그렇게 살다가 심장발작을 일으켜 죽어야 하느냐 하면 반드시 그런 것은 아니다. 성격 교정이 가능하며 이를 통하여 자신의 건강을 지킬 수 있고 아울러 교정된 성격이 그 후손에도 좋은 영향을 미쳐서 악순환의 고리를 끊을 수 있음을 역설하고 있다. 어른이 된 후에도 교정을 통하여 〈잘 되어 자기 탓〉을 할 수 있다는 말이다. 그러나 반드시 부단한 노력을 기울여야 한다는 필수 조건이 있다.

저자들은 A타입의 성격을 교정하기 위하여 의학전문가와 상담원들을 동원하여 집단적으로 수년동안 주기적인 만남과 교육을 시행하였다. 저자들은 이것을 반복학습이라고 불렀다. 사실 이미 형성된 인격적 장애는 문제점을 이해한다고 해서 쉽게 고칠 수 없는 것이다. 오랜 세월 내부 모니터, 가족, 기타 상담원을 통하여 감독하고 교육하고 훈련해야 점차 새로운 성격을 형성할 수 있다. 예를 들어 다음과 같은 내용이다.

> 여러분은 기대가 자신의 능력을 초과하는 것이 아닌지 검토하고 결정하는 일을 게을리 해서는 안 된다. 만일 초과한다면 그 사실을 인정하고 조용하고 그리고 과감하게 능력에 맞게 기대를 낮추어야 한다.

구체적 내용은 해당 서적에 자세하게 소개하고 있다. 본론에서 다 인용할 수 없어서 주석에 간단히 열거한다.74)

---

74) 저자들은 많은 훈련방법을 제시하고 있다.
옛 신념을 새로운 신념으로 대체하기 / 손상된 성격고치기 / 일상생활 활동을 수정하기/

결론적으로 저자들은 유형 A행태를 교정할 수 있었으며 그 결과 재발성 심장질환을 유의성 있게 예방할 수 있었다고 한다.

이러한 이론이 필자에게 시사하는 바는 몹시 컸다.

현재 심장병의 원인을 여러 가지로 규정하고 있다. 유전, 가족력, 비만, 고혈압, 당뇨, 고지혈증, 운동부족, 부적절한 식사, 흡연, 피로, 스트레스 등이다. 그러나 사실은 이렇게 나열되는 원인들은 심리적인 선행 원인으로 야기되는 이차적 결과라는 것이다.

물론 절대적인 것은 없으므로 상호 관련성은 분명 있을 것이다. 그러나 이렇게 나열한 원인에 대해서도 다시 그 원인을 추구할 때 대부분 원인불명이라든지 유전성이라는 말로 둘러대는 것이 현실이다.

그리고 원인도 모른 채 치료에 골몰한다. 과연 그것이 가능한 일인가? 실은 치료가 아니라 드러나는 증상을 억제하기 위해 노력할 뿐이다. 유전성이라고 하면서 왜 유전적 결함을 치료하는 데에는 적극적이지 못한가? 그러나 필자는 우리 조상들이 그렇게 나쁜 유전성을 후손에게 대대로 전해주기 위해 결혼하고 출산하고 자식에 연연해 한다는 사실은 믿을 수 없다.

앞서 학설에서 심인성 장애가 만성 성인성 질환으로 열거되는 고혈압, 심장병, 중풍, 당뇨병 등의 공통적인 주요 원인이며 그래서 해결책을 찾을 수 있는 실마리를 제공하고 있다는 점이 중요하다고 할 수

내적인 모니터를 창조하기 / 자신의 꿈을 분석하기 / 시간의 조급성 훈련 / 유동적 적대감 완화하기 / 자기파괴 성향 완화하기 등이다. 구체적인 실례 중에서 필자는 유독 〈관상동맥질환의 계속되는 진전에 대항하여 자신을 가장 효과적으로 보호하는 사람은 자기 자신과 자신의 일을 이 세상의 사물체계에서 중요하지 않은 것으로 보는 사람이다. …… 자신의 일상 문제와 활동이 근본적으로 덧없고 사소한 것이라는 생각을 항상 지니고 있는 사람 중에서 나중에 심장발작을 겪은(65세 이하의) 사람은 거의 발견할 수 없었다〉라는 구절이 가슴에 와 닿았다.

있다.

한의학은 중풍이나 심장병같이 갑자기 발생하는 원인을 오지과극(五志過極), 심화상염(心火上炎), 간풍내동(肝風內動) 등으로 설명하고 있다. 그래서 당연히 심리적 안정을 중시하였다. 굳이 이런 예시를 열거함은 한의학이 이렇게 우수했다, 뭐 이런 찬사를 하려는 것이 아니다. 병리적 상황이 일어나는 과정을 이처럼 단 몇 글자로 제시한 것은 훌륭했지만 구체적인 인과관계나 병리적 기전 그리고 해결 방법을 자세히 제시하지 못했기 때문에 별로 감동적이지 못하다.

이런 행태는 단 몇 마디 말에 진리를 깨닫는 도사들이나 하는 일이지 일반인들에게는 해당하지 못하며 우리들은 구체적인 가르침이 필요하다. 현대에서 말하는 흔히 질병을 막으려면 〈스트레스를 피하라〉라는 식으로 애매하기는 마찬가지다.

어쨌든 왜 그렇게 오랫동안 동양의 선지자들이 〈마음〉을 모든 가치 판단의 최상부에 두려고 했는지는 이해할 수 있는 부분이다.

음식과 당뇨병의 관계

식사로 섭취한 당분은 혈액에 의해 운반되어도 이것만으로는 에너지원이 되지 못한다. 당분이 혈액에서 세포로 들어가 에너지원이 되려면 인슐린이라는 호로몬 작용이 필요하다. 인슐린이 불충분하거나 작용이 모자라면 세포가 당분을 흡수할 수 없어서 에너지 부족이 되고, 한편 혈액 속에는 당분이 많아져서 오줌으로 배설된다. 이것이 당뇨병이다.[75)]

---

75) 『니시건강요법에 관한 모든 것』 p. 146.

당뇨병의 원인 : 설탕(통조림, 음료, 빵, 과자 등을 통해 자신도 모르게 과잉 섭취한다. 그래서 세상이 온통 설탕절임처럼 되어 버렸다)이나 흰밀가루 백미 등 정백 가공식품은 소화 흡수 속도가 빨라서 장 점막에서 일시에 흡수되어 당분이 한꺼번에 혈액 속으로 흘러들어간다. 이 속도에 맞추어 췌장의 베타세포에서 한꺼번에 인슐린을 쏟아낸다. 인슐린은 당분 지방분 단백질 대사에 작용하는데, 한꺼번에 지나친 양이 혈액 중 당분을 세포 안에 가두어 버리므로 혈액 중에는 갑자기 당분의 농도가 떨어져서 저혈당증을 초래한다.(저혈당증 혈당 곡선은 식후 5~6시간에 급격히 내려가서 심한 피로, 정서적 장애, 기타 〈신경성〉이라고 불리는 심각한 신체 증상을 야기한다고 한다. 정신분열증 환자 중 67%에서 저혈당증을 발견할 수 있었다는 보고도 있다.)

이처럼 췌장의 베타 세포가 과중한 노동을 되풀이하면 곧 기능이 쇠퇴하여 정상적인 인슐린을 만들어내지 못하고 부족하여 당뇨병이 된다. 혈액 속에 일정한 수준(1dl 혈액 속에 180mg 이상)을 넘으면 신장을 통해 오줌으로 배설된다. 이것이 당뇨다.

아연은 인슐린 생합성에, 칼륨이나 칼슘은 인슐린 분비를 촉진, 크롬은 인슐린 활성을 좋게 하여 혈액 중 당분을 세포 안으로 흡수하는 데에 공동 작업을 한다. 정백 가공식품은 자연식품에 비해 크롬, 아연, 칼슘, 칼륨 등 당뇨병과 밀접한 미네랄이 현저하게 감소되어 있다.

당뇨병에서 섬유질은 인슐린의 필요량을 감소시킨다. 즉 소장의 상부에서만 녹던 당분이 소장의 모든 부분에서 녹아 흡수되므로 당분 흡수가 서서히 진행한다. 결국 소화하는 속도가 늦어서 불필요하게 과잉 촉진되는 인슐린 분비가 서서히 진행하며 결과적으로 당뇨병을 예방한다.76)

76) 『잘못된 식생활이 성인병을 만든다』에서 인용

제2장

천식[哮喘]

1 천식에 대하여

지금까지 심혈관 계통 질환인 관상동맥질환(협심증/심근경색증)에 대해 소개하였다. 시간이 많이 걸렸다. 여러분들은 다양한 질병을 많이 다루기를 원하지만 그렇게 하면 깊이 있는 강의를 하지 못한다. 그래서 저는 두 질병을 골라서 심도 있게 다루기로 했다. 나머지 질환은 간단히 제 경험을 소개한다. 오늘 소개할 내용은 호흡기계통 질환이다.

호흡기 계통에 관련한 질환도 적지 않다. 오늘 소개할 내용은 비교적 치료가 어려운 기관지천식에 대해서 소개한다. 기관지천식은 호흡기 질환 중에서 난치일 뿐 아니라 전체 내과 질환 중에서도 난치에 해당한다. 그래서 사람들이 흔히 외과에서는 선증(癬症)을 치료하지 않고 내과에서는 천식을 치료하지 않는다고 말한다. 기관지천식은 반복 발작하며 심지어 평생 앓기도 한다.

현대 의학에서는 이것을 폐기관지(肺氣管支)의 과민반응으로 간주한다. 그래서 〈변태반응성질환(變態反應性疾患)〉이라고 부른다.[77] 임상적인 특징은 첫째 반복적으로 발작하는 데에 있다. 그리고 또 한 가지 특징은 빈발성 발작이다. 셋째, 천명음(喘鳴音)이 있다. 전형적인 증상은 기침, 흉민(胸悶), 재채기 등이다. 발작할 때에는 효천(哮

77) 중국에서는 알러지를 과민반응 혹은 변태반응이라고 부른다.
인체에서 알러지를 유발하는 항원은 주로 소화기, 기도(코, 입), 피부의 세 경로로 몸 안으로 침입한다. 아토피성 피부염이나 화분증, 기관지천식 같은 I 형 알레르기 증상은 IgE 항체라고 하는 물질이 체내에 이상으로 많이 만들어지는 것이 큰 원인이다. 알레르기성 비염, 알레르기성 결막염, 두드러기도 여기에 해당한다.
IgE 항체는 정상인은 혈액 중 400단위 이하인데, 알레르기 반응이 일어나는 사람(아토피성 피부염)은 1만이나 2만으로 증가해 있다. 이들이 증가하는 기전은 다음과 같다. 인체가 포식을 계속하면 장벽의 점막에 상처가 생긴다. 단백질이 장에서 아미노산으로 분해되기 전에 이 상처를 통해 피 속으로 들어간다. 이처럼 분해전 단백질덩어리는 우리 몸에서 이물질이며 알레르겐이 된다. 생체는 알레르겐을 처리하기 위해 항체를 증산하는 것이다.
항원이 침입하면 정보를 대식세포가 잡아서 B임파구에 전달하고, B임파구가 항체(IgE 항체)를 생성한다. 이 IgE 항체가 비만세포 위에 붙는다. 재차 항원이 침입하면 비만세포 위에서 항원 항체가 결합한다. 비만세포 표면에서 세포막이 뚫리고 히스타민 세로토닌 로이코트리언 프로스타글란딘 D_2 같은 화학적 메디테이터라는 물질이 튀어나온다(탈과립현상). 이들이 피부와 점막에 작용하여 알레르기 증상이 — 염증, 가려움증, 붉은 반점 — 출현한다.
히스타민이 피부 표면의 동통신경 말단에 작용하면 가려움증이 발생하고, 혈관벽에 작용하면 투과성이 높아져서 보통 혈관 밖으로 나오지 못하던 단백질이 나와 피부 표면에 붉은 반점이 융기한다. 이것이 두드러기다. 또 기관지 점막에 작용하면 기관지 주위 평활근이 수축하여 기도 내강이 좁아지고, 기관지 점막에서 점액분비가 왕성하여 기관지는 더 좁아져서 호흡곤란을 초래한다. 코의 점막에 작용하면 점막이 혈관에서 나온 침출액으로 두터워지고 비강이 좁아져 콧물이 자꾸 나오고 코가 막히며 이 자극으로 재채기를 연발한다.(『녹즙소식요법』에서 인용)
알러지를 유발하는 항원은 소화기 기도 피부로 들어온다. 그런데 인체에서 체표면적은 $1.5m^2$, 폐포면적은 $90m^2$, 장관면적은 $200m^2$다(장관의 점막에는 융모, 미융모가 있어서 보기보다 훨씬 표면적이 크다). 따라서 실제 막대한 장면적에 접촉하는 장관 내용물이 알레르기 발생과 밀접한 관계가 있다.(『반드시 낫는 아토피 피부염의 자연요법』, p. 107.)

喘), 해수 그리고 가래가 많이 나온다. 특히 내쉴 때[호기성] 호흡곤란을 나타낸다. 이런 경우 환자는 똑바로 눕지 못하고 앉아 있거나 심호흡을 하고 있다. 증세가 가벼운 경우는 몇 시간 발작하며, 심각한 경우는 24시간 이상 발작한다. 24시간 이상 발작하는 것을 천식 지속상태라고 한다. 가벼운 경우는 치료하지 않아도 저절로 낫지만, 중증은 약을 써도 효과가 없기도 한다.

기관지천식은 어떤 경우에는 약을 쓰면 효과가 좋지만, 때로는 반복 발작하고 근치가 안 된다. 그래서 대부분 사람들은 이 질환은 치료가 안 된다고 생각한다. 그러나 실제는 전혀 그렇지 않다. 근치를 못하는 것은 이 질환의 원인을 제대로 인식하지 못하고 제대로 제거하지 못하기 때문에 그렇게 생각하는 것이다.[78)]

기관지천식에 대한 지금까지 인식은 몇 가지가 있다. 가장 주된 인식은 이러한 환자는 과민성 체질이라는 것이다. 과민성 체질 환자는 항원(抗原)에 접촉하면 체내에서 특이성 반응을 일으키게 되는데, 항원 항체 반응이 일어나면 기관지 평활근이 경련을 일으키게 된다. 하지만 과민성체질이 어떻게 형성되는 것인가? 과민성 체질을 개선할 수 있는가 없는가? 하는 문제에 대해서는 그다지 인식하지 못하고 있다. 게다가 외계에 존재하는 항원은 아주 다양한데, 어떻게 해서 이 항원이 인체에 특이성 반응을 일으키는지에 대해서도 그다지 인식이 없다. 어떤 사람들은 체내 부신피질에 문제가 있어서 반응을 일으킨다고 생각하기도 한다. 또 어떤 사람들은 자율신경계 기능 이상이 과민성을 일으켜 천식을 일으킨다고 생각한다.

---

78) 현대 의학 치료법 발작시 증세를 억제하는 대증요법으로서 기관지확장제 네오필린(neophilline), 진해제, 항히스타민제, 신경안정제(traquiligar) 등 약물요법을 쓴다. 이러한 약으로 효과가 없으면 부신피질 호르몬제가 있다. 『녹즙소식요법』, p. 144

임상 치료 면에서 말하면, 중의학에서는 주로 질병을 치료할 때 외인(外因)과 내인(內因) 두 측면을 중시한다. 외인에 대해서는 우리는 풍한서습(風寒暑濕) 등 육음(六淫)을 말하는데, 이러한 육음에 의한 질환은 실증(實證)이 많다. 내인(內因)은 오장(五臟)의 기능이 부족하여 발생한 질환을 말하는데, 이것은 허증(虛證)에 속한다. 치료할 때에는 폐비(肺脾)를 보하여 치료한다.

실증은 임상에서 흔히 두 부류로 분류하여 치료하는데, 하나는 열효(熱哮)고 하나는 냉효(冷哮)다. 열효는 열증(熱證)에, 냉효는 한증(寒證)에 속한다. 냉효는 천식이 있으면서 한증(寒證)을 수반하는 것이다. 예를 들어 오한(惡寒), 추위를 타거나 따듯한 음료를 좋아한다. 설질은 담담하고 설태는 하얗고 매끄럽고 윤기가 있다[滑潤]. 맥상은 부긴(浮緊)하면서 활하다. 열증(熱證)은 주된 임상 증상이 갈증이 있고 찬 것을 즐기고, 입이 쓰며, 가슴이 갑갑하고[心煩], 발열을 수반한다. 설질은 붉고 설태는 노랗고, 맥상은 활삭(滑數)하다. 그러나 이러한 한증과 열증은 고정 불변하는 것이 아니고 서로 전화하기도 한다. 즉 한증(寒證)은 열증(熱證)으로 전화하고 간혹 열증(熱證)도 한증(寒證)으로 전화한다.

2 천식에 대한 약물 치료

실증 치료는 공통점이 있는데, 모두 천식을 진정하고 기침을 그치는[평천지해(平喘止咳)] 약을 쓴다는 것이다. 이런 경우에 마황(麻黃)은 가장 먼저 선택하는 약물이다. 마황은 한증과 열증을 불문하고 효과가 가장 빠르고 확실한 약에 속한다. 현대 의학에서 쓰는 에페드

린도 마황에서 추출하는데, 지해평천(止咳平喘)하는 약이다.

한증(寒證)은 이와 같은 기본에 온폐산한(溫肺散寒)하는 약물을 가미하여 치료한다. 기본적으로는 소청룡탕(小青龍湯)을 가감하여 치료한다.

열증(熱證)은 평천(平喘)하는 처방에 청열(淸熱)하고 담열(痰熱)을 없애는 약을 가미하여 치료한다. 기본적으로 마행석감탕(麻杏石甘湯)으로 치료한다. 담(痰)이나 담습(痰濕)이 심하면 반하(半夏), 소자(蘇子), 백개자(白芥子)를 가하여 치료한다. 담열(痰熱)이 심하면 과루(瓜蔞), 과루피(瓜蔞皮), 황금(黃芩), 패모(貝母) 등을 가미한다. 이것이 실증을 치료하는 방법이다.

만약 오래 앓거나 환자 나이가 많으면 허천(虛喘)이 되는데, 주 증상은 움직이면 천식이 더 심해지고, 가래를 뱉을 힘이 없으면서 설질은 자홍색이고 맥은 약하다. 이 경우는 비폐신(脾肺腎)의 기허(氣虛)로 인한 경우가 많다. 비(脾)는 신진대사[운화(運化)]를 주관하는데, 무력하면 담(痰)이 생긴다. 담습(痰濕)이 폐(肺)에 저류하면 호흡이 곤란해진다. 신(腎)은 기를 거두어들이며[납기(納氣)], 폐(肺)는 흡기(吸氣)를 주관한다. 그래서 폐신(肺腎)이 허해지면 허천(虛喘)이 생긴다. 그래서 치료는 주로 폐비신(肺脾腎)을 보한다. 흔히 쓰는 처방은 인삼합개산(人蔘蛤蚧散)[79]이다. 이것이 중의학에서 임상에 자주 쓰는 방법이다.

천식은 시기로 나누면 발작기와 만성기로 나눈다. 발작기에는 증상

---

79) 【인삼합개산(人蔘蛤蚧散)】 오래된 기침, 기침할 때 피고름이 나오는 증상, 얼굴에 생기는 창상, 전신의 허약성 부종을 치료한다. 합개(蛤蚧 : 흐르는 물에 5일 담가두고 매일 물을 갈아준다. 비린 부분을 씻어서 제거하고 노랗게 굽는다) 1쌍, 행인(杏仁) 자감초(炙甘草) 각 5냥, 지모(知母) 상백피(桑白皮) 인삼(人蔘) 복령(茯苓) 패모(貝母) 각 2냥. 분말하여 찻물에 타서 복용한다.

억제가 위주며, 만성기에는 근본 원인을 치료하는 것이 위주다. 만성기에 제대로 치료하지 않으면 환자는 자주 발작하게 된다. 반드시 치료와 조리를 해야 한다.

예를 들어 어떤 환자가 폐기(肺氣)가 허하여 자주 땀을 흘리고 바람을 꺼리고 감기에 자주 걸린다면 폐를 보하고 면역을 기르는[보폐고표(補肺固表)] 방법으로 치료한다. 이때 옥병풍산(玉屛風散)[80]을 가감하여 쓸 수 있다.

만약 환자가 비기(脾氣)가 허하여 식욕이 줄고 대변이 묽은 경우에는 비를 강화하고 불순물을 없애는[건비화담(健脾化痰)] 방법으로 치료한다. 육군자탕(六君子湯)[81]을 가감하여 치료한다.

만약 신허(腎虛)한 경우에는 환자는 허리와 무릎이 시리고 힘이 없으며[요슬산연(腰膝痠軟)] 피가 섞인 가래를 뱉는데, 이런 경우에는 보신납기(補腎納氣)하는 방법으로 치료한다. 처방은 금궤신기환(金匱腎氣丸)[82]을 가감하여 치료한다. 이것이 일반적인 약물 치료다.

---

80) 【옥병풍산(玉屛風散)】 체표가 허해서 땀을 흘리는 증상을 치료한다. 황기(黃芪) 방풍(防風) 각 1냥, 백출(白朮) 2냥. 거칠게 분말하여 한 번에 9g씩 복용한다. 생강을 가하여 달여서 복용하기도 한다.

81) 【육군자탕(六君子湯)】 비장(脾藏)이 허한 데에 담(痰)을 겸하고, 숨차며 기침하고 가래의 색이 묽고 흰 증상을 치료한다. 혹은 구토 식욕부진을 치료하기도 한다. 인삼 백출 백복령 각 2돈, 자감초 진피 반하 각 1돈. 생강과 대추를 가하여 물에 달여서 복용한다.

82) 【금궤신기환(金匱腎氣丸)】 신(腎)의 양기가 부족하여 허리와 다리가 시리고 힘이 없으며, 신체 절반 이하가 항상 시리며, 아랫배가 당기고, 소변이 불리한 증상을 치료한다. 처방은 숙지황 산약 산수유 백복령 목단피 택사 계지 포부자로 구성된다.

3 천식의 물리적 치법

임상에서는 이러한 약물 치료 외에 물리적 치료를 쓰는데, 예를 들어 침구 치료가 있다. 가장 흔한 방법은 약물을 혈자리에 부착하는 방법이 있고 반흔구[瘢痕灸:직접구]가 있다.

약물을 부착하는 방법은 흔히 자극성이 강한 약물을 붙이는데, 백개자(白芥子), 감수(甘遂), 세신(細辛) 등을 쓴다. 이러한 약물을 갈아서 생강즙으로 버무려 혈자리에 붙인다. 흔히 대추(大椎), 폐수(肺兪), 고황수(膏肓兪), 전중(膻中) 혈을 쓴다. 이 방법은 자극성이 강하므로 일반적으로 30분에서 1시간 붙인다. 붙이고 나면 국부가 빨갛게 된다. 약을 붙여서 수포(水泡)가 생기면 효과가 더 좋다. 작용 기전은 반흔구와 거의 비슷하다. 이 방법은 특히 허천(虛喘)에 효과가 좋다. 이상 소개한 것이 중의학에서 일반적으로 쓰는 방법들이다.

4 과민성 체질이 발생하는 기전

보신보기(補身補氣)는 근본 원인을 치료하는 작용이 있다. 그리고 온기화담(溫氣化痰)이나 청열평천(淸熱平喘)은 증상을 치료하는 방법이다. 이들은 모두 기관지 경련을 억제하여 치료 효과를 거둔다. 하지만 근본적인 문제를 해결한 것은 아니다.

천식은 흔히 과민성 체질을 바탕으로 과민반응을 일으키는 항원(抗原)이 있기 때문이라고 한다. 이제 연구할 내용은 과연 과민성 체질이 어떻게 형성되며 과민성 체질을 개선할 수 있느냐는 문제다. 만약 이 문제를 해결하지 못하면 우리는 천식이라는 질환을 영원히 해결하지 못할 것이다.

과민성 체질에 대해 많은 의가들은 유전으로 간주한다. 이 질환은 가족력이 흔하기 때문이다. 하지만 이것을 유전이라고 해도 발병은 어떤 원인이 있을 것이다. 부모에게 과민성 체질이 있어서 자녀에게 유전된다면 우리가 문제 삼아야 할 것은 이러한 과민성 체질이 부모 세대에서는 어떻게 형성되었을까 하는 점이다. 이것은 깊이 있게 연구해 볼만한 문제다.

오랫동안 관찰에 의하면, 이러한 과민성 체질은 위장기능 이상과 밀접한 관계가 있음이 발견되었다. 다시 말하면, 위장의 소화흡수 기능 이상이 과민성 체질을 형성하는 데에 가장 주된 원인이라는 것이다. 즉 이것이 바로 과민체질(過敏體質)의 내인(內因)이다. 이외에 다른 것들 먼지, 꽃가루, 단백질 등은 모두 외인(外因)이다.

하지만 현대 의학에서는 주로 먼지, 꽃가루, 단백질 등 과민원에 대해서만 관심을 두고 있다. 그래서 과민성 환자를 보게 되면 어떤 물질에 대해서 과민반응을 일으키는지 조사한다. 조사해 본 결과 세상의 모든 물질에 다 과민반응을 일으킬 수 있다고 결론을 내게 되었다.

오늘은 이 물질에 과민반응을 일으키고, 다른 날에는 다른 물질에 과민반응을 일으킬 수 있다. 그래서 하루는 우유를 먹지 못하게 하고, 다른 날에는 계란을 못 먹게 하고, 다음에는 밀가루를 못 먹게 하는 등 이런 금기 사항이 자주 변하고 있다. 결국 환자는 이 방법 저 방법으로 예방하지만 결국 예방하지 못한다. 이것은 표면적으로만 해결하는 것이며 근본적으로 해결하지 못하기 때문에 발생하는 문제다.

실제 환자들은 이러한 과민원(過敏源)을 주로 장(腸)과 위(胃)에서 흡수하게 된다. 예를 들어 분기(分岐)가 많은 단백질이다. 과민성 환자의 피 속에는 다분기(多分岐) 단백질이 있는데, 이것은 위장 기능이 안 좋아 흡수되는 것이다.[83] 어떤 산모는 수유할 때 젖 속에 다분기 단백질이 포함될 수 있으며 음식에서는 특히 계란에 특히 많다.[84] 이들은 주로 장(腸)에서 흡수한다. 정상인들 혈액 속에 없는 다분기 단백질이 어째서 이러한 사람에게 존재하는가? 주 원인은 위장에서 정상적으로 흡수하지 못하기 때문이다.

5 장 마비에 대하여

이제부터 이러한 위장기능 이상에 대해 알아보겠다. 위장 기능은 주로 장 마비(腸痲痺)에 의해서 생긴다. 지금 말하는 〈장 마비(腸痲痺)〉는 서양의학에서 말하는 장 마비가 아니라 장의 연동이 약해진 상태를 말한다.[85] 정상적인 장 기능은 물질을 전도하는 작용을 말하는

---

83) 음식물은 위장에서 소화되어 단백질은 아미노산이 되고 전분은 포도당이 되어 장점막에서 체내로 흡수된다. 장점막이 건전하면 큰 분자 단백질은 장점막을 통과할 수 없다. 그런데 장점막에 염증이 있거나 썩어 문드러진 상처가 있으면 장점막의 문단속에 이상이 생겨 큰 분자 그대로 장점막을 통과한다. 『반드시 낫는 아토피 피부염의 자연요법』, p. 108.

84) 음식물 알레르기가 있는 어머니가 계란 흰자위를 먹으면 흰자위 단백질이 30분 후 모유 속에 나온다. 그래서 모유를 먹은 젖먹이가 알레르기 증상이 심하게 된다. 어머니의 위장점막이 건전하면 계란의 단백질은 몸 안으로 들어오지 않아야 하며 모유 속에 그 단백질이 나올 리도 없다. 『반드시 낫는 아토피 피부염의 자연요법』, p. 109.

85) 장 마비 : 사람들이 자신의 위장 처리능력을 초과하여 과식하면 음식이 정체한다. 장관은 정체된 음식물 잔재를 수용하기 위해 옆으로 넓어지거나 길어진다. 길어진 장은 안정성이 없으며 밑으로 늘어져 서로 유착하거나 변형되거나 여기저기 협착이나 경도의 염전이 일어난다. 옆으로 부푼 장관은 연동운동이 둔해지고 내용물을 아래로 보내는 능력이 떨어진다. 이것이 〈장 마비〉다. 숙변이 정체하기 쉬운 상태가 된다. 『비만』, p. 91.

데, 이러한 전도작용(傳導作用)이 약화하면 숙변(宿便)이 생긴다. 장의 전도 속도가 느려지면 장 속 음식찌꺼기들이 장(腸)에 잔류한다.

이러한 물질이 장에 잔류하면 결국 숙변(宿便)이 된다. 이러한 숙변 속에는 다량의 독소가 포함되어 있고, 과민성을 유발하는 물질이 포함되어 있다. 그리고 장기간 숙변이 정체하면 창자 변형을 유발한다. 장도(腸道)가 손상된다는 말은 굴곡변형이나 점막 파손을 말하는데, 굴곡 손상이란 일부분이 튀어나오기도 하고 전체적으로 늘어지기도 한 상태다.86)

점막이 파손되면 흡수하는 장 기능에 변화가 생겨서 정상적으로는 흡수할 수 없는 물질을 흡수하게 된다. 여기서 말하는 독소는 숙변 속에 있던 것인데, 이것이 발효하거나 부패하여 생기는 물질을 흡수하게 된다. 그래서 이러한 숙변을 백병의 원인이라고 말하기도 한다. 많은 질환들이 숙변 때문에 발병한다.87)

그래서 금원사대가(金元四大家) 중 한 사람은 공하법(攻下法 : 사하제를 응용하는 법)으로 병을 치료한 사람이 있었다. 대부분 질병에 대해 공하법(攻下法)을 썼는데, 효과는 아주 좋았다. 현대 연구에 의하면 대부분 과민성 질환은 숙변과 관련이 있다고 한다. 그리고 뇌혈

---

86) 게실증은 결장이 늘어나 마치 부풀어 있는 듯한 모양인데 이 속에 숙변이 차 있어 부패의 원인이 되며, 부패산물에 독소가 흡수되어 문맥을 통해 간장으로 들어간다. 간장은 이것을 해독하느라고 피로해지며 시간의 흐름에 따라 차츰 기능이 약해지고 때로는 간세포가 괴사하는 단계까지 발전한다. 섬유질이 풍부한 식사를 하면 결코 게실증은 생기지 않는다. 『잘못된 식생활이 성인병을 만든다』, p. 74.

87) 숙변은 장내 미생물에 의해 시시각각 분해된다. 부패와 발효가 일어나 언제까지 그대로 정체하는 법은 없으며 며칠이면 거의 대부분 분해된다. 그러나 같은 장소에 과잉 음식물이 계속 들어오면 다시 부패와 발효가 왕성하게 진행된다. 부풀어 오른 장관은 풍선처럼 되어 연동운동을 활발하게 하지 못하며, 이것이 다시 장관 내 부패발효를 촉진한다. 여러 가지 유독 물질이나 가스가 생기고, 이들이 장 점막을 자극하여 염증을 유발하거나 점막의 투과성을 망가뜨려 여기서 알레르겐이 침입한다. 『녹즙소식요법』, p. 58.

관 질환도 숙변과 관련이 있다고 한다. 예를 들어 노인성 치매(痴呆)나 파킨슨병, 중풍도 이러한 숙변과 관련이 있다. 숙변으로 생긴 독소는 혈관의 경련을 일으키고 뇌의 혈액 공급에 장애가 생긴다.[88] 그렇다면 어떤 원인으로 장 마비(腸痲痺)가 생기고 어떤 원인으로 숙변이 생기게 되는가?

첫째 원인은 포식(飽食)이다.

음식을 지나치게 많이 먹으면 위장의 처리 능력을 초과하고, 그래서 장과 위 기능을 손상한다. 장의 연동과 전도 작용은 음식이 들어오는 양과 밀접한 관계가 있다. 예를 들어 하루에 장에서 처리할 수 있는 양이 1kg인데 만약 1.5kg을 먹으면 장에서 처리하지 못하게 된다.

이러한 상황을 고속도로로 비유해 보자. 어떤 고속도로가 시간당 100대를 처리할 수 있을 때 한 시간에 150대가 진입하면 정체가 일어나는 현상과 같다. 따라서 반드시 차량 수를 100대 이내로 제한해야 소통이 원활하다. 그런데 많은 사람들은 이 이치를 모르고 있다. 그들은 우리 위장은 얼마를 먹든지 대사할 것으로 생각한다. 그들은 먹기만 하면 아래로 내려갈 것으로 생각하지만 이것은 옳지 못하다.

고속도로에 차가 정체하면 시간이 지나면 해결되지만 장관에 음식물이 정체하면 문제가 심각해진다. 고속도로에 차가 정체하면 뒤에 들어오는 차가 더 이상 진입하지 못한다. 차가 많아진다고 해서 길이 넓어지거나 길어지지 않기 때문이다. 하지만 우리 장(腸)은 고속도로

---

88) 작업량이 느는 것은 소화기관만이 아니다. 음식물 양이 많아지면 그 때문에 나오는 유해한 부산물이나 잔재 물질의 처리 때문에 간 신장 장이 필요 이상으로 일을 하지 않으면 안 된다. 이렇게 되면 생체가 과로를 강요당하여 노화를 재촉하게 된다. 『니시건강요법에 관한 모든 것』, p. 74.

와 다르다. 우리 장은 신축성이 아주 크다. 그래서 장기간 포식(飽食)하면 장은 늘어나거나 넓어지거나 변형을 일으킨다. 그래서 포식하는 사람들은 장이 비교적 넓다. 장의 길이가 길어지거나 변형되면 기능에도 이상이 생긴다. 여기에 음식물이 쌓이고 이것이 숙변이 된다. 이것이 첫째 원인이다. 먹는 것이 위장의 처리능력을 초과하는 것이다.[89]

둘째, 다른 한 원인은 위장 기능이 저하된 경우다.

장위의 기능은 많은 원인에 영향을 받기 때문에 항상 건강하다고 할 수 없다. 예를 들어 병에 걸리면 위장의 기능이 저하될 수 있다. 그리고 연령이 증가하면서 위장 기능도 쇠퇴한다. 이런 때 상응하여 음식량을 줄여야 한다.

그런데 식사양을 줄이지 않고 계속 그대로 먹는다면 마찬가지로 위장 기능에 장애를 일으키게 된다. 이것을 고속도로에 비유한다면, 평소 한 시간에 100대를 처리할 수 있었는데, 교통사고로 한 차로가 막힌다면 한 시간에 100대를 처리할 수 없는 것과 마찬가지다. 이런 경우 한 시간에 50대밖에 처리할 수 없게 된다. 이런 때에는 차량 진입을 한 시간에 50대만 통과하도록 제어해야 도로가 순조롭게 소통된다.

우리가 병에 걸렸을 때 식욕이 떨어지는 것은 위장 기능이 떨어졌음을 나타낸다. 이 경우는 어린이들한테 많이 생기는데, 어린이들은 병이 나면 식욕이 떨어진다. 부모가 이런 상황을 이해하지 못하고 애들에게 억지로 음식을 먹이면 아이들 위장 기능이 떨어지게 된다. 이것은 우리가 흔히 말하듯이 음식이 비위(脾胃)를 상하게 한다는 말

89) 기관지천식 환자에 공통점은 대식가라는 것이다. 과식이 발작의 방아쇠가 된다. 『녹즙소식요법』.

과 같다.

이처럼 과식과 위장 장애 두 원인 모두 장의 연동을 약화하고 숙변을 생기게 한다. 치료 방법은 아주 많다. 많은 사람들은 이러한 경우에 비위기능을 증강시키려고 한다. 예를 들어 약물로 익기건비(益氣健脾)하거나 기공을 하거나 안마해서 장의 연동을 증가하려고 한다.

이러한 방법은 위장 기능을 호전하는데 분명 효과가 있지만, 우리가 반드시 기억해야 할 점은 위장 기능은 한계가 있다는 점이다. 위장 기능은 무제한으로 증가될 수 없다. 위장 기능이 아무리 좋아져도 음식량이 처리 능력을 초과한다면 역시 같은 문제를 야기한다. 따라서 관건은 음식의 양에 있다. 음식량이 장의 처리능력을 초과하면 안된다.

그런데, 이미 장 마비(腸痲痺)와 숙변(宿便)이 생겼다면 어떻게 처리해야 하는가? 심한 장 마비가 생기고 숙변이 심해져서 기관지 천식이 생겼다면 응급처치가 필요하다. 가장 빠른 방법 중 하나는 단식(斷食)이다. 또 다른 방법 하나는 숙변을 배출하는 것이다. 숙변을 배출하려면 사하제(瀉下劑) 같은 약물을 복용할 수 있으며 또 관장(灌腸)을 하기도 한다. 관장은 응급조치로 숙변을 배출하는 것이다. 이렇게 한 차례 단식과 관장으로 급성 천식을 응급조치할 수 있다.

하지만 이렇게 한 번 한다고 장 마비와 숙변을 완전히 해결하지는 못한다. 장의 기능이 정상으로 돌아오지 않는다면 장에 계속 숙변이 쌓일 것이기 때문이다. 그래서 급성기(急性期)가 지나면 엄격하게 소식(小食)을 견지해서[90] 장의 기능을 정상으로 회복시켜 놓아야 한

90) 다년 간 계속되어 온 장 마비는 장관의 확장, 신전, 굴곡, 유착이라고 하는 구조변화까지 일으키고 있는 것이므로, 1번이나 2번의 단식 정도로는 간단히 정상화될 수는 없습니다. 여러 해에 걸쳐서 엄한 소식요법을 실행함과 함께 그 사이에 몇 번이나 단식을 하고, 그

다. 여러분께 소개하겠다.

아침은 먹지 않고 생채즙을 80ml 먹는다. 점심에는 현미 75g을 밥이나 죽으로 하고 두부 200g, 참깨가루 10g을 먹는다. 저녁 식사 전에 또 생채즙 180ml를 먹는다. 저녁 식사는 점심과 똑같이 한다. 이렇게 두 끼를 먹고 두 번 생채즙을 복용한다. 그리고 생수 또는 감잎차를 먹는다. 이외는 어떤 음식도 먹지 않는다.

이것이 소식 방법이다. 두 달 계속한다. 이렇게 하면 장 마비 증상이 개선되고, 숙변도 완전히 없어진다. 빈번하게 발생하던 천식도 치료된다. 그리고 이후 음식량에 주의하여 정상적으로 소화할 수 있는 양을 절대 넘기지 않는다면 재발은 없다. 이것이 숙변을 해결하는 방법이다.

주의할 점은 어떤 사람이 매일 대변을 보고 변이 굵다고 해서 숙변이 없다고 생각하기도 하는데 이는 큰 잘못이다. 많은 사람들이 먹는 음식량도 많고 대변량도 많지만 여전히 숙변이 있을 수 있다. 특히 몸이 좀 뚱뚱한 사람 중 대변을 보고 나서 찜찜한 사람들이 있다면 이 사람은 숙변이 있는 것이다. 먹는 음식량이 위장 처리 능력을 초과하면 이것은 모두 숙변이 되는 것이다.

숙변은 몇 가지 특징이 있다. 주의하기 바란다. 우선 배변 시간이 길다. 그리고 변의 조습(燥濕)이 다르다. 그리고 배변이 시원하지 못하거나 냄새가 난다면 숙변이 있다고 할 수 있다. 대변 색이 거무스름해도 숙변이다. 그리고 변을 보고 나서 깨끗하게 닦아지지 않는다

위에 서식건강법(西式健康法)과 같은 장관의 연동운동을 활발하게 하는 방법을 매일 열심히 실행하는 것이 필요합니다. 『마이너스영양학』, p. 245.

면 이것도 숙변이다. 장위 기능이 정상이면 대변을 보고 나서 화장지로 닦지 않아도 항상 깨끗한 상태다. 그래서 숙변의 특징을 잘 파악해야 한다. 매일 변을 정상적으로 본다고 해서 숙변이 없다고 단정하면 안 된다.

또 어떤 사람들은 현미와 과일을 자주 먹으면 숙변이 없어질 것으로 생각하지만 이것도 옳지 못하다. 현미나 과일을 많이 먹어서 정상적인 처리 능력을 초과하면 이것도 숙변이 될 수 있다. 이 점에 반드시 주의를 기울여야 한다.

그리고 이제 또 해결해야 할 문제는 이미 형성된 과민성 체질을 과연 개선할 수 있느냐는 것이다. 어떤 사람들은 체질이란 태어나면서 결정되는 것이며, 그래서 평생 변할 수 없다고 생각한다. 그렇지만 이것은 사실이 아니다. 많은 경우에 체질은 개조하여 변할 수 있다. 과민성 체질도 개조할 수 있다. 예를 들어 체내에 다분기 단백질이 있어서 민감성 체질이 된 사람은 소식(小食)이나 단식(斷食)을 통하여 장위 기능을 개선하면 과민성 체질을 개선할 수 있다. 이것은 임상에서 사실로 증명되었다.

이외에 기타 다른 체질도 변화할 수 있다. 예를 들어 비위(脾胃)가 허약한 사람이 이것을 개선하면 비위가 건실해지는데 이것도 체질개선(體質改善)이다. 또 화(火)가 잘 치솟는 사람도 치료하면 화(火)가 평정되는데, 이것도 체질개선이다. 그래서 어떤 체질이라도 한번 형성되면 영원히 변하지 않는다고 할 수 없다. 변화시킬 수 없다면 그것은 당신이 변화시키는 방법을 찾지 못했기 때문이다.

오늘 주 내용은 기관지 천식 치료의 관건은 음식 양을 조절하는 데에 있다는 것이다. 위장기능을 정상으로 회복하면 계란을 먹든 단백질을 먹든 전혀 관계가 없다. 하지만 위장기능이 정상이 아니면 무엇을 먹어서 과민성을 일으킬지 알 수 없게 된다. 심지어 일반적인 쌀이나 밀가루만 먹어도 과민성을 유발할 수 있다.

따라서 우리는 단지 과민원(過敏原)에 대해서만 주의하면 안 된다. 왜냐하면 사람은 진공 속에서 살 수 없기 때문이다. 우리는 자연계의 물질을 접촉하지 않고는 살 수 없고, 음식을 먹지 않을 수 없기 때문이다. 이러한 물질은 우리가 피할 수 있는 게 아니다. 관건은 자신의 몸을 변화시키는 것이다.

6 소식으로 천식 환자를 치료한 임상 예

한 예를 소개하겠다. 북경에 있을 때 일이다. 일흔이 넘은 할머니가 있었다. 이 할머니는 겨울에 해수와 천식을 심하게 앓았다. 대부분 의사들은 노인이므로 보약(補藥)을 써야 한다고 하였다. 어떤 의사 한 명이 할머니에게 호도나무 가지즙에 계란을 2개 담갔다가 계란을 먹으라고 처방을 내렸다.

그리고 할머니한테 남동생이 있었는데, 이 동생은 건축업을 해서 많은 돈을 벌었다. 누나를 끔찍이 생각하여 맛있는 음식을 많이 사주었다. 사과, 바나나, 케이크 등 군것질이 넘쳐났다.

그리고 아들과 손자도 아주 효자였기 때문에 맛있는 것은 안 먹고 전부 할머니만 주었다. 그래서 할머니는 몸이 좋아질 것으로 생각하고 열심히 먹었다. 그러나 나중에는 천식 때문에 침상에서 일어나지도 못할 정도가 되었다. 겨울만 되면 침상에 누워서 침대 밑으로 내려가지도 못했다.

한 친구 소개로 할머니댁에 왕진을 갔다. 우선 할머니는 몸이 아주 뚱뚱하고 얼굴에 검은빛이 돌았고 입술은 자색이었다. 설태는 매우 두텁고 끈적거렸다. 두꺼운 내의에 두꺼운 이불을 덮고 있어도 여전히 춥다고 하면서 뜨거운 온돌 침대에서 떠날 수가 없었다. 나는 상황을 한 번 보고 지금까지 방법으로는 치료가 안 되며 방법을 바꾸어야 한다고 하였다.

우선 폐기능을 개선하고 가래를 삭이며[선폐화담(宣肺化痰)] 평천(平喘)하는 처방을 하나 적어 주었다. 선복화(旋覆花), 반하(半夏), 복령(茯苓), 지각(枳殼), 소자(蘇子), 나복자(蘿菔子), 백개자(白芥子) 등이었다. 이들은 모두 화담(化痰) 이기(理氣) 선폐(宣肺)하는 약물이다.

그리고 음식을 주의하라고 말해 주었다. 과일은 전혀 입에도 못 대게 하였다. 그러자 손자들은 자기들이 먹게 되었다고 아주 기뻐하였다. 할머니는 군것질을 금하고 남은 것을 모두 아이들한테 주라고 시키고 계란도 전혀 못 먹게 하였다. 할머니는 이 말을 듣고 영양분을 전혀 섭취하지 못하면 어떻게 하냐고 걱정하였다. 하지만 나는 죽과 무탕만 먹게 하였다. 하루에 두 번 죽을 먹고 무탕을 두 번 마시라고 하였다.

이틀 후 환자는 가슴이 확 트이는 느낌이 들고 가래도 줄었다. 숨이 막히는 상황도 줄었다. 저는 신발을 신고 걸어 다녀 보라고 하였다. 할머니는 신을 신고 한바퀴 돌 수 있었다. 기혈이 소통되면서 치료 효과가 더 나타났다. 일주일 후 천식이 거의 소실하였다.

다시 일주일 후 할머니는 집 밖으로 나가서 운동할 수 있게 되었다. 처음 할머니가 걸을 수 있는 거리는 1리였지만, 2주 후부터 10리를 걸을 수 있었다. 그 후 정상인과 같아졌다.

당시 집안 식구들은 모두 의아해 했다. 밥을 못 먹게 했는데 오히려 병이 나았다고 이상하게 생각하였다. 이후 몇 년 동안 할머니는 건강 상태를 유지할 수 있었다. 그리고 할머니는 말하기를 병이 생기면 이(李)선생 방법대로 하면 바로 해결된다고 하였다. 저는 일년에 한 번 그 집을 방문하는데 갈 때마다 이 선생이 아니면 치료하지 못했을 거라고 치하를 받는다.

이처럼 천식을 치료할 때는 약물에만 의존하면 안 된다. 약물은 초기에 치료 작용을 일으키는 효과만 있지 근본적 치료는 음식을 조절해야 한다. 약물과 음식을 잘 결합하여 치료하면 효과가 배가한다.

질문 아이들 천식도 소식해야 낫는가?

답 어린이들도 마찬가지다. 내열(內熱)이나 음식에 손상한 후 풍한을 맞아서 생긴다.

질문 성장기 어린이들은 어떻게 소식하는가?

답 어린이들도 해야 한다. 어린이들이 소식하지 않으면 위장 기능이 개선되지 않는다. 아이들 질병도 대부분 과식 때문에 생긴다. 예를 들어 소아 간질(癎疾)도 음식으로 생긴다. 간질은 영양이 모자라서 생기는 것이 아니라 영양 과잉으로 생긴다. 그래서 소식법은 특히 어린이에게 더 중요하다.

질문 관장(灌腸)은 어떻게 하는가?

답 관장은 응급 상황에서만 쓰고 일반적인 경우는 쓰지 않는다. 천식이 아주 심할 때 급성 복통으로 약을 먹을 수 없을 때 응급조치로 실행한다. 관장은 정상적인 방법이 아니다.

질문 천식과 기침은 증상이 다르지만 어차피 호흡기 질환이다. 기침을 할 때에도 앞서 말한 치법을 쓰는가?

답 기침과 천식은 다르다. 천식은 과민성 질환이고, 기침은 사기(邪氣)로 인하여 생긴다. 그래서 사기만 제거하면 낫는다. 그런데 가래가 많은 경우에는 앞서 소개한 소식요법(小食療法)을 쓸 수 있다.

질문 만성 비염이나 알러지성 비염에도 쓸 수 있는가?

답 단식요법이 효과가 아주 좋다. 혈액 순환을 촉진한다. 류머티스성 질환과 통풍에도 적합하다.

질문 소아들이 알러지성 비염이 많은데, 음식은 어떻게 조절하는가?

답 아주 단식하지 않을 경우는 맵고 열을 올리는 음식은 줄이고 채소를 많이 먹으면 열이 아래로 내려간다.

질문 만성적으로 호흡기 질환을 앓는 과민성 소아들은 일반적으로 밥을 잘 먹지 않는다. 그렇지 않아도 평소에 밥을 안 먹어서 부모가 걱정하는데, 또 먹지 말라고 하면 어떻게 되는가?

답 밥을 안 먹으려고 하는 것은 위장에 문제가 있는 것이다. 위장에 문제가 있을 때도 식사량을 줄여야 한다. 식욕이 없으면 소식을 통하여 식욕을 돋구어 줄 수 있다. 배가 고프면 먹게 되어 있다. 음식을 먹지 않는다는 것은 배고프지 않다는 말이다. 안 먹으려 할 때 억지로 먹이면 아이들은 더 안 먹는다. 그래서 먹으라고 강요할 필요가 없다. 만약 마른 사람이 뚱뚱해지고 싶으면 굶으면 된다.

질문 아토피성 피부염 소아들은 어떠한가?

답 이 방법은 과민성 피부와 천식에 가장 좋은 방법이다. 많은 어린이들의 과민성 피부질환도 모두 원인이 그렇다. 다른 어떤 방법도 효과가 없다.

질문 영아기(嬰兒期)도 그러한가?

답 영아기는 더욱 이 방법을 써야 한다. 영아는 굶어서 나쁜 일이 없다. 물을 많이 먹이고 우유량을 줄여야 한다. 영아는 우유를 너무 많이 먹여서 이런 병이 생긴다.

제3장

비만(肥滿)

1 표준체중(標準體重)

오늘은 비만병(肥滿病)을 소개하겠다. 현재 비만은 흔한 질병이며, 살 빼는 문제에 대해 이미 아주 관심이 높다. 이것은 개인적 문제가 아니고 전체 사회의 문제며, 사회가 진보하고 발달하여 생활이 윤택하게 될수록 비만은 더욱 문제가 되고 있다.

기아 시대에 먹을 것이 없을 때 비만은 전혀 문제가 되지 않았다. 그런데 경제가 발달한 미국이나 일본에서 1970년대에 갑자기 비만이 사회 문제로 돌출하기 시작하였다. 일반적으로는 1980년대 이후 비만이 문제화되었다. 현재 중국에도 비만 환자가 늘어가는 추세며 한국에 와서 보니까 비만 환자가 많아진 것을 볼 수 있었다.

또 과거에는 중년 이후 성인 비만이 문제였지만 현재 더욱 큰 문제점은 아동 비만이다.[91] 아동은 우리 미래이므로 아동 비만은 미래 사

91) 어른들과 달리 어린이 비만은 지방 세포의 수 자체가 무수히 늘어나는 데에 있다. 어른 비만은 지방 세포의 수가 늘어나는 게 아니라 크기가 커진다. 지방세포는 일반 세포와

회에 더 큰 문제가 된다. 과거 빈궁했던 시절에 뚱뚱한 아동은 보기 좋을 뿐 아니라 집이 부유함을 상징하였다. 빈궁한 사람들은 뚱뚱한 사람들을 부러워하였고 이것이 부귀의 상징이었다. 그래서 빈궁한 사람들은 뚱뚱해지기를 아주 원했다. 그리고 당시에는 뚱뚱한 것을 건강으로 여겼다. 신체검사 때도 뚱뚱하지 않으면 영양불량으로 간주하였고, 뚱뚱하면 영양상태가 좋은 것으로 여겼다. 이렇게 신체의 뚱뚱함과 마름으로 영양 상태의 표준을 삼았다. 모든 사람들은 뚱뚱함을 건강으로 간주하였다.

그런데 뚱뚱한 사람들 숫자가 많아지면서 문제가 생기기 시작하자 이러한 인식이 변화하였다. 점차 비만의 피해를 인식하기 시작하였다. 요즈음 사람들은 비만이 건강의 상징이 아님을 알기 시작하였고 질병을 일으키는 징조임을 알게 되었다. 뿐만 아니라 생명을 단축하는 중요한 원인으로 인식하기 시작하였다.

그렇다면 도대체 비만의 표준은 무엇인가? 현재 살을 빼고 비만을 치료하는 것은 모든 사람들의 뜨거운 화제다. 그러나 도대체 비만이 어떤 상태를 의미하는지 모든 사람들이 확실하게 알지 못한다.

한국에 와서 보니까 전혀 비만이 아닌데 스스로 비만이라고 하는 사람도 있다. 뚱뚱한 사람이 자신이 건강하다고 생각하는 것도 틀리지만, 뚱뚱하지 않은데도 비만으로 여기는 것도 잘못이다. 먼저 비만에 대해 정확하게 이해해야 한다. 만약 비만이 아닌데 억지로 살을 뺀다면 이것은 질병을 유발할 뿐이다. 따라서 우선 비만에 대한 표준이 있어야 한다.

먼저 표준체중을 결정해야 비만 여부를 결정할 수 있다. 그런데 표

달리 몇 배의 크기로 불어나면서 그 속에 지방을 축적한다. 『잘못된 식생활이 성인병을 만든다』, p. 78.

준체중은 시대에 따라 변해왔다. 1950~60년대에 표준체중을 계산하는 방식은 키에서 100을 빼는 것이다.

표준체중 = 신장(센티미터) − 100

당시에는 이렇게 간단했다. 예를 들어 키가 170이면 100을 빼서 70kg이 표준체중이었다. 그러나 80년대에 들어서서 이러한 공식이 바뀌었다.

표준체중 = [신장(센티미터) − 100] × 0.9

현재 많은 사람들이 이것을 표준체중으로 알고 있다. 이러한 공식은 많은 사람들의 평균치를 구한 것이다. 그러나 이러한 수치는 절대적인 것은 아니고 상대적 수치다. 그런데 최근에는 체중을 줄이는 데에 주력하여 이러한 기준이 내려가고 있다. 1960년대에는 이러한 수치가 비교적 높았지만 갈수록 수치가 떨어져서 최근에는 의견이 일치하지 않고 있다. 그래서 어떤 사람들은 곱하기 0.8을 하기도 하고, 어떤 사람들은 0.7을 곱해야 한다고 주장하기도 한다.

표준체중 = [신장(센티미터) − 100] × 0.8
표준체중 = [신장(센티미터) − 100] × 0.7

제 개인적인 상태는 0.9를 곱하는 것이 아니라 0.7을 곱해야 한다. 만약 표준수치를 정해놓고 여기에 포함되지 않으면 병들었다고 간주한다면, 저처럼 마른 사람은 사회생활이 어려울 것이다. 저는 20세부터 체중이 똑 같다. 그러나 생활하고 운동하는 데에 전혀 불편함이 없다. 이처럼 생활에 어려움이 없으면 표준체중이라고 할 수 있다.

따라서 표준을 정해놓고 완전히 맞아야 하는 것은 아니다. 많은 사람들은 표준체중을 정해 놓고, 어려움도 없는데 자꾸 저한테 살을 찌라고 한다. 사람들은 각각 적합한 정도가 있게 마련이다.

앞서 어떤 사람들이 0.7을 곱해야 한다고 했는데, 제가 보기에는 이것이 장수하는 체중이라고 할 수 있다. 왜냐하면 비교적 마른 사람들이 오래 살기 때문이다. 그리고 0.9를 곱하는 것은 일반적 체중이다. 그렇다고 해서 표준체중이라고 할 수는 없다. 단지 보통 체중이라고 할 수 있으며 가장 좋은 체중이라고는 할 수 없다.

이렇게 제 견해로는 개인마다 각각 적합한 체중이 있다. 그래서 모든 사람을 한 표준에 맞추어야 할 필요는 없다. 어떤 사람들은 먹는 것을 좋아하고 어떤 사람들은 싫어하며, 활동량이나 활동 속도도 전부 다르다. 이렇게 체질이 다르므로 한 기준에 맞추기는 어렵다.

개인적 견해로는 체중은 사람에 따라 각각 다르다는 것이다. 당신 체중이 당신 생활에 가장 적합할 때 이것이 가장 좋은 체중이다. 예를 들어 빨리 언덕을 오를 때 숨이 차지 않으면 적합한 체중이고, 만약 조금만 움직여도 힘들어서 숨이 차다면 적합한 체중이 아니다.

그리고 또 사람은 연령에 따라 체중도 달라진다. 일반적으로 젊었을 때에는 비교적 가볍고 중년 이후 체중이 늘어난다. 그리고 중년 후에는 생활 기능이 떨어지고 장부 기능도 점차 약화한다. 그런데 이렇게 장부 기능은 약화하는데 체중이 계속 증가한다면 장부에 부담이 증가하여 모순이 발생하기 시작한다. 이것이 수명을 단축하고 질병을 일으키는 중요한 원인이다. 그래서 〈돈이 있어도 늙어서 몸이 날씬해지는 것은 사기 어렵다(有錢難賣老來瘦)〉라는 말이 있다.

따라서 나이가 들수록 체중을 줄여야지 거꾸로 늘면 안 된다. 그러나 제가 보기에는 사회 전체가 이러한 상황과 전혀 상반한다. 대부분 중년 이후 질병은 모두 신체가 뚱뚱해지면서 시작한다. 이것이 가장 문제다.

어떤 사람들은 나이가 들수록 체중이 늘어나는 것은 피할 수 없다고 말하지만 사실은 전혀 그렇지 않다. 이렇게 나이가 들면서 체중이 늘어나는 것은 신체 내부 문제뿐 아니라 사회가 발전하면서 생기는 문제도 있다. 보통 사람들은 중년 이후 생활이 넉넉해지기 시작한다. 그래서 젊어서는 잘 먹지 못하다가 중년 이후 몸에 좋고 맛있는 음식을 많이 먹기 시작한다. 이것이 비만을 일으키는 실제 원인이다.[92]

그렇다면 일생 동안 몇 살 때 체중을 평생 유지해야 하는가? 어렸을 때부터 비만이 된 사람 이외에는 보통 성인이 된 후 체중을 표준으로 해야 하는데 이것은 약 20세 전후의 상태다. 사람은 20세에 발육과 체력이 가장 왕성하기 때문에 이때가 가장 적합한 체중이다. 대학교 재학 중일 때다. 만약 이때 키가 170cm라면 표준체중은 60kg 정도다. 그리고 이 범위에서 20% 내외에 있으면 정상이라고 할 수 있으며 내외로 20%를 초과하면 이상이라고 할 수 있다.

보통 사람은 30세부터 체중이 올라가기 시작한다. 여성은 또 다른 특징이 있다. 결혼하여 아이를 출산한 후 체중이 조금씩 올라간다. 갱년기가 되면 다시 비만이 증가하기 시작한다. 따라서 20세 전후 체중을 기본 체중으로 해야 한다.

어떤 경우에는 나이에 따라 표준체중을 달리하기도 한다. 예를 들

92) 국제비만학회 아시아 오세아니아 회장 이언 카터슨은 개인 차원에서 열살 더 먹을 때마다 식사량을 10%씩 줄이라고 충고했다. 예를 들어 50대라면 20대 때보다 30%를 덜 먹는 것이다.(《중앙일보》 2005. 5. 3.)

어 미국에서는 연령에 따라 20세에 표준이 60kg이고, 30세에 70kg이라고 말하는 사람들이 있는데, 이것은 옳지 않다. 이렇게 되면 모두 비만이 되기 때문이다. 모두 뚱뚱하다고 해서 체중 증가가 표준이 되는 것은 아니다. 대부분 사람들이 나이가 들면서 체중이 늘어난다고 해서 이것이 표준체중이라고 할 수 없다. 따라서 젊은 시절 체중을 표준으로 해야 한다. 그리고 또 여성들은 뚱뚱하지도 않은데 날씬해지기 위하여 살을 빼는데 이것도 옳지 못하다. 이상으로 표준체중에 대해 말씀드렸다.

2 비만의 원인

이제부터 비만의 원인을 말씀드린다. 원인은 치료와 관계가 있다. 원인을 모르면 치료도 제대로 할 수 없다. 현재 비만을 치료해도 효과가 없는 것은 모두 원인을 제대로 알지 못하기 때문이다. 현대 의학에서 비만은 크게 두 가지로 분류한다. 하나는 단순성 비만이고, 하나는 어떤 질병으로 발생하는 속발성 비만이다.

단순성 비만은 원래 신체에 특별한 질병이 없으면서 생기는 비만으로서 음식 섭취량은 많고 활동량이 적어서 생긴다. 그런데 속발성 비만은 어떤 질병이 생긴 후 여기서 야기되는 비만이다. 예를 들어, 뇌하수체종양, 뇌하수체 전엽의 기능 감퇴, 인슐린 분비 과다, 갑상선 기능 저하 그리고 부신피질 기능 항진 등에서 속발성 비만을 유발한다. 속발성 비만은 본질적 질병을 치료해야 한다. 이러한 질병을 치료하지 않으면 비만을 치료할 수 없다. 이것은 근본적으로 약물이나 수술 같은 의학적 조치가 필요하며 환자 개인이 스스로 해결할 수 없다.

그러나 이러한 속발성 질환은 전체 비만 중 아주 드문 경우로서 기껏해야 전체의 1%에도 미치지 못한다. 거의 99%가 단순성 비만이다. 현재 치료해야 할 문제는 바로 이 단순성 비만이다.

지금부터는 단순성 비만에 대해 말씀드린다. 단순한 비만도 원인이 여러 가지다.

2.1 비만과 유전

많은 학자들은 비만은 유전적 경향이 있다고 한다. 왜냐하면 아동이 비만인 경우 부모도 비만이기 때문이다. 그래서 어떤 학자들은 비만이 유전과 관련이 있다고 간주한다. 무슨 유전자와 관련이 있는지에 대하여 연구를 진행하는 중이며 현재 일정한 성과를 거두기도 하였다. 그러니 만약 유전적인 요소 때문에 유전자로 발생한 비만이라면 지금까지는 해결할 방법이 없다. 이러한 비만증은 일반적 다이어트 방법으로는 해결할 수 없다.

하지만 실제는 전혀 그렇지 않다. 대다수 가족력이 있는 비만증 환자들은 생활 습관과 음식을 바꾸어 개선되고 있다. 따라서 실제로 진정한 유전적 요인으로 보기는 어렵다.

제 소견으로 이런 환자들은 주로 가족의 영향 때문이 아닌가 생각한다. 여기서 말하는 가족들 영향이란 주로 음식 습관을 말한다. 그리고 생활 습관도 관련이 있다. 예를 들어 부모가 육식을 즐기면 아이도 육식을 좋아한다. 또 부모의 식사량이 많으면 자식들도 많아진다. 또 부모가 운동량이 적으면 아이들도 활동량이 적다.

그리고 특히 사상이나 관념 영향도 있다. 어떤 부모들은 자녀들이 뚱뚱한 것이 좋다고 생각하는 사람들이 있다. 그래서 이러한 부모들은 똑같은 생각을 강요한다. 이 경우는 가족의 영향 때문이지 유전적 영향은 아니다. 물론 일부분은 유전과 관련될 수도 있다. 진정으로 유전으로 인한 비만이라면 치료가 곤란할 것이다.

2.1.2 비만과 정신적 문제

둘째 원인은 정신적 문제다. 예를 들어 학습이나 고민거리로 사람이 긴장 속에서 생활하면 식사와 대사에 영향을 미쳐 살이 오르지 않는다. 그런데 정신적으로 느긋하고 해이해져 있으면서 아무 것도 생각하지 않고 먹고 자는 데 치중하면 쉽게 살이 찐다. 우리들은 이러한 상태를 〈마음이 편하면 살이 찐다[심관체반(心寬體胖)]〉고 한다.

학생들은 학습의 긴장으로 살이 안 찌는 경우가 많다. 체력을 소모하는 노동은 영양 소모를 촉진한다. 연구 결과에 의하면 대뇌는 무게가 인체의 1/10로서 비교적 작지만, 실제로 대뇌가 소모하는 열량은 전체에서 50%정도가 된다고 한다. 이렇게 정신적 원인이 체중에 미치는 영향은 지대하다.

2.1.3 음식과 비만의 관계

이 밖에 가장 중요한 원인은 음식이다. 음식 원인이란 많이 먹는 것이다. 그렇다면 얼마를 먹어야 많이 먹는 것인지 하는 문제가 관건이다. 우선 표준을 결정하는 것이 중요하다. 흔히 비만증 환자들은 자신이 다른 사람에 비하여 음식을 적게 먹는데도 살이 찐다고 말하며, 심지어 물만 먹어도 살이 찐다고 한다.[93]

---

93) 〈常常見到，有很多這个肥胖的患者，他老是我吃得很少啊，比人家吃少的多，但是我還是胖，我就是喝水也胖.〉 필자도 뚱뚱한 아줌마들한테 이런 말을 많이 들었다.

그러나 크게 틀린 것이다. 음식 다소는 다른 사람과 비교하는 것이 아니다. 이것은 마치 우리의 정기가 강하고 약한 상태를 다른 사람과 비교할 수 없는 것과 마찬가지다. 단지 자신의 정기와 외부의 사기를 비교할 수 있을 뿐이다. 자신의 정기와 외부 사기를 비교해서 자신 정기의 강약을 제대로 평가할 수 있다. 그러므로 한 사람의 정기를 다른 사람의 정기와 비교할 수 없다. 왜냐하면 힘이 세다고 해서 정기가 강한 것도 아니고 나이가 젊다고 해서 정기가 반드시 강한 것은 아니기 때문이다. 그래서 정기는 다른 사람과 비교할 성질이 아니며 사기와 상대적으로 말하는 것일 뿐이다.

마찬가지로 음식의 양도 다른 사람과 비교하는 것이 아니고 자신만 비교할 수 있다. 어떤 사람은 밥을 한 공기만 먹어도 많지만 다른 사람은 세 공기를 먹어도 적은 경우가 있다. 왜냐하면 체질도 다르고 열량 소모도 다르기 때문이다. 그래서 음식의 다소는 자신의 체질에 따라서 결정해야 한다. 말하자면 들어오는 양과 나가는 양이 평형을 이루어야 한다. 예를 들어 오늘 1000kcal를 소모했는데 1200kcal를 먹는다면 많이 먹는 것이다. 오늘 만약 2000kcal를 소모했는데 1800kcal를 먹었다면 적게 먹은 것이다.

그리고 음식의 다소는 용량만으로 비교할 수 있는 것도 아니다. 나는 한 공기를 먹는데 저 사람은 두 공기를 먹는다고 하자. 그렇다고 해서 나는 적게 먹고 저 사람은 많이 먹는다고 할 수 없다. 한 그릇 밥의 영양가가 두 그릇 밥의 영양가보다 많은 경우가 있다. 이것은 음식의 질과 관련한 문제다.

아마 두 공기를 먹을 때 부식이 채소나 섬유소 같은 것일 수도 있

여러분도 그럴 것이다.

으며, 한 공기를 먹을 때 부식에 고기나 계란 유제품 등이 포함될 수 있다. 그리고 두 공기를 먹는 음식 속에는 수분이 많을 수 있고, 한 공기를 먹는 음식 쪽은 건조하여 수분이 적게 있을 수 있다.

특히 현대 음식은 전통 음식에 비하여 열량이나 흡수율이 매우 다르다. 그리고 현대 음식들 중 특히 서양 음식들은 열량이 아주 높다. 그리고 가공을 많이 해서 섬유소가 거의 포함되어 있지 않다. 이러한 음식들은 체내에 100% 흡수되기도 한다. 이런 상황이라면 음식의 용적으로 열량을 서로 비교할 수 없다.

이 밖에 음식의 양에 대해서 주의해야 할 점은 끼니로 먹는 음식과 군것질로 먹는 음식을 합해야 한다는 것이다. 어떤 사람들은 식사량만 줄이고 군것질은 전혀 고려하지 않기도 한다. 만약 하루에 설탕을 많이 넣어서 커피를 몇 잔씩 먹으면서도 전혀 먹는 것으로 생각하지 않으며, 과일을 먹으면서도 다이어트를 한다고 생각한다. 실제로 이러한 모든 것들은 열량이 포함되어 있다. 모두 계산하면 열량이 상당하다.

특히 요즘 나오는 초콜릿 같은 음식은 용적은 작지만 실제 열량은 밥보다 훨씬 많다. 다른 고칼로리 음식도 많다. 예를 들어 우주식(宇宙食)은 아주 적은 용량으로 많은 열량을 낸다. 이러한 음식은 한 번만 먹어도 며칠 동안 생활할 수 있을 정도다. 이러한 경우에는 적게 먹는다고 해도 실제는 많이 먹는 것이다. 열량의 다소를 계산할 때에는 정확하고 합리적으로 해야 한다.

또 주의해야 할 점은 음식의 시간과 횟수다. 음식을 섭취하는 시간에 따라 비만에 끼치는 영향이 다르다. 똑같은 영양과 열량도 아침과 점심에 먹으면 비만을 야기하지 않지만, 저녁에 먹으면 비만을 야기할 수 있다. 예를 들어 일본의 스모 선수들은 대부분 저녁에 식사를 많이 한다. 그들은 일정한 체중에 도달해야 선수 자격을 획득하므로 살찌는 방법을 연구한다.[94][95] 특히 저녁에 자기 전에 먹을수록 살이 많이 찐다.

그리고 식사의 횟수도 관계한다. 현대에는 일반적으로 하루 3회 식사한다. 하루에 섭취하는 영양을 3회에 나누어 섭취하면 비만을 덜 야기한다. 이 횟수를 줄이면 비만을 야기할 소지가 커진다. 횟수가 적을수록 비만 가능성이 많아진다. 요즈음 방법 중 하나는 음식 먹는 횟수를 늘려서 다이어트를 하는 방법도 있다.

지금까지 설명한 내용은 음식이 비만에 끼치는 영향이었다. 여기서 주의할 점은 많은 사람들이 음식에 대해 잘못 생각하고 있다는 것이

---

94) 수년전 텔레비전에서 일본 스모 선수들이 체중을 불리는 방법을 소개한 프로그램이 나왔다. 일본 씨름은 상대방을 동그라미 안에서 밀어내는 경기이므로 체중이 절대적으로 중요하다. 전신에 살이 있는 대로 부풀어 오르고 축축 처지기까지 하여 도대체 사람인지 무슨 기형 돼지인지 모를 정도다. 남의 나라 문화를 함부로 평가절하할 생각은 없지만 느낌이 그렇다는 것이다. 우선 새벽에 일어나서 운동을 한다. 주로 힘을 키우는 운동을 했던 것 같다. 그리고 숙소로 돌아와서 도저히 못 먹을 정도까지 음식을 삼킨다. 그리고 잠을 잔다. 오후에 잠을 깨면 다시 음식을 배가 터지도록 먹는다. 그리고 오후 내내 쉰다. 이것이 체중을 불리는 방법이었다. 너무 운동을 많이 해도 살이 찌지 않기 때문이다. 한마디로 배가 고프게 만든 후 음식을 차곡차곡 채워 넣고 잠을 청하여 살을 찌우고 배가 비면 다시 먹는 것이다.

이와 비슷한 방법이 또 텔레비전에 나온 적이 있다. 이번에는 한국판이었다. 어깨들이 조직을 불리기 위해 적당한 인물을 물색하고 나면 먼저 하는 일은 신참을 순식간에 30kg 정도 체중을 불려주는 것이라고 한다. 방법은 간단했다. 밥에 소화제와 수면제를 섞어주는 것이었다. 계속 먹고 자고 반복하는 것이다. 한 사람이 인터뷰하기를 이렇게 하면 쉴새없이 배가 고프고 잠이 와서 한참 정력이 왕성한 나이인데도 여자 생각도 하지 못한다고 하였다. 순식간에 자기 체중이 1.5배가 불어나면 세상이 덩달아 작게 보이며 간까지 커져서 소심하던 성격이 바뀌고 돌격대가 된다고 하였다.

95) 비만자는 병에 걸리면 그저 걸렸다는 그것만으로도 빨리 죽는다고 하며, 또 병에 걸리지 않아도 빨리 죽는다고 한다. 그 좋은 예로써 일본 씨름꾼의 평균 수명이 50대 중반이라는 사실을 보면 알 수 있는 것이다. 『잘못된 식생활이 성인병을 만든다』, p. 85.

다. 대부분 기름진 고기를 많이 먹는 것이 비만의 원인이라고 생각한다. 그래서 음식을 섭취할 때 기름이 많은 고기나 육식을 피하려고 한다. 그러나 단백질은 섭취한다. 그래서 기름기를 땐 고기를 먹거나 생선을 먹는다.96)

그러나 실제는 전혀 그렇지 않다. 기름진 고기나 육식을 먹어야 살이 찌는 것은 아니다. 무엇을 먹건 양이 초과하면 모두 살이 찐다. 그리고 현재 많은 비만증 환자들이 기름을 뺀 고기를 많이 먹어서 살이 찐 것이다.

동남아 특히 말레이시아 사람들은 돼지고기를 전혀 안 먹는다. 대부분 해산물을 먹는다. 음식점들은 대부분 해산물을 요리하는 곳이다. 그래도 비만증 환자들이 이곳이 훨씬 많다. 그러므로 기름기를 뺀 고기를 먹는다고 해도 똑같이 살이 찐다는 사실을 알 수 있다. 열량을 과잉 섭취하면 모두 지방으로 전화하여 체내에 축적되기 때문이다.

그리고 또 대부분 비만증 환자들은 주식을 많이 먹어서 살이 찐 것이다. 예를 들어 중국 농촌은 육식 섭취가 그다지 많지 않다. 그래도 비만 아동이 많다. 이것은 주식을 많이 먹기 때문에 생기는 것이다.

중국은 과거에 음식이 많이 부족하였다. 당시 아동들이 모두 수척하였다. 하지만 개혁개방 후 중국의 음식 문제는 일시에 해결되었

96) 현대의학은 〈지방이 나쁘다〉고 강조한다. 그러나 이것은 당치 않은 것이다. 실제로 육류의 단백질과 지방을 나누어 한쪽만을 섭취하고 다른 쪽은 버린다는 것은 불가능한 이야기다. 장내 세균 성질을 악화하는 최대 원흉은 단백질이다. 그럼에도 불구하고 어째서 지방은 나쁘고 단백질은 문제없다고 말하고 있을까? 지금까지 현대의학은 〈고기를 먹어라, 고기를 먹어라〉라고 50년, 100년을 계속 말해왔기에 새삼스럽게 육식은 좋지 않다고 할 수 없는 것이다. 그래서 육류를 단백질과 지방으로 나누어 단백질은 필요하며, 지방은 나쁘다고 애매모호한 변명을 늘어놓고 있다. 결국 변명의 여지를 만든 것에 불과하다. 이런 엉터리가 언제까지나 통할 리는 없을 것이고, 장래에 역시 단백질도 유해하다는 것을 인정할 날이 올 것이다. 『자연의학의 기초』, p. 242.

다.[97] 그래서 부모들은 아이들에게 주식을 많이 먹였다. 닭, 오리, 계란을 많이 안 주는데도 살이 찌는 것이다.

더욱 주의할 점은 과일도 먹으면 살이 찐다는 것이다. 식후 과일 섭취는 식사량을 늘리는 것과 마찬가지다. 식사량이 많아서 이미 열량을 초과했는데, 후식으로 과일을 먹으면 열량을 보태주는 것이다. 그런데도 많은 사람들은 과일을 먹으면 다이어트가 된다고 생각하고 과일을 많이 먹는다. 심지어 하루에 몇 근씩 먹는 사람도 있다.

제가 본 비만증 환자 중에서 다른 것은 안 먹고 단지 과일만 많이 먹었다는 사람들이 많았다. 하지만 결국 이들은 살을 빼지 못했다. 그들에게 무슨 과일을 먹었냐고 물었더니 바나나와 사과처럼 대부분 당분이 많은 과일이었다. 만약 사람들이 하루에 과일을 2kg씩 먹고 다른 것은 전혀 안 먹어도 살은 찔 것이다.

그리고 대부분 짐승은 바나나는 고사하고 풀만 먹어도 살이 찌는 것을 볼 수 있다. 코끼리는 풀만 먹어도 키가 크고 몸집이 커진다. 건초에는 당분이 거의 없으며 단백질도 거의 없다. 하지만 결국 많이 먹어서 살이 찐 것이다.

동남아에 고유한 과일이 있는데 그 지방 사람들이 〈과왕(果王 : 과일의 왕)〉이라고 부르는 과일이 있다. 이 과일은 냄새는 안 좋지만 맛은 아주 달다. 이 과일은 당분과 단백질이 아주 많으며 매해 두 차례 수확한다. 그곳 사람들은 이 과일을 아주 즐기며, 과일이 나오는 계절만 되면 전국의 사람들 체중이 평균 3kg 이상 증가한다. 그래서 말레이시아 사람들의 체중은 과일을 수확하는 계절에 따라 달라진다. 저

---

97) 필자가 2000년에 중국의 옥전(玉田)이라는 도시로 여행한 적이 있다. 중간에 옥수수 밭이 나왔는데 고속도로가 관통하여 뚫려있었다. 좌우 까마득한 지평선이 모두 옥수수 밭이었으며 시속 130km이상으로 몇 시간을 달린 듯했다. 그냥 계속 옥수수였다.

는 그들에게 당신이 다이어트를 하고 싶으면 먼저 과왕(果王) 섭취를 줄이라고 하였다. 이 과왕 외에도 열대 과일들은 열량이 많다. 그곳 사람들은 과일을 줄이지 않으면 절대로 체중을 줄이지 못한다. 따라서 만약 비만증 환자를 만나면 반드시 과일을 줄이도록 해야 한다.

그런데 일부 환자들은 종종 반대 의견을 제시한다. 서양 의학이나 의사들이 과일에는 수분이 많고 비타민이 많아서 다이어트에 좋다고 했기 때문이다. 그래서 의사들이 과일을 많이 먹으라고 했다고 한다. 이렇게 서양 의사의 말만 듣고 과일을 많이 먹는다. 그렇다면 서양 의사의 말은 틀린 것인가? 맞기도 하고 틀리기도 한다. 맞는 부분은 과일에는 수분과 비타민이 많다는 점이다. 그래서 적당히 먹으면 인체에 좋은 점이 많다.

그러나 관건은 먹는 양에 있다. 많이 먹으라고 하는데 도대체 어느 정도가 많은지 정확하게 제시하지 않았다. 틀린 점은 바로 이 〈많이 먹어라〉는 부분이다. 1근이 많은지 2근이 많은지 정확하게 말하지 않았다. 의사들이 많이 먹으라는 말은 주식에 비교해서 하는 말일 것이다. 즉 과일로 주식과 육식을 대체하라는 것이다. 목적은 섭취 열량을 줄이는 것이다.

그런데 만약 과일을 섭취하여 얻는 열량이 주식보다 많다면 크게 잘못된 것이다. 만약 과일을 먹어서 얻는 열량이 평소 주식 열량보다 적다면 분명히 살은 빠질 것이다. 과일을 먹는 문제에 대해서는 이렇게 정확하게 인식해야 한다.

또 어떤 환자들은 과일과 채소를 같은 부류에 속한다고 생각한다. 대부분 아이들은 채소는 싫어하고 과일을 좋아하는데, 어른들은 아이들이 과일을 먹는다면 채소를 먹은 것과 같다고 여긴다. 하지만 이것은 아주 잘못된 생각이다. 과일과 채소는 도저히 같은 계열로 비교할 수 없다. 채소에는 섬유소가 많고 비타민도 과일보다 훨씬 많다. 그리고 과일과 비교가 안 될 정도로 미네랄(광물질)이 많다. 바로 이 부분이 과일과 채소를 비교할 수 없는 점이다.

채소는 또 뿌리, 줄기, 잎사귀가 있어서 속에 들어 있는 영양분도 전면적이다. 특히 섬유소가 많은 채소는 열량이 극히 적다. 또 채소는 기혈을 소통하고 통변하여 체중을 감소하는 효과가 있다. 〈채소[蔬菜]〉[98]의 주 작용은 〈소통[疏]〉이다. 이렇게 옛 사람이 글을 만들 때 매우 의미심장했다. 실제로 채소[蔬菜]라고 할 때 〈소[(蔬(shū))]〉자는 소통[疏通(shū tōng)]이라고 할 때 쓰는 〈소(疏)〉자다. 〈蔬菜〉의 〈蔬〉자에 채소의 작용이 내포되어 있다. 따라서 채소는 소통작용이 주된 것이고, 소통작용은 주로 섬유소에 의한 것이다.

그래서 『내경(內經)』에서는 〈오채위충(五菜爲充)〉이라고 하였다. 여기서 〈충(充)〉은 영양가가 높다는 뜻이 아니라 섬유소가 많아서 체적이 크다는 뜻이다. 현대인들은 음식이 정밀하고 양이 적고 영양이 높은 것을 선호하지만, 옛날 사람들은 〈오채위충(五菜爲充)〉이라고 하였듯이 채우는 작용을 중시했다. 다시 말하면 소화도 안 되고 흡수도 안 되는 것을 섭취하여 장(腸)을 채워주어야 한다는 것이다.

만약 음식을 먹고 바로 소화 흡수되어 버리면 채워주는 기능을 할 수 없다. 왜냐하면 사람의 장은 아주 길어서 7, 8미터 정도며 직경도 비교적 크다. 따라서 안에 들어가는 양도 아주 많다. 그래서 우유, 식빵, 육류로 가득 채우면 금방 살이 찐다. 며칠 대변을 못 보면 더욱 그렇다. 이렇게 되면 변비가 생긴다. 현대인들이 변비를 많이 호소하는 것도 바로 이 채워 주는 음식을 많이 먹지 않기 때문이다.

---

98) 채소를 중국어로 〈蔬菜(shūcài)〉라고 한다.

특히 서양인들은 변비가 아주 심각하다. 그들은 사하제를 대량으로 써서 대변을 소통하고 있다. 요즈음에는 비정상적 방법도 생각한다. 인조 섬유를 먹는 것이다. 변을 못 보면 인공적으로 제조한 섬유소를 섭취하여 대변을 소통하며, 이것은 인체가 흡수하지 못하므로 다시 씻어 먹는다고 한다. 결국 사람들은 괴물이 되었다. 천연 채소는 안 먹고 인조 섬유를 먹는 방법은 가까운 것은 놔두고 멀리 취하는 것이며, 자연을 취하고 이른바 과학을 취하는 것이다. 하지만 실제로 과학은 절대로 자연을 대체할 수 없다. 인조 섬유는 통변은 하지만 영양가가 없다. 비타민도 미네랄도 없다. 그래서 인조 섬유는 절대 채소를 대체할 수 없다.

그리고 과일도 채소를 대체할 수 없다. 그래서 『내경(內經)』에서는 과일과 채소를 분리하여 〈오과위조(五果爲助)〉한다고 하였다. 이 말은 과일 안에는 영양가가 있다는 뜻이다. 영양가가 있어야 도와줄 수 있기 때문이다. 이것은 즉 오곡(五穀)과 오축(五畜)이 부족할 때 오과(五果)로 보태준다는 것을 의미한다.

만약 어떤 지방에 오곡과 오축이 없을 때 과일만 있다면 굶어죽지 않는다는 뜻이다. 그래서 오과는 영양과 열량의 측면에서 채소보다 월등하다.

한편 현대 영양학은 큰 오류를 범하고 있는데, 이것은 바로 〈오채위충(五菜爲充)〉 작용을 무시한 것이다. 그들은 음식을 가공하여 갈수록 정미하게 만드는데 주력한다. 음식은 정미할수록 장(腸)을 채워주는 작용은 갈수록 떨어진다.

심지어 인류가 장차 우주식으로 음식을 대체할 때가 올 것이라고 말하는 사람도 있다. 이것은 바로 고칼로리 음식이다. 마치 한 알만 먹어도 며칠 효과를 보는 약물과 같다. 그들은 우리가 지구인이라는 사실을 망각하였다. 지구인은 땅에서 나는 음식을 먹고 진화해 온 사람들이다. 만약 정말로 우주식을 먹는다면 위장(胃腸)은 축소해야 하고 대변도 볼 필요 없고 창자도 필요 없다. 그리하여 우리들은 우주인이 될 것이며 더 이상 지구인이 아니다. 그러므로 이 길은 절대로 갈 수 없는 길이다.

음식은 자연으로 돌아가 전통을 회복해야 한다. 현대화를 추구하면 절대 안 된다. 저는 줄곧 이 점을 강조하였다. 모든 것은 발전할 수 있어도 음식만은 현대화할 수 없다는 것이다. 만약 음식을 현대화한다면 바로 인류가 멸망하는 길로 가는 것이다. 건물을 아무리 높이 지어도 상관없고, 아무리 고급스런 차를 만들어도 상관없지만 음식은 고급화한다고 해서 좋은 것은 아니다. 이 점은 여러분들이 깊이 생각해야 한다. 우리가 섭취하는 음식은 영양학자나 의사가 결정할 일이 아니다.

현재 음식문화는 사업가나 상업하는 사람들이 주도하여 조성해 나간 것이다. 공장에서 무엇이든 생산해서 바로 우리에게 먹게 한다. 그래서 때마다 유행하는 음식이 다르다. 몇 해 전에는 어떤 음식이 유행하고 요즈음은 다른 음식이 유행한다. 결국 인체 장부와 위장이 적응하지 못하게 된다.

일본에 식품만 연구한 전문가가 있었다. 그는 음식을 대량으로 제조하여 돈을 벌었다. 그는 음식을 제조할 때 쉽게 부패한다는 사실이 문제임을 알았다. 그래서 이것을 방지하기 위하여 부패를 막는 물질을 많이 넣었다. 그는 방부제가 인체에 해롭다는 것을 알면서도 계속 판매하였고, 자기가 만든 음식은 영양 가치가 높고 건강에 이롭기 때문에 아주 좋다고 선전까지 하였다. 하지만 그는 절대로 자기 공장에서 생산한 음식을 먹지 않았고, 공장 사람들도 전혀 그것을 먹지 않

았다. 이렇게 20년 동안 음식을 생산하여 판매한 결과 아주 부자가 되었다.99)

그러나 나중에 결국 사람들은 방부제가 인체에 해롭다는 사실을 알게 되었다. 그러자 그는 바로 돈버는 방법을 생각해 냈다. 그래서 방부제가 인체에 해롭다는 점에 대해서 책을 썼다. 이 책은 아주 잘 팔려서 전세계적으로 발간되어 또 많은 돈을 벌었다.

그리고 다시 다른 식품을 생산해 냈다. 이번에는 식품 표지에 어떠한 첨가물도 넣지 않았다고 써 놓았다. 그리고 이것을 〈건강식품〉이라고 불렀다. 사람들은 건강을 위한 식품이라고 생각하고 계속 사 먹었다. 하지만 결국 이 음식도 사람들을 해롭게 하였다. 원래 〈건강식품〉이란 없다. 왜냐하면 가공 식품은 모두 절대 건강에 이롭지 못하기 때문이다. 단지 편리함을 도모할 뿐이다. 이러한 식품은 현대인의 필요에 부응했을 뿐이며, 결함은 가공이 너무 정밀하다는 데에 있다. 그리고 영양이 골고루 없는 점이다. 이 속에 아무리 많은 영양소를 포함해도 천연 음식을 대체하지는 못한다.100)

---

99) 식품첨가물은 정도는 가볍지만 새로운 형태의 수은이나 납이다. 대부분 식품첨가물은 나트륨염이다. 알기 쉬운 예로 조미료성분은 글루탐산나트륨, 구아닐산나트륨, 이노신산나트륨이다. 식품첨가물이 문제가 되는 것은 과잉 섭취되는 〈나트륨〉 때문이다. 다음으로 〈아질산염〉이다. 소시지, 햄, 베이컨, 런천미트 등 육가공품과 어육연제품 등에 붉은 고기 색깔을 유지하기 위해 첨가하는 발색제다. 이것은 단백질 분해산물인 아민류와 반응하여 니트로사민이라는 발암물질을 생성한다. 『잘못된 식생활이 성인병을 만든다』, p. 41.

100) 얼마 전부터 한국에는 〈건강식품〉이 아니라 〈건강보조식품〉이라고 불리는 식품들이 판치고 있다. 현미효소, 맥아효소, 스쿠알렌, 알로에 등 해마다 신제품이 개발되고 있을 정도며, 온갖 미사여구로 양치기가 양몰이 하듯이 사람들을 몰고 다니고 있다. 뉴스(2000. 1. 30)에는 〈DHA를 많이 함유한 우유〉라고 선전하여 많은 판매량을 기록한 우유회사를 고발하는 내용까지 나왔다. 원래 선전 내용은 천연 〈DHA〉를 많이 함유하여 성장기 어린이들 두뇌발육에 좋다는 그런 내용이었다. 우유 제품명까지 아주 머리 좋다고 알려진 외국 과학자 이름을 따서 지었다. 그래서 자식이 잘 자라기 바라는 부모

이제부터는 그들이 어떻게 선전해도 맑은 정신으로 제대로 보아야 한다. 진정으로 건강을 추구하려면 전통 음식을 선택해야 한다. 이것은 동물시절부터 원시인 시대를 거치면서 현대인까지 장기간 적응해 온 식품들이다. 동물 시기를 빼더라도 사람이던 시절도 수백만 년은 된다. 수백만 년 동안 진화해 온 체질을 수십 년만에 바꿀 수는 없다. 만약 음식 구조를 급격하게 바꾸면 사람의 위장관은 절대 적응할 수 없다. 현대인들의 질병인 비만도 바로 여기서 야기된 것이다.[101]

들 마음을 녹여서 막대한 이익을 챙겼다고 한다. 검사결과 특별한 사료를 먹였다고 했지만 일반 사료를 먹인 다른 회사 제품과 함량면에서 별 차이가 없었으며(사실은 더 적었다), 실제로 함유된 〈DHA〉 양은 너무 적어서 다른 회사에서는 아예 겉면에 표기도 안 하고 있다고 하였다. 아울러 모 대학 영양학과 교수가 나와서 말하기를, DHA는 꽁치 한 마리만 먹어도 우유 수백 잔에 해당하는 분량이라고 하였다. 엄마들이 아이들 우유를 먹일 때, 젓가락으로 꽁치 꽁지를 좁쌀보다 적게 찍었다가 그 젓가락을 우유에 담가서 씻어 먹이면 되는 수고를 아끼기 위하여 일반 우유보다 20%씩이나 비싼 우윳값을 지불한 셈이다. 물론 한번 뉴스에 나왔다고 해서 다 믿을 수는 없는 노릇이다. 그러나 만약 이것이 사실이라면 모정(母情)을 이용한 치졸한 사기극일 뿐이다. 아무리 현대는 정보사회다 하면서 떠들어도 확실히 건강과 관련한 산업이 가장 높은 부가가치를 창출하는 사업임에는 틀림없다. 그저 적당하게 영어나 학술용어만 몇 마디 섞어서 우리 눈에 익숙한 사람들을 동원하여 북치고 나발 불면서(요새는 춤까지 춘다) 선전만 하면 된다. 그리고 또 우리의 문화적 사대주의도 한몫 기여하였다. 아마 서양인 이름이 아닌 〈김경호우유〉라고 해도 그렇게 잘 팔렸을지 의문이다.

101) 비만의 원인은 과식뿐 아니라 영양불균형도 초래된다. 비만의 원인은 여러 가지로서 한 가지로 말하기 어렵다. 보통 과식하기 때문이라고 하지만 내분비이상, 스트레스, 운동부족, 대사장애 등도 중요한 원인이다. 먹는 음식물에는 〈타는 영양소〉와 〈태우는 영양소〉가 있는데, 비만은 그저 많이 먹기 때문이 아니라, 〈타는 영양소〉 즉 연소되어 칼로리를 생성하는 영양소는 많은 반면, 〈태우는 영양소〉, 즉 연소작용을 돕는 영양소가 부족하기 때문이다. 말하자면 영양대사에 필요한 비타민 미네랄 등 미량 영양소가 부족한 식사에 문제가 있는 것이다. 결국 비타민이나 미네랄은 섭취한 음식물을 긴요하게 쓰이게 하고, 에너지로 변환하여 찌꺼기로 남지 않게 하고, 노폐물을 순조롭게 배설하는 역할을 한다. 균형 잡힌 식생활, 영양 밸런스, 이런 것들이야말로 비만 해소의 비결이다. 『잘못된 식생활이 성인병을 만든다』, p. 226.

원래 우리는 거친 음식을 먹고 살았는데, 최근 갈수록 정미롭고 칼로리가 높고 소화 흡수율이 높은 음식을 먹는다. 이것 때문에 비만이 유발된다. 만약 인류가 전통과 자연으로 돌아가지 않는다면 구원될 가능성은 전혀 없다. 단지 과학과 현대화만을 의지하면 이러한 문제를 결코 해결할 수 없다. 제가 말하는 것은 과학과 현대화를 반대하는 것이 아니다. 과학과 현대화는 어떤 부분을 말하느냐에 따라 달라진다.

음식의 관점에서 현대화와 과학화를 말한다면 이로움은 적고 해로움이 많다. 물론 이것은 제 관점으로서 많은 사람들이 반대할 수 있다. 이것은 오랫동안 정론해야 할 문제다. 여러분들이 다른 의견이 있다면 말해 볼 수 있다.

질문 한국에는 고기만 먹고 탄수화물을 전혀 먹지 않는 황제다이어트가 유행한 적이 있다. 어떻게 생각하는가?

답 영양의 불균형으로 체중은 감소할지 모르지만 정상적 방법은 아니다. 몸을 악화하는 것을 대가로 살을 빼는 방법이다. 오랜 시간이 흐른 후 10년, 20년 후에 다른 질병이 발생할 수 있다. 평생 고기를 안 먹고 살 수 있지만 평생 고기만 먹고 살 수는 없다. 사람은 원래 육식동물이 아니기 때문이다. 잡식은 채식을 위주로 하면서 육식을 곁들이는 것이지 육식을 위주로 하는 것이 아니다.

질문 살을 빼는 처방은 어떤가?

답 표증을 치료하기 위하여 단시간 사용하는 것도 괜찮다. 체중을 감소하는 처방은 표증을 치료하는 것이다. 살이 빠진 후 약을 계속 쓰는 게 아니라 음식요법으로 조절해야 한다.

질문 선생님은 어느 정도 약을 쓰는가?

답　3달 정도 쓴다. 한달 정도 써서 뺀 살은 뺐다고 할 수 없다.

질문 처방은 어떤 것을 쓰는가?

답　변증논치로 치료한다. 다음 시간에 강의한다.

앞서 비만의 원인을 말씀드렸으며, 주로 음식과 관련하여 소개하였다. 음식은 비만을 일으키는 가장 중요한 원인이다. 왜냐하면 음식이 영양과 열량 섭취의 주원인이기 때문이다. 하지만 섭취 열량과 에너지가 소모되어 출입이 평형을 이룬다면 비만은 일어나지 않는다. 당연히 비만은 열량 섭취가 지출이나 소모보다 많기 때문에 일어난다. 소모하고 지출하는 열량이 운동량보다 적기 때문이다.

2.1.4 운동과 비만

따라서 운동 부족이 비만을 일으키는 두 번째 원인이다. 현대인들은 비록 학습이나 작업으로 비교적 긴장하고 살지만 체력을 쓰는 운동은 상당히 부족하다. 운동 부족은 여러 방면에서 나타나는데, 체력을 사용하는 노동은 거의 하지 않는다. 과거에는 체력을 많이 썼지만 요즈음은 자동화 설비가 많이 있기 때문이다.

현재 운동 부족은 걷기를 너무 적게 하기 때문이다. 과거에는 모든 활동이 기본적으로 인간의 두 다리에서 이루어졌다. 하지만 요즈음에는 대부분 활동이 다리를 이용하지 않는다. 교통수단이 발달하여 다리 이용이 크게 줄었기 때문이다. 그래서 사람들은 여러 운동기구로 이 문제를 해결하려고 하지만 실제 다리를 사용하는 운동을 대신할 수는 없다. 어떤 운동이든 두 다리를 이용하여 걷는 일을 대신할 수 없다는 것이다.

자전거를 예로 들어보자. 중국에는 자전거가 많고 이것을 타면서 다리를 단련한다. 그리고 많은 사람들이 자전거 타기는 걷는 운동을 대신한다고 생각한다. 하지만 자전거를 타도 걷는 운동은 대신할 수 없다.

제 아내는 매일 자전거로 출퇴근하며, 출퇴근할 때 별로 피곤한 느낌이 없었다. 그런데 한국에 와서 여러 군데 관광을 다니면서 걷게 되었는데, 조금만 걸어도 매우 힘들고 다리가 아프기 시작하였다. 다리가 아프니까 걷기가 싫어져서 나중에는 아예 아무 데도 가지 말고 쉬자고 하였다.

이처럼 많은 사람들이 평소 운동으로 단련하지만 막상 걸으면 못 걷는 사람이 많다. 그리고 평소 잘 걷는 사람과 같이 걸으면 따라가지 못한다. 요즘 많은 젊은이들이 저하고 같이 걸을 때 못 따라오는 경우가 많다. 조금만 걸어도 다리가 아픈 사람은 걷기를 싫어한다. 이러한 사람들은 문만 나가면 차를 타고 다닌다.

지난번 제가 서울에서 교회에 한 번 갔었는데 그때 저는 교회 옆까지 갔는데 찾지 못하고 부근에서 헤매고 있었다. 한 뚱뚱한 여자에게 길을 물었다. 그 여자는 그곳에 계속 서 있었는데, 저는 왜 서 있는지 몰랐다. 교회 있는 곳을 물어보자 그 여자는 마침 자기도 그 교회에 간다며 데려다 준다고 하였다.

저는 그 사람이 같이 걸어가는 것으로 생각했는데, 그 여자는 서두르지 말고 차가 올 때까지 기다리자고 하였다. 한참 기다린 후 택시가 왔다. 그래서 함께 택시를 타고 갔다. 택시는 모퉁이 하나를 돌고 교회에 도달했다. 오 분도 안 되는 거리였다.

제가 보기에 걸어서 가면 10분밖에 안 되는 거리인데 차를 타고 돌아서 간 것이다. 이 여자는 평소 걷지 않고 어디든 차를 타고 다님을 알 수 있었다. 이런 사람이 뚱뚱한 것은 아주 당연한 일이다. 이러한 상황이 아주 많아지고 있다.

제가 일본에서 몇 년을 지냈다. 당시 지하철역은 대부분 거주 지역과 상당한 거리가 떨어져 있었다. 이렇게 거리를 둔 목적은 사람들이 출퇴근할 때 어느 정도 걷게 하려는 것이다. 신체를 단련할 수 있다.

그러나 많은 사람들은 이러한 이치를 깨닫지 못하고 역까지 차를 타고 다녔다. 그렇다면 이런 설계를 한 실제 의의를 잃는 것이다. 이렇게 현대인들은 게을러지며 좋은 것만 많이 먹어 갈수록 몸이 안 좋게 된다. 이 두 원인으로 비만이 늘어난다. 기타 원인인 연령, 성별 차이도 있지만 가장 중요한 원인은 결국 음식과 운동이다.

중의학의 고대 문헌에는 비만에 대한 전문 논술이 없다. 그러나 비만의 원인에 대해서는 일찍부터 인식이 있었다. 『내경』에서는 〈肥貴人은 高梁之疾〉이라는 표현이 있는데, 여기서 〈肥〉는 뚱뚱하다는 의미고 〈貴〉는 귀한 사람들이라는 뜻으로서 고량진미를 많이 먹어 병에 걸린다는 뜻이다. 뚱뚱한 사람이 되는 원인이 바로 탐식에 있음을 말한 것이다.

병리적으로 말하면 중의학에서는 비만의 원인을 비허습조(脾虛濕阻), 음식부절(飮食不節), 정기불화(正氣不和) 그리고 비신양허(脾腎陽虛)로 간주한다. 요즘 중의학에서 비만을 치료할 때에는 대부분 이러한 관점에서 치료하고 있다.

제 견해로 청소년의 비만은 과식과 탐식에 원인이 있다. 그리고 중년이나 노인 비만은 주로 장부의 기능 감퇴와 운동 부족에서 기인한다. 그래서 청소년의 비만은 반드시 음식을 조절해야 하며, 중노년은 반드시 장부의 기능을 조절해야 한다. 이제부터 구체적으로 비만의 치료 방법을 소개한다.

2 비만의 치료방법

비만 치법은 아주 많다. 음식 치료 방법이 있고, 운동요법이 있고, 약물요법이 있다. 그리고 물리적인 요법도 있다. 또 침구, 안마, 기공 등 요법이 있다. 의사들은 대부분 약물요법을 중시한다. 우선 약물치료에 대해서 설명한다.

약물치료에는 양약을 사용하는 방법이 있고 한약을 쓰는 방법이 있다. 양약 치료는 몇 가지가 있다.

첫째, 식욕을 억제하는 것이다. 이때 쓰는 약물은 시상하부의 식욕을 조절하는 중추를 조절한다. 하지만 이러한 약물은 부작용이 많다. 장기 복용할 경우 많은 부작용을 유발한다.

둘째, 대사를 촉진하는 기전이 있는 약물이다. 흔히 갑상선 호르몬을 쓴다. 이러한 약물은 임상에서 흔히 쓰고 있다.

셋째, 영양 흡수 능력을 떨어뜨리는 것이다. 흔히 식용섬유를 쓴다. 그리고 소화효소 억제제가 있다.

이러한 약물들은 위장관의 소화흡수를 떨어뜨리고 또 복부의 지방분해를 촉진한다. 하지만 이러한 약물은 임상에서 널리 쓰이지 않는다. 양약은 주로 이런 종류다.

한의학에서 활용하는 중요한 약물은 다음 몇 가지가 있다. 중의학에서는 비만의 주원인을 첫째 습이 저체한 것으로 보고, 둘째 지방의 축적으로 간주한다. 대부분 비만 환자들은 체내에 수분이 많다. 말하자면 부기가 있는 질환이다. 치료할 때 주로 습기를 없애고 소변을 잘 나가게 한다. 그리고 지방 축적이 많으므로 육질을 소모하는 약을 쓴다.

그리고 과식이 주원인이므로 사하하는 약물을 배합하여 음식 섭취를 제한한다. 이러한 약물들은 대부분 완만한 사하작용이 있다.

또 대부분 비만 환자들이 비허(脾虛)나 양허(陽虛) 증후를 나타내고 있다. 그래서 치료할 때 증상이 가벼우면 익기(益氣)하고 증상이 심하면 온양(溫陽)한다. 익기온양(益氣溫陽)하는 주목적은 습을 없애고 지방을 소모하려는 것이다.

책에는 여러 방법이 소개되어 있지만 임상에서 이 방법들을 배합하여 쓰고 있다.

가장 주된 치료는 이습(利濕)하고 통변(通便)하는 방법이다. 다만 장기간 쓸 경우에는 반드시 익기온양(益氣溫養)하는 방법을 써야 한다. 왜냐하면 이습통변(利濕通便)은 어느 정도 부작용이 있기 때문이다. 특히 통변법을 장기적으로 쓸 경우 영양실조를 유발한다. 이런 약물은 짧은 기간에는 쓸 수 있지만 장기간 쓸 수는 없다. 요즘 임상에서 비만을 치료하는 약물은 모두 이뇨(利尿), 윤장(潤腸), 통변(通便)하는 작용이 있는 약물이 포함되어 있다.

그래서 비만을 치료하는 대표 약물에 대황(大黃)이나 망초(芒硝)가 포함되어 있다. 예를 들어 방풍통성산(防風通聖散)이 있는데, 여기에 대황이 들어 있어서 사하(瀉下) 작용이 있다.

일본에서는 비만 치료제로 이것을 오랫동안 사용하였다. 하지만 나중에 세계보건기구(WHO)에서 비만 치료제로 사하제를 쓰지 못하게 규정하였다. 그래서 이후 비만 치료에 대황이나 마황, 번사엽(番瀉葉) 사용에 제한을 두었으며 약 표지에 〈이 약에는 사하제가 없어서 설사를 유발하지 않는다〉라는 문구를 쓰게 하였다. 하지만 실제 비만 치료제에는 이 성분이 포함되어 있다.

또 자주 쓰는 약물로써 석결명(石決明)과 생하수오(生何首烏)가 있다. 많은 감비차(減肥茶) 속에도 이 성분이 포함되어 있다. 이런 약물은 완만하게 사하하는 작용이 있다. 하지만 복용량이 많으면 여전히 설사를 유발할 수 있다.

그래서 제 견해로는 지금 팔고 있는 비만 치료제는 통변하는 범주에서 벗어나지 못한다고 생각한다. 제가 보기에 지금 팔리는 비만 치료제는 부종을 없애고 대변을 나오게 하며 지방을 소모하며 기운을 보충하는 약물들로 조성되어 있다고 생각한다. 이제 중의학에서 상용하는 치법을 소개한다.

2.1 비만의 유형과 치법

2.1.1 비허습조형(脾虛濕阻型) 또는 비허습성형(脾虛濕盛型)

비만의 첫째 유형은 비허습조(脾虛濕阻) 또는 비허습성형(脾虛濕盛型)이다. 이 유형은 습을 없애는 치법이 위주다. 열(熱)이 없고 한(寒)에 치우쳐 있다. 이런 비만 환자들은 흔히 부종(浮腫)을 겸한다. 설질은 비교적 커져서 부어 있고 설색은 담담한 경향이 있다. 설태는 희고 끈적하다. 맥상은 비교적 침(沈)하고 가늘며 무력하다.

비허습조(脾虛濕阻)에 대해서 많은 사람들이 문제를 제기하고 있다. 비허습조형은 위(胃)가 강하고 비(脾)가 약한 증상을 보이는데, 많은 사람들이 왜 비가 허하면 비만이 되는지 의문을 품고 있다.

중의학에서는 비(脾)는 운화(運化)를 주관하고 위(胃)는 수납(受納)을 주관한다. 비만증 환자는 많이 먹는 데에서 시작하는데, 많이 먹는 상태를 중의학에서는 위 기능이 강하다고 하여 〈위강(胃强)〉이라고 한다. 〈위(胃)〉가 강해야 음식을 많이 먹을 수 있다. 하지만 먹은 후 영양 흡수와 운수는 비(脾)의 작용에 의존한다. 비는 위를 위하여 진액을 운행하고 기를 올린다. 비가 허하면 운화기능이 떨어진다. 운화란 〈운송〉과 〈변화〉다. 영양이 전신으로 분포되지 못하면 전신에 영양 공급이 제대로 안 된다. 영양 물질을 정상적으로 대사하여 소모하지 않으면 체내에 축적된다. 그래서 수분과 지방 축적은 비의 운화기능이 떨어진 데에서 기인하는 것으로 간주한다.

하지만 운화작용의 저하는 일정한 한계가 있다. 이것은 상대적이다. 만약 비의 운화기능이 더 떨어져서 일정한 수준에 가면 영양 흡수에 장애가 생겨서 더 이상 비만이 일어나지 않는다. 예를 들어 비의 운화기능이 떨어져서 흡수를 제대로 못하면 만성 설사를 일으킨다.

제가 보기에 비의 운화기능이 떨어지면 신체적으로 두 증상이 나타난다. 비만이 되거나 몸이 마른다. 이것이 비의 운화기능의 두 측면이다. 따라서 몸이 말라도 비(脾)를 치료하고 비만할 때에도 비(脾)를 치료해야 한다.

그래서 어떤 약물들은 두 측면을 조절하는 약물이 있다. 많은 사람들은 왜 이런 약물은 비만도 치료하고 마른 증상도 치료하는지 이해하지 못하고 있지만, 기능이 다를 때는 약물의 작용도 다르게 나타난다는 사실을 모르기 때문이다.

책에서 비허(脾虛)를 치료하는 약물은 수습(水濕)을 운화하고 지방을 소모하는 것을 말한다. 그리고 이런 약물들은 또 영양을 흡수하는 작용이 있다. 그래서 주로 건비리습(健脾利濕)하여 비만을 치료한다.

우리는 주로 오령산(五苓散)을 가감하여 쓴다. 오령산은 양기를 북돋고 신진대사를 촉진하면서 수분을 내보내는 처방이다. 이수(利水)하는 작용이 비교적 강하며 비기(脾氣)를 돕는 작용은 비교적 약하다. 이 약은 단시간 사용할 경우 부종 환자는 효과가 좋지만 비허(脾虛)로 수습이 정체한 환자는 그다지 효과가 좋지 못하다.

그래서 흔히 건비익기(健脾益氣)하는 약을 가하여 쓴다. 건비익기하는 약물도 증후에 따라 크게 두 가지로 대별한다.

첫째, 건비에 이수 작용을 겸한 약물이다. 둘째, 건비하면서 수분을 저류하는 작용이 있는 약물이다. 건비하는 약물을 쓸 때 반드시 이 점에 주의해야 한다.

가장 상용하는 약물 중 하나는 생황기(生黃芪)다. 생황기는 건비(健脾)하면서 이수(利水)한다. 이 약은 백출과 복령과 같이 쓰면 이수 작용이 증강된다. 그리고 습을 없애고 비장을 강화하는 의이인(薏苡仁, 율무)을 가한다.

이때 주의해야 할 점은 감초는 함부로 쓰지 못한다는 것이다. 감초는 특히 용량이 많으면 부종을 야기할 수 있다. 고대의 많은 처방 중 이습하는 처방에 감초를 쓰는 경우가 있지만 용량을 줄여야지 많이 쓰면 절대 안 된다.

예를 들어 평위산(平胃散)에도 감초가 있다. 평위산은 기를 조절하고 습을 없애는 처방이다. 하지만 이 처방에 감초를 많이 넣으면 작용이 떨어진다. 왜냐하면 감초는 맛이 달고 〈수중(守中)〉하는 작용이 있기 때문이다. 이처럼 감초를 많이 먹으면 복만을 유발한다. 그러므로 위가 불편하거나 비만(痞滿)이나 복창이 있을 때 감초는 많이 쓰지 않는다. 수종이 있을 때는 감초를 쓰면 더 안 된다. 특히 비만 환자는 주의한다.

2.1.2 위에 열이 많고 습이 정체한 유형[위열습조형(胃熱濕阻型)]

첫째 유형을 바탕으로 흔히 변형된 유형이 생긴다. 예를 들면 위에 열이 많고 습기가 정체한[위열습조(胃熱濕阻)] 유형이다. 이 유형은 대체로 첫째 유형에서 시작하는데, 시일이 오래 되어 비습(脾濕)이 열로 변하면서 진행한다. 특징은 설질이 붉고 통통하고, 설태는 하얗지 않고 누렇고 끈적거린다. 맥상은 활하고 빠른 편이다.

이 유형을 치료할 때에는 첫째 유형과 공통점이 있으며 거습하고 화습해야 한다. 처방은 복령(茯苓), 저령(猪苓), 백출(白朮), 택사(澤瀉)로서 오령산(五苓散)에서 계지(桂枝)를 뺀 약물이며, 습(濕)과 열(熱)이 있기 때문에 청열조습(淸熱燥濕) 약이 포함되어 있다. 많이 쓰는 약물은 황금(黃芩)과 황련(黃連)이다. 이 처방은 이습청열(利濕淸熱)하는 처방이다. 일정 기간 치료하여 열이 없어지고 습(濕)만 남으면 첫째 유형으로 돌아가서 처방을 바꾸어 치료해야 한다. 이 두 유형은 서로 전화하기도 한다. 그래서 처방도 자주 바꾸어 주어야 한다.

위열습조형(胃熱濕阻型)을 치료할 때 주의점은 청열리습(淸熱利濕)하는 약의 용량이다. 열이 심하면 청열약을 많이 쓰고, 열이 떨어지면 청열약의 용량을 줄인다. 이 점에 주의해야 한다. 청열(淸熱) 약물은 지나쳐도 안 되고 너무 오래 써도 안 된다. 이런 약물을 오래 쓰면 비양(脾陽)이 손상하여 열이 떨어지고 습이 저류하는 부작용이 생긴다.

2.1.3 간울기체형(肝鬱氣滯型)

셋째 유형은 간울기체형(肝鬱氣滯型)이다. 이 유형은 여성한테 흔하다. 현대 의학에서는 이 유형을 내분비기능실조로 간주한다. 흔히 정서적 요인에 영향을 받는다. 임상 증상은 비만 외에 가슴과 옆구리가 그득하거나 불편한 증상이 있다. 그리고 생리불순도 있는데, 월경이 늦어지거나 폐경이 되기도 한다. 맥은 대체로 현맥이다. 치료할 때

습기를 제거하는 방법[祛濕利水] 이외에 서간이기(舒肝理氣)에 중점을 두어야 한다.

흔히 쓰는 처방은 시호서간탕(柴胡舒肝湯)에 위령탕(胃苓湯)을 합방한다. 군약은 시호(柴胡)와 지각(枳殼)으로서 서간이기(舒肝理氣)한다. 그리고 복령(茯苓)과 저령(猪苓)으로 화습한다. 처방 구성을 보면 여전히 이습화습 범주에서 벗어나지 않고 있음을 볼 수 있다. 월경부조나 무월경이 있으면 도인(桃仁)이나 홍화(紅花)처럼 활혈통경(活血通經)하는 약물을 가한다.

2.1.4 비신양허형(脾腎陽虛型)

넷째 유형은 비신양허형(脾腎陽虛型)이다. 일반적으로 수분이 내부에 정체한 증상에 비신양허(脾腎陽虛) 유형이 포함되어 있다. 첫째 유형인 비허습조(脾虛濕阻)도 비가 허한 증이다. 이 유형은 비허(脾虛)한 정도는 비교적 가볍지만, 기허증상에서 더 심화하여 진행한 것이다. 이 유형은 중년이나 노인 비만 환자한테 많이 보인다. 임상 증상은 비만 외에도 허리와 무릎이 시리고 연약한 증세[요슬산연(腰膝痠軟)]를 겸하고 있다. 그리고 추위를 많이 탄다. 또 성기능이 비교적 저하되어 있다. 남성은 발기부전이나 성욕 저하가 있다. 여성은 음냉(陰冷)이나 성욕 저하가 있다. 설질은 담담한 편이며 맥상은 침세(沈細)하다.

이러한 환자는 치료가 어렵다. 연령이 많아지면서 몸이 쇠약하여 더욱 치료하기 어렵다. 이런 환자는 활동량이 갈수록 줄어든다. 활동량이 적어질수록 비만은 더욱 심해지고, 양기는 더욱 부족하게 된다. 그래서 음액도 쉽게 저류한다.

중의학에 흔히 움직이면 양이 생기고 안 움직이면 음기를 보전한다는 말이 있다. 움직이지 않으면 몸은 갈수록 비만해지고 양기는 갈수록 쇠약해진다. 그래서 약을 쓰는 동시에 반드시 운동을 해야 한다. 대부분 환자는 운동하기 싫어하는 것이 아니라 운동하고 싶어도 허리와 다리가 아파서 못하는 경우가 많다. 이런 환자 중 많은 사람들은 골극이 생겨서 움직이면 통증이 유발된다. 운동하거나 걸어서 단련해야 하는데, 이런 상황으로 운동을 못하여 상당한 모순이 된다.

이런 상황에서 의사들은 휴식하라고 권한다. 하지만 휴식할수록 증상은 더욱 심해진다. 아예 폐인이 되어 전혀 걷지 못하는 경우도 있다. 몸은 갈수록 뚱뚱해지고 기능은 갈수록 떨어져서 악순환이 반복된다. 이 경우는 약만 먹어서는 전혀 문제를 해결할 수 없다. 어떠한 보양제도 운동으로 생기는 양기를 대신할 수 없다. 예를 들어 손바닥을 두드리면 금방 열이 생기지만, 아무리 보양약을 먹어도 손바닥에 열이 안 생기는 것과 같다. 게다가 대부분 온양제들은 독성이 있다. 용량도 많이 쓸 수 없다.

비신양허증(脾腎陽虛證)에는 온보비신(溫補脾腎)하는 방법을 쓰는데, 처방은 환소단가감(還少丹加減)을 쓴다. 환소단의 약물은 음양을 쌍보(雙補)하는 작용이 있다. 우리가 신양(腎陽)을 보할 때는 신음(腎陰)이 기본이다. 이렇게 보하는 이유는 신양(腎陽)이 항진하는 것을 막기 위해서다. 하지만 신음을 보하는 약은 흔히 수분 저류를 유발한다. 그래서 신음을 보하는 약도 지나치게 쓰면 안 된다.

저는 임상에서 이 처방을 기초로 신양(腎陽)을 보하는 약을 가한다. 보통 선모(仙茅), 음양곽(淫羊藿)을 쓴다. 추위를 심하게 타면 육계(肉桂)나 부자(附子)를 가한다. 하지만 이 약들은 많이 쓰지 않는다. 육계는 2~3g, 부자는 5g정도 쓴다. 또 부자는 20분에서 30분 먼저 달인다. 육계와 부자를 가미한 처방은 오랫동안 쓰지 않는다. 성기능이 저하되거나 장기간 발기부전 환자는 동물성 약제를 가미한다. 남자는 녹용이나 합개(蛤蚧)를 가하며, 여성은 자하거(紫河車)를 가한다. 이렇게 하면 효과를 증대할 수 있다. 이상은 임상에서 흔히 보이는 유형이다.

2.2 단방요법(單方療法)

이처럼 임상에서는 변증하여 쓰는 처방 외에 단방으로 치료하기도 한다. 다음과 같은 처방이 있다.

첫째, 산사(山楂)를 쓴다. 지금까지 말한 처방에 산사를 조금씩 배합해서 쓸 수도 있다. 산사는 음식을 소화하고 지방을 분해하기 위해서 쓰며 특히 육적(肉積)을 없앤다. 요즈음 생산사의 활혈 작용이 밝혀졌다. 생산사가 육적을 없애고 활혈하는 것은 혈중 지방을 분해하는 작용이 있기 때문이다. 혈중 지방이 줄고 혈액 점도가 줄면 혈액순환이 잘 된다. 혈중 지방을 떨어뜨리는 작용이 있기 때문에 최근 고지혈증 환자한테 많이 쓴다. 비만증 환자는 혈중에 지방이 많으므로 산사를 달여서 차로 대용하면 분명히 효과가 있다.

둘째, 초결명(草決明)이다. 일본에서는 일찍부터 결명자차를 먹고 있다. 먹기 시작한 목적은 혈압을 낮추고 혈중 지방을 낮추려는 것이었다. 또 어느 정도 통변작용도 있고 식물성 지방산을 떨어뜨리는 작용도 있다. 그래서 요즈음 비만 치료에 흔히 쓰고 있다. 이것을 쓸 때는 양을 잘 조절해야 한다. 설사를 일으키지 않을 만큼 쓰는 것이다.

또 한 가지 하수오(何首烏)가 있다. 하수오는 생하수오(生何首烏)와 숙하수오(熟何首烏)가 있는데, 제하수오(製何首烏)는 주로 간신(肝腎)을 보하고 머리털을 검게 하는 데에 쓴다. 생하수오는 어느 정도 통변 작용이 있다. 그래서 비만 환자의 대변이 건조한 경우에 끓여 먹으면 좋다. 당연히 양에 주의해야 한다. 설사를 일으키지 않을 정도로 해야 한다. 이 점이 초결명과 같다.

지금까지 소개한 약물은 지방을 없애고 통변하는 약물이었다. 기타 약물들은 이습하는 약물들이다. 만약 비만에 부종을 겸하면 이수하는 약물을 쓴다. 이수에 흔히 쓰는 약물은 옥수수 수염[玉米鬚]과 택사(澤瀉)가 있다. 옥미수는 농촌에서 쓰기 편리하며, 신선한 것일수록 더 좋다. 택사(澤瀉)는 이습하는 작용 외에 혈중 지질을 낮추는 작용도 있다. 택사에 대해서는 한창 연구가 진행중이다. 평소 택사를 달여 먹으면 습을 없애고 지방을 낮출 수 있다.

이상 단미약으로 치료할 수 있는 방법을 소개해 드렸다. 이러한 약물은 음식과 같이 먹을 수도 있다. 음식과 같이 먹을 때는 죽으로 먹는다. 이 약물을 달인 물로 죽을 끓이는 것이다. 이것이 약물요법이다.

2.3 물리요법

비만에는 약물요법 외에 물리요법을 많이 활용한다. 간단하게 몇 가지 물리요법을 소개한다.

첫째, 공기다이어트 방법이다. 이것은 일본에서 연구한 방법이다. 비만 환자에게 우주복 같은 옷에 공기를 넣어 입게 한다. 옷 안에 공기를 넣으면 일정한 압력이 생긴다. 공기의 압력을 이용하여 인체의 피하 지방을 억제하는 목적이 있다. 이러한 방법은 일본에서 쓰고 있다. 이것은 환자에게 고통이 별로 없어서 많은 환영을 받고 있다.

또 한 방법은 요대를 착용하는 것이다. 이 요대에는 많은 돌기가 있어서 안마하는 작용이 있다. 그리고 돌기를 특별한 재료로 만들어 국부의 온도를 올린다. 사용할 때에는 돌기부분을 비만이 있는 국부에 닿게 한다. 매일 10~20분 정도 사용하면 살을 빼는 효과가 있다.

또 특수한 잠옷으로 살을 뺀다. 이 잠옷은 33~37도 사이를 유지한다. 그래서 이 옷을 입으면 땀이 쉽게 나온다. 평소보다 발한량이 3~5배 많아진다. 하지만 이 땀은 잠옷이 흡수하여 불쾌감이 전혀 없다. 일정한 온도를 가하여 땀을 내므로 지방 분해에 도움이 되고 체중 감량에도 효과가 있다. 잠옷으로 살을 빼는 것을 수분이 위주이므로 부종이 있는 비만 환자에게 효과가 아주 좋다.

지금까지 소개한 것은 전부 기구를 사용하는 불편이 있다. 다른 방법은 뜨거운 물로 목욕하는 것이다. 이것은 일반 가정에서도 할 수 있다. 물의 온도는 인체 온도보다 약간 높아야 한다. 42도에서 43도가 된다. 이 정도 온도면 체중 감량에 효과가 있다. 물의 온도는 피부 온도보다 높기 때문에 사람들이 물에 들어갈 때 참기 어렵다. 물에 들어가기 전 온수에 몸을 담가 적응을 해야 한다. 또는 처음에는 온도를 낮게 했다가 적응한 후 뜨거운 물을 더 부어 온도를 높인다.

이 목욕법은 땀을 내는 것이 주목적이다. 땀을 내지 않으면 목적을 달성할 수 없다. 매일 30분 정도 뜨겁게 목욕한다. 계속 한달 정도 하면 체중 감량에 효과가 있다. 하지만 가끔 하는 것은 별로 효과가 없다. 이 방법은 장기간 해야 한다. 만약 조건이 허락하면 사우나를 할 수 있지만 사우나실에 가야 하므로 경비가 든다. 그래서 장기간 못한다. 어떤 사람들은 가정에 사우나실이 있는 경우도 있다. 하지만 사우나도 제약이 있다. 숨이 막히므로 심장병 환자들은 할 수가 없다.

이상 상용하는 물리요법을 소개하였다.

이밖에 침구, 추나도 중의학에서 흔히 쓰는 체중 감량법이다. 많은 사람들이 침구와 추나가 어떻게 체중을 감량하는지 의심한다. 추나와 침구는 시술 후 바로 효과가 있는 것이 아니다. 즉 오늘 했다고 다음 날 효과가 있는 것은 아니다. 단식처럼 하루만 안 먹어도 1kg씩 빠지는 것이 아니다. 통변리수(通便利水)하는 약물처럼 쉽게 살이 빠지지도 않는다.

침구와 안마를 통한 체중 감량은 비교적 효과가 완만하다. 하지만 지속적이다. 만약 이 방법이 효과가 있으면 다른 방법에 비하여 오래 지속한다. 이것들이 체중 감량하는 기전에 대해서 많이 연구하고 있고 설도 많다.

가장 중요한 점은 우선 침이나 추나를 통한 자극으로 인체의 신진대사를 촉진하고 또 인체의 내분비 기능을 조절하는 것이다. 침구와 추나를 일정 기간 하면 인체의 대사와 내분비기능이 개선된다. 그래서 지방 분해 효과가 있고 체중을 감량하는 효과도 있다.

그렇다면 어떤 경혈에 침구를 시행해야 효과적인가? 이 부분에 대하여는 더욱 견해가 분분하다. 책이 전부 다른 경혈을 수록하고 있다. 그리고 쓰는 혈위에 대해서도 많은 논쟁이 있다. 어떤 사람들은 어떤 경혈을, 다른 사람들은 다른 경혈을 쓰는데, 서로 상대방 치법은 효과가 없다고 논쟁하고 있다. 체중을 감량한다는 사람들이 의사에게 가면 어떤 의사는 어떤 경혈에 효과가 있다고 하고 다른 의사는 다른 경혈을 권장하여 서로 정론을 벌이는 중이다.

제 견해로 경혈은 그다지 중요하지 않다. 제 경험으로는 인체의 모든 경혈이 모두 체중 감량에 어느 정도 효과가 있기 때문이다. 몸에서 머리카락 하나만 뽑아도 전신에 영향을 준다. 그리고 실제 모든 경혈이 전신과 연계되어 있다. 그래서 제 의견은 경혈에 대해서는 더 이상 논쟁하지 말자는 것이다.

관건은 수기법(手技法)에 있다. 수기법은 크게 보면 강자극과 약자극이 있다. 전통적으로 강자극은 사(瀉)하고 약자극은 보(補)하는 것으로 간주한다. 그래서 체중을 감량할 때는 수법을 좀 강하게 하는데 이는 의학적 측면에서 말한 것이다. 그러나 환자들은 보통 강자극을 두려워한다. 환자들은 그다지 아프지 않거나 감각이 없는 상태에서 효과가 있기를 바란다. 그래서 의사들은 강자극을 주어 빠른 효과를 보게 하려 하고, 환자는 아프지 않기를 바라기 때문에 모순 상황이 출현한다.

그래서 침을 사용할 때는 환자에게 분명하게 설명해 주어야 한다. 만약 효과를 보려면 반드시 통증을 감수해야 한다고 말해 주어야 한다. 고통없이 효과를 보는 방법은 거의 없다. 예로부터 좋은 약은 입에 쓰다 하였으며, 고통없이 병을 치료한다는 것은 아주 힘든 일이다. 환자를 잘 설득해서 침을 맞게 해야지 그렇지 않으면 환자들은 한두 번 침을 맞고 그만 둔다.

안마는 침구와 비슷한 작용이 있으며 고통은 없다. 이 점이 환자들한테 환영받는 부분이다. 하지만 의사가 고생해야 한다. 환자가 고생하지 않으면 의사가 고생하는 것이다. 안마 부위는 어디든지 모두 효과가 있다. 하지만 안마는 환자가 수동적이 되어 주동적 운동보다 효과가 적다. 전신의 살을 빼려면 주동적인 운동에 의존해야 한다. 그렇다고 해서 안마가 전신의 체중 감량효과가 전혀 없다는 말은 아니다. 단지 전신 체중감량 효과가 상대적으로 적다는 말이다.

안마로 전신의 비만을 치료할 때 가장 좋은 부위는 등쪽이다. 척추를 통하여 많은 신경이 빠져 나오고 있기 때문이다. 등을 안마하면 전신의 살을 뺄 수 있다. 배부(背部)에 대하여, 중의학에서는 배부(背部)는 흉지부(胸之部)라고 부른다. 그리고 양기가 모여 있는 곳으로 본다. 독맥이 지나가는 부위기도 하다. 독맥은 전신의 양맥을 총괄한다. 그래서 배부를 안마하면 전신의 양기를 증강할 수 있다.

현대 연구에 의하면 등쪽에 갈색지방세포[102]가 분포되어 있다고 한다. 이 세포는 열을 생산하는 세포다. 인체의 대부분 지방세포는 백색세포며, 백색지방세포는 열 발생이 아주 적다. 인체가 열을 생산하려면 주로 갈색지방세포에 의존한다. 이것이 열을 생산할 때에는 많은 에너지를 소모한다. 그래서 등을 안마하면 갈색지방세포의 열 생산을 촉진하는 작용이 있다. 이렇게 하면 여분의 에너지를 소모할 수 있다. 그렇게 하여 체중감량 효과가 생긴다. 특히 평소 추위를 잘 타는 비신양허형(脾腎陽虛型) 환자들은 배부 안마가 아주 효과적이다. 이렇게 침구와 안마의 작용을 무시할 수 없다.

하지만 비만 치료에서 가장 중요하고 평소에 해야 할 것은 음식요법이다. 음식요법은 이미 많이 소개하였다. 소식(小食), 단식(斷食) 그리고 생채식(生菜食)이다.[103] 앞서 반복하여 많이 소개하였으며 이 방법을 모두 비만 치료에 쓸 수 있다. 여기서는 더 소개하지 않는다. 기타 특별한 방법들은 책에 소개되어 있으므로 여러분들이 보기 바란다. 비만에 대해서는 여기까지 소개한다. 의문점이 있으면 질문하

---

102) 갈색지방세포(褐色脂肪細胞) : 포유류의 경부, 견갑부에 있는 특수한 지방 조직. 갈색을 띠고 있어서 일반적 저장 지방인 백색지방 조직과 구별되며, 갈색지방이라고 부른다. 대사활성, 특히 지방분해와 지방산 산화능력이 크며 체온조절을 위한 산열기관(產熱器官)으로 간주한다.

103) 비만환자는 체중감량이 최종적인 목표가 되지 못한다. 문제는 대부분 비만환자는 체중이 다시 증가하기 때문이다. 일단 비만이 시작되면 비록 감량에 성공한다고 해도 평생 동안 치료가 필요한 만성적인 질환이다. 『내과학』, p. 485.

기 바란다.

질문 아까 제시한 처방들은 복용하면 어느 정도 체중 감량효과가 있는가?

답 이 처방들은 비교적 근본적인 치법으로서 비교적 완만하다. 바로 살을 빼는 것이 아니기 때문이다. 한 달에 1kg을 빼면 상당히 효과가 좋은 것이다. 한 달에 1kg이면 1년이면 12kg을 뺄 수 있다. 만약 빨리 살을 빼려면 통변하는 약을 가미하면 된다. 건비리습하는 약은 효과가 빠르지 않다.

질문 한달에 1kg씩 줄어든다면 너무 속도가 더디다. 약을 복용하려는 환자가 없을 것이다. 어떻게 해야 하는가?

답 편법으로 첫 달에는 살을 좀 빼는 방법을 쓰고 둘째 달부터 정상적인 방법을 쓴다. 여기에서 제시한 처방은 근본을 치료하는 것이지 표(標:증상)를 치료하는 것이 아니다. 한달에 3, 4kg을 빼는 것은 표를 치료하는 처방이다. 한달에 3, 4kg을 빼려면 지금 소개한 처방에 대황, 초결명, 생하수오 또는 발한하는 마황을 추가하면 효과가 빠르다. 발한제인 형개, 방풍, 마황으로 발한하고, 이수제인 복령, 저령, 택사로 하는데 이것은 살을 뺄 뿐이다. 이런 방법은 한달에 4, 5kg 빼는 것은 문제가 안 된다.

하지만 이런 방법은 장기간 쓸 수 없다. 다음에는 반드시 근본을 치료하는 방법으로 바꾸어야 한다. 치료 후 다시 살이 찌는 것은 대부분 표를 치료하는 방법만 썼기 때문이다. 이전에 소개한 처방이 있다. 오자강기탕(五子降氣湯)이다. 소자, 나복자, 백개자, 동과자, 조각자다. 여기에는 화담, 거습, 통변하는 약이 있다. 그래서 분명 지방을 떨어뜨리고 체중을 감량하는 효과가 있다.

질문 수분이 정체하여 생기는 부종이나 비만은 그렇다고 하고, 기육이 충실하여 체중이 많은 경우에도 이 방법을 적용하는가?

답 기육이 발달한 경우는 비만 환자가 아니다. 체중이 무겁다고 해도 비만은 아니다. 비만은 지방을 많이 축적한 경우를 말한다.

질문 음기가 부족하여 비만이 발생할 수도 있을 것이다.

답 음허는 실제로는 혈허다. 보음은 주로 보혈을 위주로 한다.

질문 『내경』에서 노년에는 음기가 반으로 줄어든다고 한다. 음기가 줄면서 비만이 생기는 경우는 없는가?

답 수렴은 음이 아니라 양이 수렴하는 것이다. 음기가 수렴하는 것은 아니다. 음이 양을 전화하여 양기가 수렴한다. 음기가 반으로 줄면 양기도 반으로 줄어든다. 음기가 줄고 양기가 줄면 인체의 모든 기능이 쇠약해진다. 그래서 노년은 하나는 음허가 아니며 양허가 나타난다. 음유여양부족(陰有餘陽不足) 양부족음유여(陽不足陰有餘)라는 말이 있지만 나이가 들면 음양(陰陽)이 모두 부족하게 된다. 비만 환자는 이것이 중요하지 않고 음이 넘치고 양이 부족한 경우다. 물론 음이 부족한 경우도 있지만 이것은 음 속의 혈이 부족한 것이다. 그래서 뚱뚱한 사람들은 혈색이 담백하다. 습은 많은데 혈은 부족한 상태다.

질문 비위가 허하면 비만과 수척이 모두 생긴다고 하였다. 이런 차이점이 생기는 기전은 무엇인가?

답 비의 기능은 운화(運化)라고 하였다. 그래서 하나는 〈운(運)〉이고 하나는 〈화(化)〉다. 따라서 운(運)과 화(化)의 차이다. 〈운(運)〉은 영양을 섭취하고 운송하는 것이다. 〈화(化)〉는 변화를 말하며 대사하고 지방을 열로 변화하여 소모시키는 것이다. 이 작용이 안 되면 비만이 된다. 운(運)은 전송하는 것으로서 아예 전수조차 못하면 몸이 마르게 된다.

질문 그렇다면 비만과 감병(疳病)을 치료하는 약물이 같다는 의미인가?

답 치료는 다르다. 어른들은 수척하다고 하고 아이들은 감병으로 부른다. 운화를 못하여 생기는 비만과 수척은 치법이 다르다. 모두 건비해야 하지만 뚱뚱하면 이습하고 지방을 없애고, 마른 경우에는 건비에 보익하는 방법을 추가하여 보음(補陰)하고 양혈(養血)을 위주로 한다.

제4장

고혈압(高血壓)과 중풍(中風)

오늘은 고혈압(高血壓)과 중풍병(中風病)을 소개한다. 이 두 질환은 아주 밀접한 관계가 있다. 일반적으로 중풍은 대부분 고혈압에서 야기된다. 물론 모든 중풍이 고혈압에서 기인하는 것은 아니다. 왜냐하면 고혈압이 유발하는 중풍은 주로 뇌출혈에 해당하기 때문이다. 중풍은 뇌전색(腦栓塞)으로도 발병한다. 뇌혈관 전색이나 뇌혈전은 다른 질병도 유발한다. 하지만 중풍 원인 중에서 가장 흔한 것은 고혈압이다.

고혈압은 세계적으로 발병률이 가장 높은 질환 중 하나다. 중국에서는 보통 세 가정 중 한 가정에 고혈압 환자가 있다. 물론 단순한 고혈압은 치명적은 아니지만 합병증이 아주 많다. 그리고 고혈압의 합병증은 대부분 치명적인 질환들이다. 예를 들어 고혈압으로 야기되는 뇌출혈 같은 질환이다. 고혈압으로 야기된 심장병, 신장 손상도 있다. 이러한 질병들은 대부분 사망으로 이어진다.

또 이러한 합병증들이 치명적이 아니라고 해도 후유증이 심각하며 노동력 상실을 가져온다. 그리하여 자립적인 생활을 못하게 된다. 이렇게 되면 환자 자신이 고통스러울 뿐 아니라 가정이나 사회에도 부담이 된다. 그래서 고혈압은 예방하는 것이 아주 중요하다.

하지만 지금도 사람들이 고혈압에 대하여 깊이 이해하지 못하는 실정이다. 그리고 적극적인 예방 대책도 세우지 못하고 있다. 많은 사람들이 이미 고혈압에 걸려 있으면서 스스로 모르는 경우도 많다. 그리고 어떤 사람들은 자신이 고혈압이라는 사실을 알면서도 치료를 배척하는 사람도 있다. 또 많은 환자들이 약을 복용해야 하는데 약을 복용하지 않는다. 어떤 사람들은 증상이 심하여 고통스러울 때만 약을 복용하고 증상이 가벼우면 약을 복용하지 않는다. 특히 대다수 환자들은 평소 어떻게 몸을 조리해야 하는지도 모르고 약물에만 의존하여 치료하고 있다. 특히 양약에만 의존하여 치료하고 있다.

고혈압은 병력이 길기 때문에 복용 기간도 길다. 그래서 사람들은 이것을 귀찮게 여긴다. 양약은 복용이 간편하여 많이 복용하고 있다. 따라서 고혈압에 관한 지식을 여러 사람에게 전하고 보급하는 것이 중요한 일이다.

1 고혈압이란 무엇인가?

진정으로 고혈압을 예방하려면 발병 원인을 알아야 한다. 발병 원인을 알면 치료는 이 속에 있다고 할 수 있다. 우선 무엇이 고혈압인지 분명히 인식해야 한다.

우리가 말하는 고혈압은 흔히 원발성 고혈압이라고 한다. 이 원발성 고혈압은 기타 질환이나 다른 요인으로 유발된 고혈압과 다르다. 다른 질병으로 유발한 고혈압은 속발성 고혈압이라고 한다. 속발성 고혈압은 다른 질병을 바탕으로 발생한다. 예를 들어 신성고혈압(腎性高血壓)은 신염(腎炎) 같은 신장병에서 유발된다. 임신고혈압은 임신으로 발생한 요독증으로 발병한다. 이러한 것은 속발성 고혈압이며 고혈압병이 아니다. 치료할 때에는 원발성 질환을 치료한다.

고혈압은 독립된 질환이며 다른 질환에 의해서 유발된 것이 아니다. 고혈압은 동맥혈압의 증가가 주요 임상 표현이다. 하지만 중의학에는 고혈압이라는 병명이 없다. 그래서 중의학에서는 이 질환의 임상적 증상을 근거로 치료하고 있다. 이 질환의 주증상은 현훈(眩暈)과 두통(頭痛)이다. 이후 심계(心悸)나 중풍(中風)이 속발할 수 있다. 임상에서는 증상을 근거로 변증 치료한다.

먼저 임상에서 고혈압을 진단할 때 주의점을 소개한다. 시기에 따라 혈압에 대한 인식이 변하기 때문에 책에 나온 진단법도 교과서마다 일치하지 않는 경우가 많다. 어떤 국가에서는 그 나라의 고유한 진단 기준이 있다. 현재까지 비교적 공식적인 방법으로 세계보건기구(WHO)에서 제시한 기준을 근거하고 있다.

이 기준에 의하면 수축기(최고) 혈압이 160mmHg보다 크거나 같고 확장기(최저) 혈압이 95mmHg 이상일 경우 고혈압이라고 정의한다. 이러한 수치는 여러 번 진단하여 확진한다. 이것이 고혈압의 진단 기준이다.

또 수축기 혈압이 140에서 160 사이이고, 확장기(이완기) 혈압이 90에서 95 사이를 임계고혈압(臨界高血壓)[104]이라고 한다. 고혈압을 평가할 때는 중국에서는 임계고혈압과 고혈압으로 나누어 통계를 내고 있다. 시간을 달리하여 3회 측정한 후 3회 모두 기준에 들어갔

104) 임계고혈압(臨界高血壓) : 혈압이 비록 정상 기준보다 초과하지만 고혈압 기준에는 도달하지 않은 상태.

을 때 고혈압으로 확진한다. 그리고 매일 진단할 때 3회 반복한다. 왜냐하면 혈압을 잴 때마다 조금씩 차이가 나기 때문이다. 그래서 3회 평균치를 기록한다. 혈압은 또 연령과 일정한 관계가 있다. 조금 전 말씀드린 것은 정상적 성인 혈압이다.

2 고혈압을 유발하는 원인

고혈압을 일으키는 원인은 아주 많다. 중요한 것은 아래 몇 가지다.

첫째, 유전적 요인과 관계가 있다. 고혈압은 가족력이 분명하게 있다. 비율은 40에서 60%정도다. 예를 들어 부모가 정상 혈압인 경우에 자녀가 고혈압에 걸릴 확률은 3%밖에 되지 않는다. 부모가 모두 혈압이 높은 경우에는 자녀가 고혈압에 걸릴 확률은 45%정도다. 동물 실험 결과에 의하면 어떤 동물은 자발성 고혈압도 있다고 한다. 이러한 내용들은 고혈압이 분명히 유전적 요인에 의한 것도 있음을 알 수 있다. 외부환경 영향없이 자발적으로 고혈압을 말하는 것이다.[105)]

둘째, 작업과 환경적 요인이다. 고도의 집중력이 필요하고 긴장한 생활을 하는 사람들은 고혈압에 걸릴 확률이 높다. 특히 정신적으로 긴장된 일을 하는 사람들이 고혈압 발병률이 높다. 예를 들어 운전기

---

105) 1966년 교토대학 병리학실의 오카모토 교수팀은 쥐(흰쥐)를 이용해 저절로 고혈압을 일으키는 무리를 만들어냈다. 고혈압으로 보이는 쥐끼리 여러 차례 교배하였다. 쥐의 정상 혈압은 130~140mmHg인데, 이 무리는 늘 170~180mmHg를 유지하는 〈고혈압 쥐〉였다. 유전 양식은 대를 거듭함에 따라 가산되며, 자손일수록 높은 고혈압이 된다. 이 유전자는 하나가 아니라 여러 유전자 작용에 의한다는 것이 현재까지 확인되는 사실이다.『뇌졸중으로 죽지 않기 위한 36가지 지혜』, pp. 36~37.

사들이다. 왜냐하면 운전할 때 항상 긴장 상태에 처하기 때문이다. 그래서 기사들은 고혈압 발병률이 아주 높다.

과거에는 운전기사라는 직업이 많지 않았다. 하지만 현대에는 특히 선진국에서는 대부분 가정에 승용차가 있기 때문에 모두 기사라고 할 수 있어서 발병률이 크게 늘고 있다. 그래서 고혈압 발병률이 갈수록 높아가고 있다.

그리고 발병률이 농촌보다 도시가 높다. 이것은 도시에 차가 많은 사실과 관계가 있다. 그리고 지위가 높고 정신적 업무를 많이 하는 사람들이 고혈압 발병률이 높다. 이처럼 뇌를 사용하는 노동이 체력을 소모하는 노동보다 고혈압 발병률이 높다. 야간 작업도 발병률이 높다. 이러한 직업이 고혈압을 유발하게 되는 것은 주로 환경이나 다른 요인들이 정신을 자극하기 때문이다.

셋째, 체질적 요인이다. 물론 뚱뚱한 사람이나 마른 사람 모두 고혈압에 걸릴 수 있다. 하지만 비만형 사람이 고혈압에 걸릴 확률이 높다.

넷째, 음식 습관이다. 혈압에 가장 큰 영향을 주는 것은 소금 섭취량이다. 중국을 예로 들면 남쪽 사람들은 음식을 달게 먹고 북방인들은 음식을 짜게 먹는다. 그래서 남방인들은 고혈압 환자가 비교적 적다. 그런데 북방인들이 고혈압에 많이 걸린다. 이렇게 소금 섭취량이 고혈압 발병의 주원인이 된다.

음식에 관한 다른 원인은 포식하거나 지나치게 가공된 음식을 많이 먹어 비만이 되면 혈중에 지질이 많아지고 피가 끈끈하게 되어 고혈압이 발생한다.

그리고 음주와 흡연도 고혈압에 상당한 영향을 미치고 있다. 평소 음주량도 고혈압 발병률과 정비례한다. 예를 들어 매일 평균 알코올

(酒精을 기준)을 30에서 40g을 마시면 수축기 혈압이 다른 사람에 비하여 3~4배 높게 나온다. 그리고 이완기 혈압은 약 2배 정도 높게 나온다. 그리고 고혈압 이환율은 다른 사람에 비하여 50%나 높다.

그리고 기타 자극도 있다. 예를 들어 젊은 남녀의 실연, 중년은 사업 실패 그리고 가정의 불행한 사망으로 인한 장기적 자극도 고혈압과 유관하다.

결론적으로 고혈압 예방은 크게 두 측면으로 말할 수 있다. 첫째, 정신과 관계가 있고 둘째, 음식과 관계가 있다. 우선 장기적 정신 자극이 고혈압을 유발할 수 있다.[106] 이것은 중의학에서 말하는 칠정(七情)에 의한 손상이라고 할 수 있다. 칠정 중 어떤 감정이라도 자극 강도가 세고 장기적이면 모두 혈압을 상승시키는 요인이다. 음식을 먹을 때도 어떤 상황이든 과식하거나 너무 짜게 먹으면 비만과 고지혈증을 유발하고 결국 고혈압이 발생한다.

중의학적 인식은 주로 풍(風), 화(火), 담(痰), 열(熱), 허(虛) 이러한 측면에서 관찰한다. 여기서 말하는 풍(風)과 화(火)는 주로 내풍(內風)과 내부에서 일어나는 화(火)를 말한다. 내풍은 음허(陰虛)로 발생하는 풍이다. 화(火)는 주로 오지(五志)와 정기(精氣)의 손상으로 발생하지만 또 지나치게 기름지거나 단 것을 많이 먹어도 내열이 발생한다. 담(痰)도 주로 음식에 의해서 생기는데, 많이 먹어

106) 스트레스에 대하여 : 인간은 원래 고독한 존재로 집단생활에는 적합하지 않다. 오늘날 세상이 소란스럽고 난기류 속에 휩싸여 있는 듯이 불안정한 상태인 가장 큰 이유 중 하나는 인구가 너무 많다는 데에 있다. 집단생활에 적합하지 않은 인간이 집단을 형성하고 있기 때문에 항상 분열하고 온갖 분쟁이 발생하고 있다. 그래도 현실은 사회생활을 영위하고 있으므로 어떻게 하든 대처 방법을 강구해야 한다. 그러나 인간은 모두 한 형제라는 등 하면서 쉽게 결론을 내느니 차라리 〈인간의 본성은 고독을 지향하고 있어서 얼굴을 맞대는 그 자체가 스트레스의 원인이 된다〉라는 인식을 가지고 겸허하게 현명한 대책을 세워가는 것이 바람직하다. 『자연의학의 기초』, p. 328.

비위를 손상하면 담습(痰濕)이 체내에 머무르게 된다.

담(痰)이나 화(火)가 생기고 인체에 기혈 순환이 제대로 안 되어 정체하면 결국 어혈(瘀血)이 생긴다. 결국 화(火)와 담(痰)과 어혈(瘀血)이 서로 뭉치며 그래서 기혈이 불통한다. 그 결과 맑은 양기[淸陽]가 상승하지 못하고 머리를 자양하지 못하게 된다. 그래서 현훈이나 두통 같은 증상이 발생한다. 여기서 말한 여러 원인들은 서로 영향을 미친다. 치료할 때에는 전면적으로 해석해야 한다.

고혈압의 임상적 발병 양태는 완만한 경우도 있고 급성도 있다. 만성 고혈압은 병정이 비교적 길다. 10년에서 20년 걸릴 수 있다. 처음 시작할 때는 증상이 두드러지지 않지만 10~20년 후 비교적 심한 증상이 나타난다. 반면 급성 고혈압은 발병이 급박하며 대부분 환자들은 청장년이다. 만성 고혈압이 특별한 자극으로 급성 고혈압으로 발병할 수도 있다. 급성과 만성 고혈압은 예방 방법도 다르다. 일반적으로 급성 고혈압의 예후가 더 안 좋다. 일단 발병하면 적극적으로 치료를 해야 한다.

3 고혈압 예방

이제부터 고혈압 예방에 대하여 중점적으로 소개한다. 우선 고혈압을 치료하는 원칙을 말씀드린다. 고혈압은 치료시기를 잘 선택해야 한다. 고혈압은 시기가 늦을수록 치료하기 어렵기 때문이다. 그래서 일단 고혈압으로 확진되면 그때부터 적극적으로 치료에 임해야 한다. 하지만 처음부터 바로 혈압강하제를 투여하는 것은 아니다.

현대에 양방 의사들은 고혈압 환자를 보면 바로 혈압강하제를 투여하려 한다. 혈압강하제는 당연히 혈압을 떨어뜨리지만 부작용이 크다. 게다가 혈압강하제를 복용한 후에는 다른 약물이 별 효과가 없다. 결국 환자는 평생 혈압강하제에서 벗어나지 못한다. 그리고 장기간 혈압강하제를 복용하면 여러 부작용이 생긴다. 양약의 가장 큰 부작용은 복용한 후 혈압은 떨어져도 불편한 증상은 크게 변화가 없다는 점이다. 특히 현훈(眩暈)은 거의 효과가 없다. 혈압이 정상으로 떨어져도 현훈은 남는 경우가 많다. 이런 상황은 임상에서 흔히 볼 수 있다.

그래서 고혈압을 발견하면 우선 비약물적 치법을 시행한다. 비약물적 치료방법으로 효과가 없는 경우만 약물치료를 고려한다. 약물도 작용이 강한 것과 약한 것을 구분해서 사용한다. 처음 투약할 때 작용이 강한 약을 투여하면 안 된다. 특히 양약을 복용할 때 이 원칙을 반드시 지켜야 한다. 중의학에서는 주로 변증(辨證)하여 치료한다. 양방에서 등급을 나누어 치료하는 점과 다르다.

4 고혈압에 대한 비약물적 치료법

우선 비약물적 치법과 조리법을 소개한다.

첫째, 음식과 관련한 방법이다. 주로 염분 섭취량을 제한한다. 이론적으로 하루에 소금 섭취량을 2~3g 이내로 섭취하면 약물을 안 먹어도 효과가 있다고 한다. 우리가 일상생활에서 외식 같은 여러 요인 때문에 소금량을 제어하는 것은 아주 어렵다. 소금량을 제어하는 것은 어려움이 많다.

그렇다면 소금량을 어느 정도 제한해야 합리적인가? 일반적으로 고혈압 환자는 하루에 소금 섭취량이 5g을 넘으면 안 된다. 그렇지만 혈압강하제를 복용할 경우에는 섭취량을 높일 수 있다. 그래도 8g을 넘으면 안 된다. 소금 섭취량을 제한하는 것은 일상생활에서 여러 방법을 강구해야 한다. 몇 가지 간단한 방법을 소개한다.

먼저 음식 선택에 주의를 기울인다. 즉 소금에 절인 식품을 적게 먹는 것이다. 또 소금이 많이 들어간 음식을 적게 먹는다. 예를 들어 소금에 절인 채소나 소금에 절인 생선이나 고기 등이다. 중국에서도 소금에 절인 계란이나 오리알을 많이 먹는데 이런 것을 줄여야 한다.

일반적으로 고혈압 환자들은 입맛이 짠 편이 많다. 이들은 짠 음식을 다른 사람보다 많이 먹는다. 같이 죽을 먹을 때도 우리들은 짠 반찬을 조금씩 먹는데 그들은 많이 덜어 먹는다. 이러한 고혈압 환자는 소금이 많은 음식을 먹지 않고 간은 초에 절여서 반찬을 대용한다.

다음으로 음식을 볶을 때 소금을 나중에 넣는다. 이 사람들은 식사할 때 소금을 더 넣어 먹기도 하므로 음식에 소금이 배어들지 않도록 조리할 때 가장 마지막에 소금을 넣는다. 이렇게 하면 자신도 모르게 소금 섭취량이 줄어든다. 음식을 조리할 때 마지막에 소금을 넣거나 음식을 익힌 후 소금을 넣으면 소금을 조금만 넣고 짠맛을 유지할 수 있다.

또 소금 이외에 다른 조미료로 간을 맞춘다. 우리가 음식에 소금을 넣는 것은 식욕을 촉진하려는 것이다. 음식을 만들 때 소금 외에 다른 조미료로 식욕만 촉진한다면 우리는 염분 섭취량을 충분히 제한할 수 있다. 흔히 식초로 대용한다. 감자나 배추 또는 탕수육을 요리할 때 식초로 간을 맞추기도 한다. 그리고 마늘이나 생강, 고추장을 적절히 쓰면 충분히 맛을 돋굴 수 있다.

그리고 식물 자체의 향미를 적당히 이용한다. 예를 들어 기름으로 튀긴 음식은 소금을 안 넣어도 맛있다. 예를 들어 바비큐한 생선이나 닭튀김도 소금 없이 먹을 수 있다. 결론적으로 환자 자신이 소금 섭취량을 줄여야 한다는 것을 자각하고 이 방면에 주의를 기울여야 한다.

둘째, 음식량을 줄여서 살을 뺀다. 이것은 비만 치료와 밀접한 관계가 있다. 이전에 소개한 소식이나 단식법을 모두 쓸 수 있다. 여기서는 이 부분에 대하여 더 이상 소개하지 않는다.[107)]

셋째, 금주하거나 알코올 섭취량을 엄격하게 제한한다. 가벼운 고혈압 환자도 알코올을 하루 20g이상 섭취하면 안 된다. 이미 중증이 된 고혈압 환자는 술을 안 마시는 것이 좋다.

그리고 마지막으로 금연한다. 담배를 많이 피우면 혈압 상승과 밀접한 관계가 있다. 그래서 금연을 통하여 고혈압을 예방하는 것이 중요하다. 물론 금연과 금주는 쉬운 일이 아니며 환자의 각오와 의지력이 필요하다. 만약 금연이나 음주를 장기간 유지하지 못하면 결과는 더 나빠진다. 흔히 담배를 끊었다가 다시 피우는 경우에 예후가 안 좋다.

이외에 적당한 운동이 필요하다. 격렬한 운동은 좋지 않다. 일반적으로 보행이나 빨리 걷기 등 가벼운 운동이 적당하다. 노인들은 산책이나 천천히 걷기, 기공을 할 수 있다. 중증 고혈압 환자도 적당히 운

---

107) 단식이 왜 혈압을 내리는가? 뇌의 실질은 1300~1500g정도다. 100g당 1분에 혈액이 70~75cc가 흘러야 정상이다. 동맥경화로 혈류가 나빠져서 50cc정도가 되면 노인치매가 된다. 뇌는 혈액을 가장 많이 사용하는 곳으로서 수족에 필요한 양의 20배 가량이다. 과식으로 혈관이 굳어지고 동맥경화가 진행하면 뇌혈관에 지방이 고이고 혈관 내강이 좁아진다. 혈액 흐름이 나빠지면 이제까지 정상 혈압으로는 원활하게 뇌에 혈류를 공급하지 못하게 되어 혈압이 상승한다. 즉, 뇌에 필요한 혈액을 공급하기 위해 부득이 혈압이 오르는 것이다. 이때 급히 혈압을 내리면 뇌 일부에 혈액공급이 원활하지 못하여 뇌연화증이 발생할 수 있다. 단식을 통하여 혈관 속 지방을 에너지원으로 쓰면 혈관이 대청소되고 넓어져서 혈류가 좋아지고 혈압이 내려간다. 『마이너스영양학』, p. 196.

동하면 혈압이 점차 내려간다. 운동이 혈압을 낮추는 기전은 아직 분명하게 밝혀지지 않았다.

이밖에 중요한 것이 정서적인 면이다. 앞서 고혈압을 잘 유발하는 직업을 말씀드렸으며 과도하고 장기적 정신 자극이 고혈압을 유발한다고 하였다. 그래서 평소 정신과 마음을 잘 다스리는 것이 중요하다. 예를 들어 일에 임하여 긴장을 잘 하는 사람들은 긴장을 푸는 기공을 단련하여 해결할 수 있다. 적당한 단련 후에는 정신이 비교적 안정 상태에 머문다.

특히 일상생활 중 수신양성(修身養性)에 힘을 기울여야 한다. 그리고 사물을 정확하게 대면해야 한다. 그리고 사람들과 관계도 정확하게 처리해야 한다. 이처럼 과도한 정신적 자극을 피해야 한다. 또 격렬한 영화나 연극, 경기 등을 보지 않는 것이 좋다. 중증 고혈압 환자는 가끔 자극적 드라마를 보고 병이 더 심해지는 경우가 있다.

다음으로 온도 영향이 있다. 일반적으로 기후가 따뜻하면 혈압이 내려가고, 기후가 차가우면 혈압이 올라간다. 그러므로 한겨울에는 보온을 잘 해야 한다. 특히 겨울에는 찬 바람을 맞으면 혈관이 경련하고 수축하여 고혈압을 유발한다. 그래서 고혈압 환자는 겨울철 보온이 아주 중요하다. 특히 사지와 손발의 보온이 아주 중요하다.

겨울에 혈압이 올라갈 때 고혈압 환자는 혈압강하제를 복용할 필요가 있다. 물론 혈압강하제를 복용할 때는 한꺼번에 심하게 혈압을 낮추면 안 된다. 한번의 혈압 강하는 평소 혈압의 100분의 20을 초과하지 말아야 한다. 그리고 야간에 일어나서 화장실 갈 때도 보온해야 한다. 아침에 일어날 때 실내 온도가 너무 낮지 않게 해야 한다.

이상으로 일반적인 비약물 치료법을 소개하였다. 그리고 이외에 물리치료를 사용할 수 있다. 중의학에서는 내복약이 아닌 외용약을 많이 쓰고 있다. 몇 가지 방법을 소개한다.

첫째 제합산을 쓴다. 이 약은 오수유(吳茱萸), 용담초(龍膽草), 백반(白礬), 주사(朱砂)로 구성한 처방이다. 이것을 배꼽에 채워 넣는다. 그리고 반창고로 약을 고정한 후 일주일에 한 번씩 갈아준다. 이 방법은 경증이나 중증 고혈압 환자에게는 효과가 있다.

또 약을 안 쓰고 복부에 열찜질을 할 수 있다. 흔히 쓰는 방법은 발과 복부에 열찜질을 해서 혈압을 떨어뜨리는 것이다. 말초혈관을 확장하여 혈압을 떨어뜨리는 것이다. 제 경험으로는 복부 열찜질이 발 열찜질보다 효과가 좋았다. 왜냐하면 복부 복강 속에는 혈관이 아주 많기 때문이다. 특히 위장관에 혈관이 아주 많이 분포되어 있으며 위장관 혈관들은 확장 폭이 아주 크다. 그래서 복부 열찜질이 발 찜질보다 더 효과적이다. 혈압이 아주 높은 경우에도 복부를 열찜질하면 혈압강하 효과가 뛰어나다.

이 방법은 아주 간단하다. 환자 스스로 아무 때나 할 수 있다. 집에서 할 경우에는 포대에 뜨거운 물을 담아서 하거나 병에 뜨거운 물을 담아서 할 수도 있다. 조건이 허락하면 의료기구를 쓰기도 한다.

일반적으로 20~30분 정도만 하면 혈압이 떨어진다. 물론 발에 열찜질을 해도 상당한 혈압강하 효과가 있다. 발 열찜질은 간단하게 온도가 43도 정도 되는 물에 발을 담그는 것이다. 탕제를 달인 물에 발을 담가도 된다. 이 약물 속에는 신온(辛溫)한 약물을 가하여 기혈을 소통하는 것이 좋다. 예를 들어 계지(桂枝), 오수유(吳茱萸) 등 비교적 온열한 약이다. 지금까지 소개한 내용은 열찜질을 이용한 혈압강하인데 효과는 확실하다.[108]

---

108) 지속효과는 어떠한가? 한번 열찜질하면 효과가 하루 정도 지속한다. 그래서 가장 좋은 것은 하루에 한번씩 열찜질하는 것이다. 하지만 복부 열찜질은 효과가 며칠 지속할 수

요즈음에는 임상에서 혈압을 떨어뜨리는 기구가 많다. 예를 들어 혈압강하용 베개도 있다. 이런 혈압강하 베개는 국화(菊花), 천궁(川芎), 감초, 백지(白芷) 등 약물이 들어있다. 이런 약물은 뇌를 각성하는 작용이 있다. 고혈압으로 생기는 두통과 현훈에 보조 효과가 있다. 하지만 혈압강하 작용은 분명하지 못하다. 그래서 이러한 기구들을 이용하여 혈압 강하를 기대하기 어렵다.

이 밖에 발바닥에 붙이는 혈압강하고(血壓降下膏)도 있다. 여러 가지 약물을 배합하여 발바닥에 붙이는 것이다. 이 방법도 역시 말초혈관을 확장하여 혈압을 떨어뜨리는 것이다. 하지만 이 방법은 번거로우며 혈압강하 효과도 이상적이지 못하다.

5 고혈압에 대한 중의학적 치법

이제 중의학적 변증방법에 대하여 소개한다. 흔히 몇 가지 유형이 있다. 우선 유형은 간화항성형(肝火亢盛型)이다. 다른 한 유형은 음허양항형(陰虛陽亢型)이다. 또 담습내온형(痰濕內蘊型)이 있다. 이 세 유형이 임상에서 가장 흔하다. 물론 이외에 간신음허(肝腎陰虛), 음양양허(陰陽兩虛), 기혈양허(氣血兩虛) 등이 있지만 임상에서는 흔치 않다. 그래서 이 세 유형에 대해 중점적으로 소개한다.

도 있다.

5.1 간화가 타오르는 유형[간화항성형(肝火亢盛型)][109]

첫째 유형은 간화항성형(肝火亢盛型)이다. 이 유형 환자는 겉으로 보기에 체형이 비교적 견실하다. 성격은 아주 급하다. 그리고 대부분 음주 흡연량이 많다. 이 유형은 실증에 속하며 청장년한테 많다. 그리고 현훈과 두통도 비교적 심하다. 대부분 급성 고혈압 유형이다.

심한 두통과 현훈, 면적(面赤) 증상이 있는데, 특히 두 눈이 붉은 경우가 많다. 대변은 대체로 단단하고 변비가 있으며 소변은 누렇고 붉다. 대부분 입마름을 호소한다. 특히 아침에 입이 쓰다고 한다. 설질은 홍대(洪大)하다. 설태(舌苔)는 엷고 누렇고[박황(薄黃)] 건조하다. 맥상은 활삭 유력하다. 이것이 간화항성(肝火亢盛)한 증후다.

이 증상은 치료할 때 사법(瀉法)을 쓰며 간화(肝火)를 사한다. 보통 용담사간탕(龍膽瀉肝湯)[110]을 쓴다. 이것은 고한(苦寒)한 약물로 청장사화(淸腸瀉火)하는 것이다. 대변이 단단하게 굳으면 용담사

---

109) 간화항성형(肝火亢盛型)

임상표현 眩暈, 頭痛, 面目紅赤, 口乾, 口苦, 조급하고 쉽게 화를 냄, 대변비결, 小便黃赤, 驚悸, 舌質紅, 설태가 노랗고 건조하다, 맥상은 弦하거나 弦數하고 有力하다.

치법 간화(肝火)를 식히고 사한다.

처방 【용담조등탕(龍膽釣藤湯)】 용담초(龍膽草), 산치자(山梔子), 황금(黃芩), 생지황(生地黃), 국화(菊花), 조등(釣藤), 백작약(白芍藥).

【하고초탕(夏枯草湯)】 하고초(夏枯草), 초결명(草決明), 고정다(苦丁茶).

【용담사간탕(龍膽瀉肝湯)】 용담초(龍膽草), 산치자(山梔子), 황금(黃芩), 목통(木通), 차전자(車前子), 당귀(當歸), 시호(柴胡), 감초(甘草), 택사(澤瀉), 생지황(生地黃).

110) 【용담사간탕(龍膽瀉肝湯)】 용담초(龍膽草) 10~15g, 산치자(山梔子) 10~15g, 황금(黃芩) 10~ 15g, 목통(木通) 10~15g, 차전자(車前子) 10~15g, 당귀(當歸) 12~18g, 시호(柴胡) 10~15g, 감초(甘草) 10~15g, 택사(澤瀉) 10~15g, 생지황(生地黃) 10~20g. 물 1000ml에 넣고 300ml가 될 때까지 달여서 아침 저녁 2회로 나누어 공복에 복용한다. 하루 1첩.

간탕에 대황(大黃)을 가하기도 한다. 왜냐하면 간담에 화가 있을 때 간담(肝膽) 자체로 하행할 수 있는 경로가 없기 때문이다. 그래서 위장관을 소통하는 방법으로 간담(肝膽)의 화를 끌어 내려가야 한다. 대황을 소량 가하면 간화를 식히는데 도움이 된다.

그리고 약물을 복용하면서 평소 채소즙을 많이 먹는 것이 좋다. 이 책[111] 134페이지에 칠채즙(七菜汁)[112]이 나와 있는데, 이것은 간담(肝膽)의 화(火)를 끄는데 효과적이다. 이것은 제가 임상에서 환자들에게 자주 권장하는 식이요법이다.

현대의학 관점에서 이 채소즙에는 비타민 C가 대량 포함되어 있다. 이 비타민 C는 혈관의 탄성을 높여서 동맥경화를 예방하고 뇌출혈을 예방한다. 이러한 유형 환자는 특히 금연, 금주, 음식 제어를 철저히 해야 한다. 그리고 매운 음식을 줄이고 청담(淸淡)한 음식을 먹고, 기름에 튀긴 것을 적게 먹는다.

---

111) 『高血壓病自我調養』, 李劉坤 凌澤奎 編著, 農村讀物出版社, 北京, 1999.

112) **【칠채즙(七菜汁)】** 생미나리즙[生芹菜汁] 20*ml*, 생배추즙[生白菜汁] 20*ml*, 生黃瓜汁 20*ml*, 생연근즙[生藕汁] 20*ml*, 생무즙[生白蘿卜汁] 20*ml*, 生番茄汁 20*ml*, 생호라복즙[生胡蘿卜汁] 20*ml*. 앞에 열거한 생채즙을 고루 섞어서 아침 저녁으로 2회로 나누어 공복에 먹는다. 매일 혹은 이틀에 1첩씩 복용하며, 평소 보조 요법으로 응용한다.

5.2 음기 부족으로 양기가 치밀어 오르는 유형[음허양항형(陰虛陽亢型)][113)]

둘째 유형은 음허양항(陰虛陽亢) 유형이다. 이것은 허증에 속한다. 이 유형은 대체로 중년이나 노년에 흔하다. 그리고 고혈압 말기 환자한테 많이 나타난다. 환자의 체형은 대체로 마른 편이다. 주증상은 만성 현훈(眩暈)과 두통(頭痛)이다. 지속 시간이 비교적 길다. 현훈과 두통 이외에 이명(耳鳴)이나 이롱(耳聾)을 호소한다. 또 환자는 자주 손과 발바닥 그리고 가슴에서 열이 난다고 호소한다. 그리고 잠을 잘 못 자고 꿈이 많다. 허리와 무릎이 시리고 무력감을 수반한다. 설질은 홍색으로 치우치고 엷다. 간화항성형 환자의 크고 두툼한 혀와 반대다. 설태는 비교적 적거나 아주 없다. 해가 뜨고 질 경우에도 태는 일반적으로 백색이며, 가끔 노란색을 띠는 경우도 있다. 맥상은 현세(弦細)하고 약간 빠르다.

이 유형은 간화항성형(肝火亢盛型)과 감별해야 한다. 많은 의사들이 이 두 유형을 혼동한다. 치법도 다르다. 음허양성은 근본 원인이 음허(陰虛)에 있으므로 치료할 때에도 음(陰)을 치료한다. 그래서

---

113) 음허양항형(陰虛陽亢型)

임상표현 현훈, 두통, 머리는 무겁고 다리는 힘이 없다. 耳鳴, 健忘, 腰膝痠軟, 五心煩熱, 心悸失眠, 舌質紅, 설태가 희고 얇거나 적다. 맥상은 弦細하고 數하다.

치법 자음잠양(滋陰潛陽)

처방 【천마구등음】 천마(天麻), 구등(鉤藤), 석결명(石決明), 국화(菊花), 황금(黃芩), 우슬(牛膝), 두충(杜冲), 익모초(益母草), 야교등(夜交藤), 백작(白芍), 복신(茯神).

【자음잠양탕】 우슬(牛膝), 현삼(玄參), 맥문동(麥門冬), 여정자(女貞子), 상기생(桑寄生), 복령(茯苓), 구등(鉤藤), 국화(菊花), 선태(蟬蛻), 대자석(代赭石), 생모려(生牡蠣), 생룡골(生龍骨), 원지(遠志).

음액(陰液)을 회복하면 허양(虛陽)은 저절로 가라앉는다. 치료는 음을 치료하면서 동시에 양기를 가라앉히고 풍을 치료하는[중진잠양(重鎭潛陽)] 약을 가한다. 음(陰)을 치료하는 것은 근본을 치료하는 것이고 중진잠양(重鎭潛陽)은 증상을 치료하는 것이다.

흔히 쓰는 처방은 천마구등음(天麻鉤藤飮)[114] 가감이다. 천마구등음(天麻鉤藤飮)은 풍을 가라앉히고[熄風] 양기를 가라앉히면서[潛陽] 자음(滋陰)하는 효과가 있다. 그러나 이 처방은 자음 효과는 그다지 못하다. 그래서 기국지황탕(杞菊地黃湯)[115]과 같이 쓴다. 기국지황탕(杞菊地黃湯)은 주로 자음한다. 만약 양기가 항진한 상황이 그다지 심하지 않다면 평소 기국지황탕을 장복한다. 하지만 두통이나 현훈이 심하면 천마구등음(天麻鉤藤飮)을 같이 복용한다.

---

114) 【천마구등음(天麻鉤藤飮)】 천마(天麻) 6g, 구등(鉤藤) 9g, 석결명(石決明) 20g, 국화(菊花) 12g, 황금(黃芩) 6g, 우슬(牛膝) 12g, 두충(杜沖) 12g, 익모초(益母草) 9g, 야교등(夜交藤) 12g, 백작약(白芍藥) 9g, 복신(茯神) 9g. 물 1000ml에 먼저 석결명(石決明)을 넣고 약 10분간 달인 후 나머지 약을 넣는다. 마지막에 조구등(釣鉤藤)을 넣고 5분 정도 달인다. 400ml가 되게 하여 아침 저녁으로 2회에 나누어 공복에 복용한다. 하루 한 첩.

115) 【기국지황탕(杞菊地黃湯)】 숙지황(熟地黃), 산약(山藥), 산수유(山茱萸), 단피(丹皮), 복령(茯苓), 택사(澤瀉), 구기자(枸杞子), 국화(菊花).

효능 자음잠양(滋陰潛陽)

적응증 頭暈頭痛, 眼花, 耳鳴, 腰膝酸軟, 肢體麻木, 頭重脚輕, 舌質紅, 苔薄白, 脈弦細.

5.3 담습이 내부에 울체한 유형[담습내온형(痰濕內蘊型)][116)]

셋째 유형은 담습내온형(痰濕內蘊型)이다. 현재 이 유형 환자가 늘어나고 있다. 우리는 1950~60년대에는 고혈압 환자한테 주로 자음잠양(滋陰潛陽)하는 치법을 썼다. 당시에는 자음잠양하는 방법이 효과가 많았는데, 대부분 음허양항(陰虛陽亢)한 유형이 많았고 상대적으로 영양이 부족한 시기였기 때문이다. 하지만 1980년대 이후 특히 1990년대 와서 음허양항한 유형은 갈수록 줄어들고 담습내온(痰濕內蘊) 환자가 늘어가는 중이다.

하지만 많은 의사들이 담습내온(痰濕內蘊) 유형은 별로 중시하지 않고 여전히 1950~60년대 치법을 고집하고 있다. 심지어 교과서나 내과학 책에 담습내온형(痰濕內蘊型)을 수록하지 않은 경우도 있다. 이 유형을 별로 중시하지 않는다는 사실을 보여준다. 그래서 대부분 의사들도 고혈압 환자한테 자음잠양하는 치법을 쓰거나 원인이 간양

---

116) 담습내온형(痰濕內蘊型)

증상 무엇을 씌운 듯이 머리가 무겁고 어지럽다, 현훈이 있고 아프다, 가슴 속이 그득하고 갑갑하다[胸膈滿悶], 속이 니글거리며 토할 것 같다[惡心欲吐], 침 같은 것을 구역질한다[惡嘔痰涎], 心煩, 小食, 失眠, 舌質淡, 舌苔厚膩, 脈弦滑.

치법 건비거습(健脾祛濕), 화담식풍(化痰熄風)

처방 【반하백출천마탕(半夏白朮天麻湯)】 반하(半夏) 15, 천마(天麻) 10, 복령(茯苓) 15, 귤홍(橘紅) 15, 백출(白朮) 15, 감초(甘草) 12, 생강 3편(片), 대추 4개. 물 1000ml에 넣고 400ml가 될 때까지 달인다. 아침과 저녁으로 2회에 나누어 공복에 복용한다. 하루 1첩.

【청심척담탕(淸心滌痰湯)】 황련(黃連), 창포(菖蒲), 울금(鬱金), 남성(南星), 복령(茯苓), 감초(甘草), 귤홍(橘紅), 반하(半夏), 죽여(竹茹), 지실(枳實), 조인(棗仁), 생강(生薑).

【가미온담탕(加味溫膽湯)】 반하(半夏), 진피(陳皮), 등심(燈心), 복령(茯苓), 감초(甘草), 죽여(竹茹), 지실(枳實), 황련(黃連).

상항(肝陽上亢)해서 그렇다고 말한다.

담습내온형(痰濕內蘊型) 환자의 특징은 체형이 뚱뚱하다는 것이다. 이 유형은 청장년 노년을 막론하고 모두 발병한다. 그리고 이런 환자들은 항상 머리가 맑지 않다고 호소한다. 또 머리가 무겁고 몸이 무겁다는 느낌이 있다. 설태가 두텁고 끈적거리는[厚膩] 것이 특징이다. 설질은 담담하거나 붉다. 만약 담열이 심하지 않으면 설질이 담담하지만, 만약 담습이 화열하면 설질은 붉은색을 띠게 된다. 맥상은 현하면서 활맥을 띤다.

이 유형은 앞 치법과 다르며 주로 습기를 없애는 방법을 위주로 한다. 거습화담(祛濕化痰)하여 소통하는 것이다. 이 유형은 치료 기간이 다른 유형보다 길고 효과도 더디다. 그리고 비록 겉으로는 실증처럼 보이지만 지나치게 사법을 쓰면 안 된다.

임상에서는 반하백출천마탕(半夏白朮天麻湯)을 가감하여 쓴다. 반하백출천마탕은 건비(健脾)하여 거습(祛濕)하는 작용을 한다. 그리고 복용 기간도 길어야 한다. 만약 혈압강하 효과를 빨리 보고 싶다면 이 처방에 방향화습(芳香化濕)하는 약물을 가하면 된다. 임상에서 흔히 패란(佩蘭)이나 곽향(藿香)을 가한다.

이러한 방향화습 약물은 실제로 체표 혈관을 확장하는 작용이 있다. 그래서 혈압을 내리는 작용이 비교적 빠르다. 하지만 이 약물들은 효과가 지속적이지 못하다. 그래서 병의 근본을 치료할 때는 화습거담(化濕祛痰)하여 혈맥을 소통해야 한다.

만약 설질이 붉고 설태가 노랗고 두터우면[黃厚] 담열(痰熱)을 식히는 약을 가한다. 주로 황련(黃連), 죽여(竹茹), 과루(瓜蔞) 등이다.

이상이 고혈압 환자한테 흔한 세 유형에 대한 중의학적 치료법이다. 이 세 유형 중 어떤 유형이든 모두 간양(肝陽)을 가라앉히는 약을 쓸 수 있다. 왜냐하면 어떤 유형이든 마지막으로 생명을 위협하는 것은 간풍내동(肝風內動)하여 중풍이 발생하기 때문이다. 그래서 치료할 때 간양(肝陽)을 가라앉히는 약을 가미하여 간풍내동을 예방해야 한다.

하지만 습담이 비교적 심할 때는 간양을 내려주는 약은 적게 넣는 것이 좋다. 흔히 모려, 대자석, 진주모, 석결명, 구판 등 패각류를 응용하는데, 이런 약은 주로 증상을[표(表)] 치료하는 것이다. 임상에서는 상황에 따라 선택하여 사용한다. 하지만 반드시 근본을 치료하는 방법을 위주로 해야 한다. 이런 약물에 의존하여 증상만 치료하면 안된다. 예를 들어 기혈이 부족한 경우에는 반드시 기혈을 보해야 하고, 또 기혈이 막혀 있을 때는 이기활혈(理氣活血)을 위주로 해야 한다.

중의학의 변증논치에 〈치병구본(治病救本)〉이라는 원칙이 있다. 일부 서양 의사들이 중의학을 조금 배워서 용담사간탕(龍膽瀉肝湯) 같은 몇 가지 처방을 쓰고 있는데, 이런 식으로는 고혈압을 치료할 수 없다. 또 임상에서 성약(成藥, 제품으로 제조되어 판매하는 약)이 있다. 이 약물들은 명칭이 간단하다. 예를 들어 감압환(減壓丸), 감압편(減壓片) 등이다. 그렇다고 약 이름만 보고 모든 고혈압 환자한테 다 쓰는 것은 잘못된 일이다. 이런 약을 쓸 때는 반드시 약의 성분과 정확한 작용을 알고 제대로 사용해야 한다.

6 고혈압과 중풍 관련성

고혈압은 결국 중풍을 유발한다. 양방에서는 뇌혈관출혈(腦血管出血, CVA)이라고 부른다. 중의학에서는 급성기를 중장(中臟)과 중부(中腑)로 구분하고 있었다. 하지만 요즈음은 주로 양방에 의존하여 응급 치료를 하고, 한의학에서는 만성 중풍에 해당하는 편탄(偏癱), 반신불수, 치매, 식욕부진을 다루고 있다. 이처럼 중풍 후유증은 주로 중의학에 의존하여 치료하고 있다.

지금까지 중의학 임상에서 중풍 후유증을 치료할 때 많은 의사들은 주로 보기활혈(補氣活血) 방법을 사용하였다. 그래서 보양환오탕(補陽還五湯)을 많이 써왔다.117) 하지만 내부에서 막히거나[내저(內阻)] 담과 혈이 막힌 상태[담혈내조(痰血內阻)]는 그다지 중시하지 않고 있었다.

저는 한국에서 적지 않은 중풍 환자를 보았다. 많은 중풍 환자들이 오래 앓았지만 여전히 담습형(痰濕型)이나 담열형(痰熱型)이 많았다. 이러한 유형은 주로 화담(化痰), 화습(化濕), 통락(通絡)을 위주로 치료해야지 보약(補藥)을 남용하면 안 된다. 이 점을 특히 주의해야 한다.

그런데 어떤 의사들은 이런 유형 환자한테도 보약을 처방한다. 제가 왜 이렇게 많은 보약을 처방하느냐고 물었더니 오래된 질병은 전

---

117) 【보양환오탕(補陽還五湯)】 황기(黃芪) 60, 당삼(黨參) 12, 천궁(川芎) 10, 적작(赤芍) 12, 홍화(紅花) 10, 도인(桃仁) 12, 단삼(丹參) 30, 지룡(地龍) 10, 담남성(膽南星) 6, 오초사(烏梢蛇) 10, 천우슬(天牛膝) 15g. 매일 1첩 두 번 달여서 500ml를 만들어 아침 저녁으로 두 번 따듯하게 복용한다. 보양환오탕(補陽還五湯) 가감방이다. 뇌혈관 장애로 발생하는 반신불수 환자 중 기허혈어(氣虛血瘀) 환자에게 많이 응용한다. 『중풍병자아조양(中風病自我調養)』, p. 87.

부 허하므로 보약을 쓴다고 대답하였다. 이런 의사는 오래된 질병과 허증을 동일시하는 것이다. 하지만 질병이 오래 되었다고 반드시 허증은 아니다.

우리가 변증치료를 할 때는 증상이 오래되었는지 아닌지 보는 것이 아니다. 주로 임상 증상을 보아야 한다. 임상 표현이란 맥상과 설진, 안색, 증상, 이런 것들을 종합하여 관찰하고 결론을 내린다. 오랫동안 앓았다고 무턱대고 허증으로 판단하면 안 된다.

그리고 또 증상만으로 판단해도 안 된다. 환자들은 중풍에 걸린 후 오랫동안 운동하지 못하여 다리에 마비가 있거나 시리거나 무력한 증상을 호소하기도 한다. 이러한 증상을 허증으로 판단하면 안 된다. 『내경』에, 〈너무 실하면 오히려 허약하게 보인다〉는 말이 있다. 이처럼 실증도 허증 양상을 보인다. 단순히 느낌만으로 판단하면 안 되고 여러 진단법을 종합해서 판단해야 한다.

특히 기허증(氣虛證)과 중증 습조형(濕阻型)은 아주 비슷하다. 반드시 잘 구분해야 한다. 진정으로 기허한 증상에만 기를 보해야지, 습조형으로 습에 막혀서 기기가 불통하여 무겁고 힘이 없는 증상을 함부로 보하면 안 된다.

임상에서 흔히 오랫동안 전혀 효과가 없던 환자를 소통하는 처방으로 바꾸어 주면 바로 효과를 보는 경우가 있다. 환자가 정말로 허하다면 보하는 치법을 오래하지 않아도 바로 효과가 있게 마련이다. 마치 배가 고파 힘이 없을 때 밥을 한 그릇만 먹어도 바로 힘이 나는 상황과 같다.

허증이 아닌 경우에 보하면 오히려 증상이 악화한다. 이것은 마치 배가 너무 불러서 움직이지 못하는 사람한테 힘이 없다고 밥을 더 먹이는 것과 마찬가지다. 많은 의사들이 보약을 써도 효과가 없고 좋지 않은 반응을 보일 때 환자가 너무 허하여 보약을 받지 못한다고 말한다. 하지만 이것은 핑계일 뿐이다. 너무 허하여 보약을 받지 못하는 경우는 없다.

만약 보약을 써도 효과가 없다면 치료를 잘못한 것이다. 진단을 정확하게 내려야 한다. 혹시 내가 보약을 잘못 쓰지 않았는지 생각해야 한다.

질문 고혈압에 대하여 비약물요법을 먼저 시행하고 효과가 없으면 약물요법을 쓴다고 하였다. 어느 기간 비약물요법을 시행하는가?

답 일반적으로 최소한 3개월을 시행한다. 3개월에서 6개월을 해보고 그래도 효과가 없으면 약물 치료로 들어간다. 이미 만성화하고 10년, 20년 오래된 환자는 바로 약물을 투여한다.

질문 한국에서는 일반적으로 양약을 복용하는 상태에서 오거나 중풍 후유증에 걸려서 한의원을 찾아온다.

답 혈압이 아주 높은 경우는 양약을 같이 써서 조절한다. 양약 한약을 같이 쓸 때에는 점차 양약을 줄이다가 나중에 한약만으로 조절한다. 환자의 상태를 보아 처음에는 같이 먹이다가 하루 복용 횟수를 줄이고 혈압을 검사하고 일주일 정도 관찰하여 다시 조금 내린다.

질문 한약을 얼마나 투여하는가?

답 3개월 정도 투여하여 양약을 줄여 나간다. 양약이든 한약이든 치료 기간 중 비약물적 치료는 계속 해야 한다. 그래야 효과가 좋다.

질문 소금과 혈압은 무슨 관계가 있는가?

답 소금은 혈압을 올린다. 염분은 혈관을 긴장하여 경련을 유발한다. 사람이 소금을 안 먹으면 혈관 수축력이 없어진다. 그래서 소금을 안 먹으면 힘이 없다.

제5장

암(癌)

1 암을 일으키는 원인

오늘은 암에 대해 소개한다. 암은 현대 건강을 위협하는 가장 큰 질환 중 하나다. 많은 나라에서 사망 원인 1위다. 그러나 지금까지 암의 원인에 대하여 정확히 모르는 실정이다. 게다가 치료약도 없다. 그래서 암은 치료율이 아주 낮다. 대부분 사람들은 암이 치료가 되지 않는다고 생각한다. 암에 대하여 연구하고 예방하는 것이 현대인들에게 큰 임무가 되고 있다.

암이란 체내에 조직세포가 이상 변화하고 증식하여 발병한다는 사실은 모두 알고 있다. 현대의학에서는 암을 세포 내에 있는 유전자 문제로 간주하고 있다. 우리 인체에는 기본적으로 모든 사람에게 암 유전자가 있다고 할 수 있다. 하지만 일반적인 상황에서는 암이 발병하지 않는다. 그렇다면 어떤 상황에서 세포들이 쉽게 이상 변이를 일으키고 암을 일으키는가?

현재까지 확실한 답이 없다. 그러나 지금까지 많은 연구를 통하여 대부분 학자들은 여러 가지 요인이 있다고 보고 있다. 외재적 요인과 내재적 요인이 모두 관계가 있다고 보는 것이다.

외재적 인소는 물리적, 화학적, 생물학적 요소들이다. 세포의 암 변이를 일으키는 모든 요인을 암 유발 물질이라고 부른다. 이러한 암 유발 물질은 우주 안에 가득 차 있다. 사람들은 이러한 암 유발 요소들을 직접 접촉한다. 예를 들어 피부를 통하거나 호흡이나 음식을 통하여 직접 접촉하고 있다. 암을 유발하는 물질은 아주 많지만 흔한 물질을 몇 가지 소개한다.

화학적 물질은 암을 유발하는 가장 주된 물질이다. 지금까지 수백 가지 화학물이 암을 유발한다고 발표되었다. 가장 중요한 것으로는 니트로아민이다. 이런 화학물은 식품 첨가물에 많이 들어 있다. 특히 햄이나 소시지에 많다. 향장(중국인들이 먹는 순대 같은 음식)에도 많다. 이러한 음식을 먹을 때 니트로아민을 많이 먹게 된다. 이 물질은 강력한 암 유발물질이다. 또 고기를 구워서 먹을 때 탄 부분이 암을 유발한다고 한다.

그리고 우리 식생활과 관계있는 것들이 암을 유발한다. 나라별 지역별 연대별로 좋아하는 음식이 다르기 때문에 암의 발생도 다양하다. 식생활의 변화는 암의 발생과 밀접한 관계가 있다. 예를 들어 서양 음식은 지방이 많고 열량이 많으며 섬유질이 부족하여 장암이나 유선암이 많이 발병한다. 또 후진국에서는 음식이 저속하고 비위생적이며 소금에 절인 음식을 많이 먹기 때문에 식도암이나 위암 발생률이 높다. 기후가 습한 곳에서는 음식에 곰팡이가 많이 생기기 때문에 간암 발생률이 비교적 높다.

또 우리가 음식에서 주의할 점은 불포화지방산과 백설탕이다. 생활수준이 향상되면서 심장병 발생률이 높아지기 때문에 많은 나라에서는 포화지방산 섭취를 제한하고 있다. 그래서 사람들에게 불포화지방산을 많이 섭취하도록 권장한다. 왜냐하면 불포화지방산이 협심증을 예방하는 데에 많은 도움이 되기 때문이다.

하지만 불포화지방산을 과다하게 먹으면 다른 문제를 야기한다. 즉, 암 발병률이 높아진다는 것이다. 예를 들어, 옥수수기름이나 콩기름이 암의 발생률을 높인다. 물론 포화지방산을 먹는다고 암 발생률이 떨어진다는 말은 아니다. 포화지방산이든 불포화지방산이든 음식 속에 지방이 과다하면 암 발생률이 높아진다. 그래서 식물성 기름은 많이 먹어도 된다는 것은 아니다. 이 점을 주의해야 한다.

또 백설탕과 암의 관계가 중요하다. 제당기술이 발전하면서 백설탕의 소비량이 증가하고 있다. 백설탕은 인체에 해로운 점이 아주 많다. 이 점은 여러 서적에서 이미 많이 소개되었다. 하지만 백설탕이 암을 유발한다는 점에 대해서는 잘 모르고 있었다. 하지만 현재 연구에 의하면, 백설탕을 많이 먹으면 암 발생률이 높아진다는 사실이 밝혀졌다. 이 점도 중시해야 한다.

그리고 흡연과 음주가 이미 암 유발 물질로 공인되어 왔다. 음주는 섭취량과 관계가 있다. 술을 소량씩 마시면 인체에 유익하며, 특히 협심증을 예방한다는 사실이 알려져 있다. 하지만 장기간 다량 음주는 암 발생과 유관하다. 특히 도수가 높은 독한 술은 인후부, 식도, 위, 간에 암을 유발한다. 따라서 많은 학자들은 술이 소화기계 암을 유발한다고 간주한다.

하지만 소량 음주가 도대체 얼마큼을 말하는지 아직도 연구해야 할 과제다. 왜냐하면 사람마다 내재한 요소와 체질, 내성이 다르기 때문에 제한하는 음주량도 다르기 때문이다.

그래서 어떤 사람들은 매일 20g씩 섭취해도 문제가 없지만 어떤 사람들은 10g만 섭취해도 암이 발생할 수 있다. 요즈음에는 독한 술을 제조하는 경향이 줄고 도수가 약한 술을 많이 제조하고 있다. 특히 맥주를 많이 마신다.

사람들은 맥주가 영양가가 있다고 생각하지만 위험성은 별로 인식하고 있지 못하다. 많은 연구에 의하면 맥주도 암을 유발할 수 있다고 한다. 하지만 맥주가 암을 유발한다는 것이 맥주 자체의 성분인지 아니면 생산 과정의 문제인지 아니면 오염되어 암을 유발하는지 아직 밝혀지지 않았다.118) 어떤 술이든지 마실 때에는 항상 섭취량을 조절해야 한다.

술을 오랫동안 많이 마시면 암이 유발되기도 하지만 술을 마시면서 흡연을 하면 암 유발을 크게 촉진한다. 이 점은 많은 학자들이 동의하고 있다. 흡연과 음주를 제한하는 것이 암 예방에 큰 의미가 있다고 할 수 있다.

그리고 암을 유발하는 물질 중 생물학적 요소도 있다. 지금까지 밝혀진 바로는 어떤 바이러스가 암을 일으킨다고 한다. 아직 이러한 바이러스가 직접 병을 일으키는지 아니면 몸을 서서히 약화하여 암을

---

118) 알코올은 분해되어 아세트알데히드 그 다음 초산이 되고 마지막에 물과 탄산가스가 된다. 아세트알데히드는 독성이 강하다.

술이 썩는 것은 유산균의 일종인 화락(火落)균이 번식하는 것이다. 화락균은 화락산이 있어야 번식하는데 이것을 제거하면 술이 썩지 않는다. 그리고 화락균은 비오틴(비타민 B_2)이 없으면 번식하지 못한다. 그래서 이것을 활성탄으로 여과한다. 비타민이나 미네랄은 모조리 여과되어 영양은 전혀 없다. 이들이 간장과 뇌를 상하게 한다. 『마이너스 영양학』, p. 227.

알코올을 끊으면 식도암이나 설암이 절반으로 줄어들 것이라고 한다. 알코올 자체는 암의 원인이 아니지만, 지나친 알코올은 암을 예방하는 몸속의 미네랄을 체외로 배설시켜 버리기 때문에 암을 유발한다. 알코올을 적량 이상으로 과도하게 섭취하면 체내의 미네랄인 칼슘, 아연, 셀레늄, 칼륨 등을 현저하게 배설시켜 소모된다. 『잘못된 식생활이 성인병을 만든다』, pp. 70, 211.

발생시키는지 밝혀지지 않았다.

임상에서 관찰하면 이러한 바이러스에 감염한 후 일정 시기가 지난 후 발작해야 암에 걸린다는 사실이 알려졌다. 예를 들어 바이러스에 감염하여 급성 간염이 발생하고 만성화하면서 간암이 발병한다는 사실이다. 지금까지 소개한 것이 흔한 외재적 암 유발 요인이다.

이외에도 비정상적 생활 습관이나 몇 가지 질병들이 암을 유발한다고 알려져 있다. 예를 들어 식사를 거르고 배고픔으로 밤참을 먹는 습관이 있는 사람들은 위암이 잘 걸리는 것으로 알려져 있다. 그리고 식사 후 격렬한 운동을 많이 하는 사람도 위암에 잘 걸린다. 장기간 포식하여 비만이 된 사람들도 암에 잘 걸린다.

그리고 장기간 좋지 않은 자극을 많이 받아도 암에 잘 걸린다. 예를 들어 치아 질환이 있거나 적합하지 않은 틀니를 차고 있으면 혀를 자극하여 설암에 걸릴 수 있다.

그리고 피부가 자극적인 물질과 자주 접촉하면 피부암에 걸릴 확률이 높아진다. 어쨌든 이러한 좋지 않은 요소들이 암을 유발할 수 있다는 것이다. 이러한 것들은 모두 외재적 요소다.

이렇게 외재적 요소들이 중요하지만 더욱 중요한 것은 내재적 요소다. 특히 중의학에서는 내재적 요인이 발병률을 높인다고 중시하고 있다. 많은 외재적 요인들이 병을 일으키는 것은 내재적 요인과 관계로 설명해야 한다. 내인이란 중의학적 관점에서는 정기가 부족한 상태를 말한다. 장부의 기능 실조를 말하기도 한다. 내인에 변화를 일으키는 것도 원인이 다양하다.

첫째, 연령과 유관하다. 청년이나 장년기에는 장부 기능이 왕성하고 정기가 충실하여 질병에 잘 걸리지 않는다. 중년이나 노년기에는 장부 기능이 떨어지고 저항력이 약화하여 병에 쉽게 걸린다.

둘째, 정신적 문제다. 그리고 이것은 사람의 성격과 유관하다. 모든 사람들은 성격이 다 다르다. 그래서 외부에 대한 반응도 다르다. 어떤 사람들은 큰 자극을 받아도 별로 개의치 않고 평정을 유지하지만, 어떤 사람들은 적은 자극에도 참지 못한다. 또 어떤 사람들은 자신의 고통을 쉽게 표현하지만, 어떤 사람들은 자신의 고통을 내부에 억압하기도 한다. 이런 사람들은 겉으로 보기에는 별로 자극을 받지 않은 것 같지만 실제로 내부에 큰 고통을 받고 있는 상태다.

이러한 성격이 있는 사람은 장부 기능이 쉽게 문란해져서 결국 암이 발병하게 된다. 이것을 암에 잘 걸리는 성격이라고 한다. 이렇게 정신과 개인의 성격이 암 발생과 밀접한 관계가 있다고 할 수 있다.

중의학에서는 외부의 사기 침입이 암 발생에 원인이 된다고 보고 있지만 칠정에 의한 손상을 더 중시한다. 많은 서적에서는 기쁨, 노함, 근심, 걱정 등 불량한 정서들이 암 발생과 유관하다고 밝히고 있다. 따라서 치료할 때에는 환자의 정신과 정서를 잘 고려해야 한다.

서양의학에서는 내재적 요인 중 내분비 기능 실조를 가장 중시하고 있다. 그리고 면역기능의 저하도 중시하고 있다. 이러한 원인들은 흔히 정신과 정서에 영향을 받고 있다. 이러한 것들이 암 발생의 내재적 요인들이다.

물론 어떤 환자가 암에 걸렸다고 해서 단일한 원인만 관계가 있는 것은 아니다. 이들은 여러 가지 유발 요인에 의하여 발병하는데, 내재적 요인과 외재적 요인이 다 포함되어 있다. 그리고 한번 접촉하거나 단시간 접촉으로 암이 발병하는 것이 아니라 보통 오랫동안 좋지 않는 자극과 외재적 요인이 축적하여 암에 걸린다.

2 암을 치료하는 방법

그렇다면 인체는 암에 걸린 후 전혀 치료할 방법이 없는가? 암세포가 일단 생기면 암세포는 전혀 변화를 일으키지 않는가? 이것은 오랫동안 학자들의 관심을 모으고 있는 부분이다.

오랜 연구에 의하면 암세포도 정상 세포로 돌아갈 수 있다는 사실이 밝혀졌다. 정상적인 우리 몸속에도 암세포가 자주 발견되며, 암 환자한테만 암세포가 있는 것은 아니다. 정상인도 검사하면 암 세포가 자주 발견된다.

하지만 특정한 사람만 암으로 발병하는 것이다. 왜 대부분 사람들이 암으로 발병하지 않는가? 이것은 정상적 인체는 암에 대한 방어기전이 있기 때문이다. 우선 면역계통에서 계속 암세포를 죽이고 제거한다.

그리고 또 인체는 대사기능을 계속 조절하고 있다. 대사에 이상이 생긴 암세포들을 정상세포로 전환하는 것이다. 이렇게 유기체의 기능이 정상으로 유지되어 방어기전이 정상이면 암은 발생하지 않는다. 심지어 암에 걸렸다고 해도 이러한 정기들이 제대로 작용하면 암은 나을 수 있다. 이러한 상황은 임상에서 관찰할 수 있다.

옛날에는 암에 걸렸어도 치료되었거나 치료를 전혀 하지 않았는데 나았으면 우리는 그것은 원래 암이 아니었다고 말했다. 하지만 실제로 암은 치료될 수 있는 작용이 있다. 이 부분에 대해서는 동물실험에서도 실증되었다. 동물실험에서 어떤 동물에게 암을 유발하고 전혀 치료하지 않아도 암이 치료되는 경우가 있다.

그러므로 암이라고 치료하지 못하는 것은 아니다. 자연치유가 된다면 치료해서 치료가 안 될 이유가 없다. 실제로 임상에서는 적지 않은 환자가 암에서 완쾌된 경우가 있다.

따라서 암은 비록 치료하기 어렵다고 해도 불치라고 할 수는 없다. 이렇게 인식하는 것이 이점이 있다. 환자뿐 아니라 의사나 환자, 가족에게도 모두 유익하다. 암이 치료되지 않는다는 비관적 정서는 암 치료와 회복에도 좋지 않은 영향을 미친다. 이것이 암에 대한 일반적 인식이다.

사실 암은 예방이 가장 중요한 문제다. 하지만 암에 걸리기 전에는 사람들이 별로 중시하지 않는다. 지금까지는 임상에서 중시된 것이 치료에 관한 부분이었다.

치료의 관건은 조기 발견이 가장 중요하다. 만약 조기 발견하지 못하고 늦게 발견하면 아주 치료가 어렵다. 조기 발견을 위해서는 암에 대한 지식을 널리 보급해야 한다. 모든 사람들이 자신의 신체 상황 변화를 주시해야 한다. 그리고 제때에 검진을 받아야 한다.

요즘 많은 나라에서는 연령이 높거나 암 발병률이 높은 사람들한테 암 검진을 권장하고 있다. 이것이 암 조기 발견에 중요한 역할을 한다. 암에 걸리기 전에 정기 검진하고, 또한 발견되는 조기암은 치료가 쉽다. 요즈음에는 암을 조기에 발견하는 방법이 아주 많다. 주로 서양의학의 검사법에 많이 의존하고 있다. 우리는 중의학의 방법을 소개하고 있으므로 서양의학적 방법은 생략한다.

암을 치료하는 방법은 아주 많다. 현재 중의학과 서의학은 암 치료에 큰 차이가 있으며 관점이 다르다. 중의는 약물치료와 보존치료를 중시하지만, 서양의학은 수술로 치료하고 있다.

하지만 서양의학과 중의학의 장기적 노력으로 공통점을 찾아낼 수 있었다. 최근에는 일반적으로 중의학이든 서양의학이든 조기에 발견하고 전이되지 않고 크기가 작고 체표에 있어서 수술하기 용이한 암은 우선 수술로 절개하는 방법을 선택한다. 수술 후 재발방지는 중의학을 배합한다. 그래서 암 치료에 서양의학과 중의학 결합이 갈수록 늘어나고 있다. 수술로 절개하는 방법 외에 서양의학에는 화학요법과 방사선요법이 있다.

화학요법과 방사선요법은 암을 제어하고 소멸하는 데에 어느 정도 기여하고 있다. 하지만 이 두 치법은 인체 손상이 아주 크다. 화학요법과 방사선 요법은 암세포를 살상하는 것이 목적인데, 동시에 정상 세포도 손상한다. 암세포와 정상 세포를 구별하지 않는다는 것이다. 그래서 이 방법은 부작용이 아주 크다.

암의 말기나 인체 기능이 많이 쇠약한 경우에는 이 방법을 잘 쓰지 않는다. 이때는 중의학적 치료가 매우 중시되고 있다.

3 암에 대한 중의학적 치법

중의학적 치료도 여러 방법이 있다. 가장 중요하고 빈번한 방법은 역시 약물치료다. 외에도 기공, 운동, 음식 요법이 중시된다.

우선 중의학의 약물치료에 대하여 소개한다. 과거에는 암을 전문적으로 치료하는 약물이 없었다. 그리고 암을 치료하는 데에는 기본적으로 변증논치를 사용하였다.

중의학에서는 암 발생이 기혈부조(氣血不調)와 장부허손(藏府虛損) 그리고 담탁정체(痰濁停滯) 사독내체(邪毒內滯)를 원인으로 간주한다. 따라서 암 치료에 대하여 종합적으로 말하면 두 원칙이 있다.

하나는 사기를 제거하는 것이며[祛邪], 하나는 정기를 북돋는 것이다[扶正]. 사기를 제거하는 데에는 청열해독(淸熱解毒)이나 활혈화어(活血化瘀)하는 약물을 쓴다. 특히 독으로 독을 치료하는 이독공독(以毒攻毒)하는 약물을 많이 쓴다. 사기를 제거하는 일반적인 약물은 암을 쉽게 제거할 수 없기 때문이다. 부정(扶正)은 주로 정기허손을 치료한다. 정기를 북돋는 것도 결국은 사기를 몰아내는 작용이다.

암 치료를 전체 관점에서 보면 거사와 부정의 관계를 잘 설정해서 이 두 가지를 아주 잘 조화해야 한다. 어떤 경우는 거사를 위주하고 부정을 보조로 쓰고, 어떤 경우에는 부정을 위주하며 거사는 보조 방법으로 한다. 또 어떤 경우에는 단시 부정만 하고 거사는 할 수 없는 경우도 있다.

이것은 환자의 질병 상태와 신체적 조건을 보고 결정해야 한다. 일반적으로 암을 조기에 발견하여 환자 상태가 좋으면 거사(祛邪)를 위주로 한다. 그리고 중기에는 보(補)와 사(瀉)를 겸해야 한다. 말기에는 부정(扶正)을 위주로 해야 한다.

3.1 정기(正氣)를 북돋는다

부정하는 방법으로는 건비익기(健脾益氣), 온보비신(溫補脾腎), 자보음양(滋補陰陽) 등 방법을 쓰고 있다.

우선 건비익기(健脾益氣)하는 방법에 대하여 소개한다. 중의학적 관점에서 정기가 허하면 사기가 머물러 암이 발생한다고 간주한다. 그래서 많은 의가들이 정기를 북돋으면 덩어리가[적취(積聚)]가 저절로 없어진다는 관점을 내세우고 있다. 현대에는 건비익기(健脾益氣)하는 방법이 위(胃)의 소화 흡수를 촉진하며, 그래서 탐식 세포의 탐식 능력을 증강해 준다는 사실이 밝혀졌다. 이것은 중의학에서 말하는 후천지본(後天之本)을 보양한다는 말이다.

흔히 쓰는 약물은 황기(黃芪)와 단삼(丹蔘)이다. 그리고 감초(甘草), 백출(白朮), 복령(茯苓), 산약(山藥)이 있다. 이러한 약물들은 체외 실험에서는 암세포를 직접 죽이는 작용은 없었지만 체내에 들어가서 암세포를 죽이는 작용이 있었다. 약물실험은 이처럼 체외에서 하는 것과 체내에서 하는 것이 다르다. 체내에서 이 약들이 암세포를 죽이는 작용은 부정하여 거사하는 기전이다. 암 환자 중 기허(氣虛)나 비허(脾虛)를 보이는 환자에게 쓸 수 있다.

둘째 방법은 온신장양(溫腎壯陽)하는 방법이다. 이러한 방법은 비신양허증(脾腎陽虛證) 환자에게 쓰는데, 첫째 유형에서 병이 더 악화한 환자들이다. 이 환자들은 비기허(脾氣虛)한 증상 외에 추위를 타는 증상이 더 있다. 이러한 온보신양(溫補腎陽)하는 치법으로 장부의 기능을 증강하고 전체 상황을 호전시킬 수 있다.

흔히 쓰는 약물은 파극천(巴戟天), 육종용(肉蓯蓉), 보골지(補骨脂), 음양곽(淫羊藿)이다. 만약 오한이 심하면 부자(附子)와 육계(肉桂)를 가한다. 보양약(補陽藥)을 너무 많이 써서 양이 항진하거나 음이 허해지는 상황을 막기 위하여 보음제(補陰劑)를 쓴다. 이것은 흔히 말하는 음(陰) 속에서 양(陽)을 구하는 치법이다. 즉 신음(腎陰)을 보하면서 신양(腎陽)을 보하는 것이다. 우리는 이런 목적으로 흔히 숙지황(熟地黃)을 쓴다. 그리고 구판(龜板)도 있다. 이외에도 신음을 보하는 약물을 쓴다.

셋째 자음보혈(滋陰補血)하는 방법이다. 이 방법은 주로 혈허(血虛)한 환자에게 쓴다. 혈이 허하면 전신의 맥이 공허해지고 저항력이 저하한다. 그래서 혈을 보하여 인체가 암에 저항하는 힘을 갖추게 한다. 흔히 당귀(當歸), 숙지황(熟地黃), 아교(阿膠), 백작(白芍), 구판교(龜板膠), 용안육(龍眼肉), 자하거(紫河車), 계혈등(鷄血藤)을 쓴다.

임상에서 혈허를 보이는 환자는 흔히 기허증(氣虛證)도 겸한다. 그래서 기혈이 모두 허한 특징을 보인다. 따라서 보혈(補血)할 때는 기를 같이 보하여 기혈을 쌍보하는 경우가 많다.

넷째 양음생진(養陰生津)하는 방법이다. 이 방법은 주로 암 환자 중에 음허내열증(陰虛內熱證)을 보이는 환자한테 쓴다. 이 방법은 특히 방사선이나 화학요법을 실시한 후 음허증을 보이는 환자에게 많이 쓴다. 환자들은 보통 수족심열(手足心熱), 고열(高熱) 등을 보인다. 그리고 입과 입술이 마르는 증상도[咽乾口燥] 보인다. 또 대변이 건조하다. 이러한 증상들은 모두 진액이 모자라는 표현이다. 치료할 때에는 양음생진하는 방법을 쓴다.

약물은 생지황(生地黃), 맥문동(麥門冬), 현삼(玄蔘), 석곡(石斛), 옥죽(玉竹), 황정(黃精), 천화분(天花粉) 등이 있다. 이러한 약물들은 흔히 쓰는 정기를 북돋는[扶正] 약물들이다. 임상에서 환자가 어떤 허증을 보이냐에 따라서 선택하여 쓴다.

3.2 사기를 제거한다

두 번째 대법은 사기를 제거하는 방법이다.

첫째 청열해독법(淸熱解毒法)이다. 여기서 말하는 독(毒)은 외사 침입으로 발생하기도 하지만 내부에서 발생한 독도 포함한다. 어떻게 해서 생겼든지 열독 증상만 보이면 청열해독하는 방법을 써야 한다.

상용 약물은 포공영(蒲公英), 자화지정(紫花地丁), 금은화(金銀花), 연교(連翹), 백화사설초(白花蛇舌草), 산두근(山豆根), 어성초

(魚腥草) 등이다. 이러한 약물 중 어떤 것들은 일반적인 청열해독약이고, 어떤 것들은 암을 전문적으로 치료하는 청열해독약이다. 예를 들어 백화사설초(白花蛇舌草), 반지련(半枝蓮), 산두근(山豆根)은 임상에 흔히 쓰는 항암약물이다.

둘째 활혈화어법(活血化瘀法)이다. 중의학에서는 암이 혈어기체(血瘀氣滞)로 발생한다고 인식하기 때문이다. 그래서 치료할 때 활혈화어법(活血化瘀法)을 아주 중시한다. 실험에 의하면 활혈화어제(活血化瘀劑)는 암세포를 억제한다는 사실이 밝혀졌다. 또 다른 연구에 의하면 화혈화어제를 항암제와 배합하면 항암력이 증강된다고 하였다.

상용 약물은 단삼(丹蔘), 적작약(赤芍藥), 천궁(川芎), 홍화(紅花), 삼릉(三稜), 아출(莪朮), 토별충[土鼈蟲: 땅강아지], 천산갑(穿山甲) 등이 있다.

셋째 화담연견법(化痰軟堅法)이다. 체내에 진액이 정체하면 오래되어 담(痰)이 되고 나중에는 덩어리[종괴(腫塊)]가 형성되기 때문이다. 특히 암세포는 표면이 굳지도 않고 열도 없으므로 중의학에서는 담핵(痰核)이 뭉친 것으로 간주한다. 그래서 화담(化痰)하고 연견(軟堅)하는 방법을 쓴다.

상용 약물은 생모려(生牡蠣), 하고초(夏枯草), 절패모(浙貝母), 해조(海藻), 곤포(昆布), 산자고(山慈姑) 등이다.

넷째 이기강역법(理氣降逆法)이다. 기체가 오래되면 어혈이 생기고 담이 정체하기 때문이다. 그래서 암을 치료할 때는 이기를 중시해야 한다.

상용 약물은 향부자(香附子), 목향(木香), 지실(枳實), 지각(枳殼), 시호(柴胡), 소경(蘇梗), 선복화(旋覆花), 침향(沈香), 정향

(丁香), 강향(降香) 등 약물이 있다.

임상에서는 이상 소개한 몇 가지 치법을 배합하여 쓰며 한 가지 방법만 쓰지는 않는다. 최근 몇 년 동안 연구에서 비교적 중시하는 방법은 단미약으로 암을 억제하는 것이다. 그리하여 한약 중 많은 약들이 항암작용이 있다는 사실을 발견하였다. 하지만 일반에서는 이런 약물을 단독으로 쓰지 않고 추출하여 주사제로 쓰고 있다. 주사제로 쓰는 약물들은 장향 알카로이드 그리고 희수 알카로이드가 있다. 이러한 항암 작용이 있는 한약물은 암세포에 대하여 선택성이 있다.

4 특정 암에 효과가 있는 약물들

이제 흔히 보이는 암과 이것을 억제하는 약물을 소개한다.

① 유선암(乳腺癌) : 장춘화(長春花), 산자고(山慈姑), 노봉방(야생 벌집), 반묘(斑貓), 마전자(馬錢子), 외사(硍砂), 천규(天葵).

② 자궁경부암(子宮頸部癌) : 아출(莪朮), 농길리(農吉利), 산자고(山慈姑), 백영(白英), 반묘(斑貓), 용규(龍葵).

③ 피부암(皮膚癌) : 아출(莪朮), 농길리(農吉利), 산자고(山慈姑), 마전자(馬錢子).

④ 위암(胃癌) : 희수피(喜樹皮), 노봉방(露蜂房), 반묘(斑貓), 마전자(馬錢子), 뇌사(硇砂), 황약자(黃葯子, 黃獨), 구절초(九折草), 반묘(斑貓), 백화사설초(白花蛇舌草), 미후도근(獼猴桃根), 반지련(半枝蓮)

⑤ 직장암(直腸癌) : 희수피(喜樹皮), 농길리(農吉利), 뇌사(硇砂), 황약자(黃葯子), 백화사설초(白花蛇舌草).

⑥ 식도암(食道癌) : 위암(胃癌)을 치료하는 약물과 기본적으로 같다.

⑦ 백혈병(白血病) : 주로 희수피(喜樹皮)를 많이 쓴다. 산자고(山慈姑)

⑧ 폐암(肺癌) : 희수(喜樹), 산자고(山慈姑), 반묘(斑貓), 마전자(馬錢子), 반지련(半枝蓮).

⑨ 방광암(膀胱癌) : 희수(喜樹), 백영(白英), 용규(龍葵), 천규(天葵).

⑩ 비인암(鼻咽癌) : 산자고(山慈姑), 노봉방(露蜂房), 반묘(斑貓), 용규(龍葵), 천규(天葵).

⑪ 간암(肝癌) : 반묘(斑貓), 마전자(馬錢子), 황독(黃獨), 구절초(九折草), 백영(白英), 용규(龍葵), 반지련(半枝蓮)

⑫ 갑상선암(甲狀腺癌)에는 주로 황약자(黃葯子)를 쓴다.

이것들은 암에 따라 선택하여 응용할 수 있는 약물들이다.

5 외용약

내복약 이외에 임상에서는 외용약도 많이 쓴다. 외용약들은 소종(消腫)하는 효과도 있지만 더 중요한 것은 진통효과다. 외용약은 고약을 만들거나 다른 데에 붙여서 쓰는 것이 많다. 외용약은 독성이 내복약보다 크며 독성이 강한 것도 있다. 이것은 임상에서 여러 가지를 배합하여 많이 쓰고 있다. 여기서는 간단한 배합법을 소개한다.

첫째, 말기 간암(肝癌)과 췌장암(膵臟癌)에 붙여서 진통 효과를 나타내는 약을 소개한다.

웅황(雄黃), 명반(明礬), 청대(青黛), 유향(乳香), 몰약(沒藥), 피초(皮硝) 60g, 빙편(氷片) 10g, 혈갈(血竭) 30g을 잘게 갈아 60~30g을 한 포로 하여 미초(米醋)와 저담즙(猪膽汁)을 반씩 섞고 풀처럼 개어 환부에 붙인다. 약이 마르면 다시 식초와 저담즙을 적셔서 약물을 계속 촉촉하게 유지시킨다. 약을 하루에 한 번씩 갈아준다. 매회 8시간 붙인다.

둘째, 처방이다. 약물은 마전자(馬錢子), 천남성(天南星), 장뇌(樟腦), 정향(丁香), 유향(乳香), 몰약(沒藥), 반묘(斑貓)를 잘게 갈아서 식초를 부어서 고(膏)처럼 만들어 부착한 후 거즈로 덮으면 된다. 사향(麝香)을 가미하면 진통 효과를 높일 수 있다. 이것은 외용하는 약물들이다.

6 약물 흡입법

어떤 경우에는 이런 외용약물을 흡입할 수 있다. 이 약물들은 찧어서 증기를 마시게 한다. 이 방법은 주로 코, 인후, 폐의 종류(腫瘤) 치료에 쓰고 있다. 어떤 경우에는 약가루를 직접 흡입하기도 한다. 이 방법은 주로 후경부의 종양, 전이성 뇌종양 또는 코가 막혀서 생기는 두통에 쓴다. 약물 흡입에는 변증 치료로 다른 약물을 배합할 수 있다. 약물을 흡입할 때 진통 목적으로 오공(蜈蚣) 1마리와 빙편(氷片) 0.6g을 잘게 갈아서 콧구멍을 통해서 소량 흡입한다. 그리고 이것을 주사기나 관으로 주입하는 방법도 있다. 이것들은 비강이나 인후부의 종양에 대해서 쓴다. 이상 소개한 내용이 약물 요법이다.

7 음식섭생법

이외에도 주의해야 할 점은 음식에 관한 것이다. 음식에 대해서 최근 많은 음식에 항암작용이 있음을 발견하였다. 평소에 이러한 음식을 많이 먹으면 암을 예방하고 암을 발생한 후에 보조적 치료효과도 있다.

우선 현미 속에 항암 작용이 있는 물질이 있다. 평소에 현미를 많이 먹으면 암 예방에 아주 좋다. 그리고 목질소(나무결에 있는 섬유소의 일종)도 좋다. 신선한 무는 이 함량이 적다. 무를 썰어서 이삼일 방치하면 목질소가 많아진다. 이러한 것을 많이 먹으면 암을 예방할 수 있다.

그리고 감자도 암을 예방하는 효과가 있다. 그래서 어떤 학자들은 하루에 감자 하나만 먹으면 암을 예방할 수 있다고 말한다. 그리고 녹색이 있는 신선한 채소도 암을 예방할 수 있다.

그리고 야채로 만든 야채즙도 암 예방 효과가 있다. 채소가 암을 예방하는 기전은 아주 복잡하다. 어떤 사람들은 채소에 비타민 C가 많기 때문에 암을 예방한다고 말한다. 그러나 비타민 C만 먹어서는 이런 효과가 없다. 채소를 먹는 것은 비타민 C를 먹는 것과 다르다. 이것은 채소의 종합적 작용이다. 이 속에는 비타민 C 뿐 아니라 다른 여러 비타민이 포함되어 있고, 아주 많은 미네랄과 미량 원소가 있다. 그리고 식물섬유도 다량 포함되어 있다. 그래서 야채를 단순하게 비타민 C만으로는 대체할 수 없다.

이밖에 조사에 따르면 마늘이 위암을 예방한다고 한다. 오랫동안 마늘을 먹으면 위암을 예방하는 효과가 있다. 이것은 아마 마늘의 살균작용과 관계가 있는 것으로 보인다.

그리고 차(茶)도 항암작용이 있다. 특히 녹차가 항암작용이 강하다. 하지만 다른 연구에 의하면 진한 차를 많이 마시면 오히려 좋지 않다고 한다. 그래서 진한 차는 많이 마시지 않는 것이 좋다.

그리고 해조류(海藻類)도 항암 작용이 있다. 그래서 해조류를 많이 먹으면 암 예방과 암 치료에 좋은 효과를 볼 수 있다. 이것이 음식 속에 항암 작용이 있는 것들이다.

이밖에 좋은 음식 습관도 암 예방에 일정한 작용이 있다. 예를 들어 물을 많이 먹으면 방광암을 예방할 수 있다. 이 외에도 음식으로 암을 예방하고 치료하는 방법이 많다.

하지만 반드시 기억해야 할 점은 어떤 음식이든 많이 먹으면 안 된다는 것이다. 지나치게 많이 먹으면 오히려 역효과가 나타난다. 어떤 음식이든 좋은 점이 있고 안 좋은 점이 있다. 음식으로 암을 예방하고 치료하는 데에 있어서 관건은 소식에 있다고 많은 학자들이 지적하고 있다. 대부분 사람들 인식은 암을 예방하기 위해서는 영양가 높은 것을 많이 먹어야 한다고 생각한다. 하지만 많은 연구 결과에 의하면 많이 먹는 사람일수록 암에 걸릴 확률이 높아지며, 음식량을 억제하는 사람들은 오히려 면역기능이 강화되어 암 발생률도 저하된다. 그래서 어떤 학자들은 소식으로 암을 예방하는 방법을 주장한다. 이 점에 대하여 반드시 주의해야 한다.

8 정신요법

지금까지 음식으로 치료하는 방법을 소개하였다. 하지만 이것보다 더 중요한 것은 정신을 수양하는 것이다. 중의학에서는 모든 병은 기

(氣)에서 온다는 말이 있다. 여기서 기는 정신과 감정을 말하는 것인데, 특히 암 치료에서는 이런 정신과 감정의 조절이 아주 중요하다. 환자가 암에 걸린 후 정신과 감정을 잘 조절하는 것이 매우 중요하다.

첫째, 중요한 점은 환자의 공포심을 제거하는 것이다. 하지만 많은 환자들이 이 공포심을 이겨내지 못한다. 그래서 의사들은 환자에게 병세에 대하여 어떻게 설명해야 하는지 생각해야 한다. 이전에는 암 환자에게 병세를 알려주지 않았다. 환자의 공포심을 유발하지 않기 위해서였다.

많은 환자들은 자신이 암에 걸렸다는 소식을 들으면 정신이 붕괴되고 암 진행상태가 빨라진다. 하지만 상세하게 환자에게 병정을 알려주어야 한다는 사람도 있다. 그 이유는 환자들이 자기들이 해야 할 일에 대하여 계획하고 준비할 수 있도록 해야 한다는 것이다.

하지만 제 견해는 대부분 환자들한테는 가급적 가르쳐 주지 않는 것이 좋다고 생각한다. 일반인들은 대부분 범인에 속하기 때문이다. 일반인들은 자신의 상황에 대하여 관조하기 어렵기 때문이다. 대부분 사람들은 죽는 것을 두려워한다. 사실을 그에게 알려주면 큰 타격을 주는 것과 마찬가지가 된다. 그래서 가능한 환자에게 사실을 알려주지 않는 것이 좋다.

둘째, 가능한 환자에게 자신의 환경에 변화를 일으키도록 해야 한다. 환자에게 정신을 이완하는 환경을 만들어준다. 예를 들어 등산이나 수영을 통하여 긴장된 기분을 전환하도록 하는 것이다. 어떤 사람들은 종교를 통하여 번뇌에서 벗어나기도 한다. 이를테면 불교의 수행을 통하여 모든 번뇌에서 벗어나게 할 수도 있다. 결론적으로 여러 가지 방법을 생각해 내어 환자의 정신과 정서를 개선하면 암 회복에 상당한 효과가 있다.

9 맺음말

이상으로 암에 대하여 소개하였다. 결론적으로 암은 비록 난치지만 결코 불치는 아니라는 것이다. 치료할 때에는 종합적 방법을 채택해야 한다. 한 가지 방법에만 의존하면 좋은 효과를 기대하기 어렵다. 특히 치료 과정에서 병만 치료하고 사람을 간과하면 안 된다. 질병과 사람을 동시에 고려해야 한다. 지금까지 많은 치료는 암은 치료했지만 결국은 사람을 죽이는 방법이 많았다. 그래서 많은 환자들이 암세포에 죽는 것이 아니라 치료 과정에서 죽었다. 이런 상황을 저는 임상에서 많이 보았다.

제가 일찍이 백혈병 환자를 몇 번 보았다. 그 중 두 환자는 지금 완전히 치료되었다. 주로 중의학적 방법과 한약으로 치료하였다. 몇몇 환자들은 화학요법 과정에서 사망하였다. 한 명은 말레이시아 대학의 대학병원에 있던 환자였다. 그 사람 기억이 오랫동안 남아 있다.

제가 그 곳에서 백혈병 환자를 한 명 치료하였기 때문에 그 사람이 저를 초청하여 치료해 달라고 하였다. 제가 갔을 때 환자는 머리카락이 완전히 벗겨지고 없었다. 입술은 말라서 피가 흐르고 있었다. 얼굴은 시커멓게 변해 있었다. 다리 한쪽이 완전히 문드러졌다.

다리가 왜 문드러졌냐고 물었더니 다리가 부어서 부기를 빼기 위하여 다리에 구멍을 뚫었다고 하였다. 이후 다리 전체로 세균이 감염되어 하나가 완전히 시커멓게 괴사하였다. 이러한 상황에서도 화학요법을 계속하고 있었다. 이런 지경에 저를 불러본들 무슨 소용이 있겠는가?

그런데 양의사들은 다리를 절단하기로 정하고 있었다. 가족들은 결정을 못 내리고 회진해 달라고 하였다. 저는 이미 사람이 죽어가는데 다리가 무슨 소용이냐고 하였다.

환자는 목숨이 오늘 내일하고 있었으며 생기가 전혀 없고 살아날 가망이 없었다. 이런 상황에서 다리 절단은 아무 의미가 없다고 생각했다. 다리를 자르든 말든 어차피 죽을 것이기 때문이었다. 그 병원은 마지막으로 다리나 잘라서 돈이나 벌려고 한 것이다. 그들은 환자나 가족의 입장에서 생각하지 않았다. 오늘 다리를 잘라서 손상된 부분을 제거해도 다음날은 반드시 죽을 것이다. 병을 치료해도 사람을 살리지 못하면 아무 소용이 없다. 저는 다리 절단이 전혀 의미가 없다고 하였다. 가족도 다리를 자르는데 동의하지 못했다. 다음날 환자는 죽었다.

우리는 환자를 치료할 때 그 사람의 정기가 치료를 감당할 수 있는지 먼저 살펴야 한다. 정기가 감당할 수 없다면 아무리 훌륭한 치료법도 사용할 수 없다. 화학요법이나 방사선요법은 암세포를 죽이는데 효과가 있지만 환자가 감당할 수 없을 때는 알게 모르게 환자를 죽이고 있는 것이다.

제가 치료한 환자 중에 화학요법이나 방사선요법을 시도하지 않은 사람들은 대체로 효과가 좋았고, 이 치료를 두 과정 이상 한 사람들은 효과가 대체로 좋지 못했다. 수술도 마찬가지다. 수술을 감당하지 못할 때는 하지 않는 것이 좋다. 어떤 경우에는 수술하면 오히려 부작용이 생긴다.

또 50세 조금 넘는 여성 환자가 있었는데 식도암이었다. 그녀는 그곳 의사 소견을 믿지 못하고 북경에 있는 최고급 병원을 찾아갔다. 그리고 저에게 가장 훌륭한 의사를 소개해 달라고 청탁하였다. 돈으로 치료하려고 한 것이다.

엑스레이 소견으로 식도 전역에 암이 퍼져서 수술이 불가능했다.

처음에 북경에 왔을 때에는 한 끼니에 밥 한 공기는 먹을 수 있었다. 걸음걸이나 정신 상태도 양호하였다. 만약 이 환자가 보존치료를 했다면 최소한 반년은 살 수 있었을 것이다. 하지만 환자 가족은 빨리 수술하고 싶어 했다. 나는 같은 고향 사람들이라 원망이 두려워 직언하기 어려웠다. 정 수술할테면 하라고 가장 실력 있는 의사를 소개해 주었다.

수술은 성공적이었다. 식도의 긴 구간을 잘라냈다. 겉보기에는 아주 건강한 상태로 퇴원하였다. 그러나 퇴원 후 3개월을 못 채우고 사망하였다. 암으로 죽은 것이 아니다. 음식을 먹으면 항상 밖으로 토했고, 눕기만 하면 먹은 음식이 겉으로 나왔다. 잠잘 때 음식이 나와서 기도로 들어갔고 결국 폐가 감염되어 폐렴으로 죽었다. 암은 치료되었지만 사람은 죽은 것이다.

이러한 점을 반드시 고려해야 한다. 암은 수술을 했다고 치료가 끝난 것은 아니다. 치료한 후 사람이 살 수 있는지 반드시 고려해야 한다.

질문 한국에 이런 생각을 하는 사람이 많다. 암 초기에 수술을 하지 않으면 한약으로 치료가 잘 된다. 그래서 수술하지 말고 약을 쓰자고 한다. 선생님 견해는 어떠한가?

답 위험 부담이 상당히 크다. 아직 조기 발견했을 때 완전히 한약만으로 치료할 수 있다는 사실을 증명한 사람은 아무도 없다. 중의학으로 치료하는 것은 말기에 회복기에 쓴다.

질문 암 말기에 통증 문제는 어떻게 해결하는가?

답 어떤 사람들은 붙이는 고약으로 모르핀을 대용한다고 하지만 제가 보기에는 아직 모르핀만한 것은 없다. 시간도 완만하고 흡수량도 문제다.

질문 아까 말씀하신 암에 대한 특효약은 전통적인 변증논치 사상과 일치하지 못한다. 어떻게 효능을 알아낸 것인가?

답 이 약물들은 대부분 암세포가 분열하고 증식하는 것을 억제하는 작용이 있다. 동물실험으로 밝혀낸 것이다.

질문 선생님도 암환자를 치료한 경험은 있는가?

답 몇 명 치료하였는데, 주로 혈액암 환자였다. 백혈병은 완치한 경험도 있다. 주로 수술이 필요 없는 질환이었다. 다른 질환은 수술이 필요하였다.

인용도서

『심장병과 유형 A행태 고치기』 마이어프리드번 외 지음. 박형종 외 옮김. 도서출판 한울, 서울. 1997년.

『心臟病自我調養』 李劉坤主編. 農村讀物出版社, 1999. 北京

『고혈압으로 죽지 않기 위한 36가지 지혜』 간노 데쓰오 지음, 민혜홍 옮김. 아이필드. 2003. 한국 경기도 고양시.

『생녹즙건강법』 고오다 미쓰오 지음, 배기성 편역. 태웅출판사. 서울, 1999.

『마이너스영양학』 고오다 미쓰오 지음, 金琪俊 옮김. 弘益齋. 서울, 1997.

『자연의학의 기초』 모리시타 게이이치 지음. 태웅출판사. 서울 2003.

『대체의학』 이사도르 로젠벨트 지음, 박은숙 박용우 옮김. 김영사. 서울, 1998.

『니시건강요법에 관한 모든 것』 와타나베 쇼 지음, 김기준 편역. 형설 출판사. 서울, 2004.

『아토피 알레르기 이렇게 고친다』 고오다 미츠오 지음, 김기준 옮기. 홍익재. 서울, 2005.

『임상비만학』 대한비만학회편, 고려의학. 서울 2001.

『비만』 코오다 미쓰오 지음, 김기준 편역. 형설 출판사. 서울 2004.

『심장병 중풍 고혈압 어떻게 예방하고 극복하나?』 이종구 지음. 도서출판연리. 서울, 1999.

『반드시 낫는 아토피 피부염의 자연요법』 고오다 미츠오, 김홍국 배성권 옮김. 태웅출판사, 서울, 2005.

임진석
경희대학교 한의과대학 및 동 대학원 졸업(한의학박사)
경원대학교 한의과대학 교수
北京中醫藥大學 교환교수
현재 진한의원 원장
『黃帝內經概論』『임상온병학특강』『本經疏證』『活人書』등의 논저가 있음

성인병 특강

1판 1쇄 펴냄 · 2006년 2월 20일

강의 · 李劉坤
옮긴이 · 임진석
펴낸이 · 권오현
펴낸곳 · 대성의학사

값 12,000원

출판등록 1980. 5. 23. 제 6-0215호
경기도 고양시 일산동구 장항동 성우타워 303
대표전화 031-918-3444 팩시밀리 031-918-0108

Printed in Seoul, Korea
ISBN 89-88895-85-1(93510)